寝ながら、らくらく、気持ちいい

一人でできる健康操体

阿部康子著

農文協

はじめに

「操体法をしている」と言うと、初めての人からは「〝そうたいほう〟ってどんな字を書くの？」と聞かれます。即座に「体操の反対」と答えます。

体操も操体も「体を操る」と書くのですが、体操というと真っ先に誰でも思い浮かべるのはラジオ体操です。これは、推奨する動きを連続した体操に編成し、健康づくりの一環として国をあげて普及し、長い年月、子どもから大人、お年寄りまで慣れ親しんできたものです。操体も自分自身でからだを操って、からだに生じた歪みを元に戻し、痛みや疲れを取るもので、その目的とするところは健康維持や病気予防という点では共通しています。ただし、操体法は自分のからだの中から出てくる声を聞き、痛くないほうへ気持ちよさを味わいながら動かして健康なからだを手に入れる点で、体操より一歩踏み込んだ積極的な健康法であるといえます。

この操体法は今流に言うと、からだの柔軟性を高めるストレッチのひとつといえます。ゆっくり、やわらかく、ふわーっとするストレッチは、子どもやお年寄り、病人であってもできる動きで、腰痛持ちや首・背中・肩の痛い人にとっても無理なくできる有酸素運動として、歳をとるごとに重要な運動となります。

この操体法には二つの大きなポイントがあります。ひとつは瞬間脱力です。人は自然環境や生活、学校、職場、地域社会などの人間関係、また機械に使われる労働や体を使わないで頭脳だけの労働の毎日に流されて、からだのあちこちに必要以上に力が入ってしまいます。真面目で一生懸命の人ほど、その傾向があります（このことは本文でも詳しく書いています）。しかし、操体法で瞬間脱力を何度もし続けることで、日常生活でもからだに余分な力が入らなくなり、今までよりずっと楽に器用に生きることができるようになります。

もうひとつのポイントは、体の中から出てくる声を聞きながら、痛みから逃げて気持ちのよい動作を行うことです。

昔から各関節の痛みは、痛いほうに動かして可動域を広げて徐々に治していく方法が一般的です。今でもそのような考え方が根強く残っています。痛くないほうに動かすということが最近になって言われ始めましたが、一般の人たちにはまだまだその動きの意味が浸透していません。多くの治療院では、いまだに先生も患者さんも痛いほうにぎゅっぎゅっとすることによって、どちらも「一生懸命治療した」「努力した」という満足感を味わってホッとしています。しかし、そんなに意気込まなくても、痛くない方向に動かしてみるだけで、何日、何年も続いていた痛みが見事に取れてしまい、「こんなに簡単でいいんだ！」と目からウロコが落ちるはずです。

この二つのポイントを押さえた上で、静かに目を閉じて大地とのふれ合いを想像しながら、その温もりや優しさを感じられるように、足と手を壁に向けてゆっくり押し込んでみて下さい。足腰から背中、首、頭まで連動して刺激が入っていき、その動きを続けることで、連動した刺激が各関節から筋肉、内臓、神経にまで及び、からだが次第によい方向に変化していきます。故・橋本敬三先生の確かな教えと原理・原則、そして偉大な大地に導かれてできたこの操法で、皆さんが健やかな体と人生を手に入れて下さることを切に願っています。

目次

はじめに……1

1章 からだの基本法則

■操体法との出会い…10
「健康の自給」を唱えた治療家・橋本敬三先生…10
自らのからだのケアを他人にゆだねる現代人…11
「自分のことは自分で」が当然だった先人の暮らし…12
からだが自然に行っていた「自己防衛」…13
操体法との出会い…15
「痛みから逃げる」からだの動きに…15
五十肩の苦しみからわかったこと…17
「間節の動きは八方向に動く」が逃げる動作の基本…18

■健康なからだの基本法則…20
1 「息」「食」「動」「想」＋「環」…20
2 「息（呼吸）」の基本―おなかを使って呼吸する…21
長い息の吐き出しが長生きに通じる…21
腹式呼吸で心の安定も得られる…22
3 「食（食事の基本）」―食性に合わせて食べる…23
歯の種類と本数に合わせて食べる…23
自分が生きる場所にあるものを食べる…24
4 「動（動作）」の基本―からだの連動を意識する…25
人は「動く建物」…25
足からの操体が連動して全身を整える…27
からだの中心線に向かって重心をかける…27
関節の八方向の動きに合わせて動く…29

重心移動の法則に合わせて動く…30
5「想（心）」の持ち方の基本―プラス思考に持っていく…32
感謝の気持ちと前向きな思考が運命を開く…32
四つの自然法則から出発する…32
■操体法の原理で健康回復…34
1 動作の基本…34
2 動作のポイント…36
寝て行う…36
膝を緩ませる…36
呼吸と合わせてからだを動かす…38
からだの内なる声を聞いて快い操法から…39
瞬間脱力する…40
脱力できているからだの利点…41
からだが床の上を滑らないようにする…42
3 健康回復への道―実際の事例から…44
足やからだ全体の冷えが取れ、膝痛・腰痛からも解放…44
膝痛や心臓の薬を止め、歩行困難から立ち直る…45

2章 基本となる操法

■仰向け（仰臥位）で行う操法…48
効能…48／やり方…48／注意点…49
基本動作の手順…50
基本となる足の動きは５つ…51
基本となる押し込む部分は７つ…53
■横向き（横臥位）で行う操法…55
効能…55／やり方…56
基本動作の手順…57
上側の足を使った基本動作…58
下側の足を使った基本動作…59

■**うつ伏せ（伏臥位）で行う操法**…60
効能…60／やり方…60
基本動作の手順…60
片足の足先を外側に向けて行う基本動作…62
片足の足先を内側に向けて行う基本動作…63

3章　症状にあわせた操法

■**健康維持や疲労回復に効く操法**…66
やり方…66
①あお向けで片足ずつ左右行う
その1（足の指先は真上）…68
その2（足の指先は外側）…69
その3（足の指先は内側）…70
②横向きで片足ずつ左右行う…72
③うつ伏せで片足ずつ左右行う
その1…74／その2…75／その3…76
■**日常動作の痛みを取る操法**…78
①両足の足先を上に向けて押し込む…79
②両足の足先を内側に向けて押し込む…79
③両足の足先を外側に向けて押し込む…79
■**肩こり・五十肩に効く操法**…80
床に押し込むときの手の形…82
①ソファーの側面などを利用する方法…83
（あお向け、横向き、うつ伏せ）
②正座かあぐらをかいて、手を床に押し込む方法…88
（両手、片手）
③正座かあぐらをかいて、
手にからだをゆだねる方法…90
④ひじのついた椅子に座って行う方法…92
【コラム】　とっておきの疲労回復法…93
■**坐骨神経痛、仙腸関節の痛みを取る操法**…94

■腰や膝の痛みを取る操法…96
やり方…96／注意点…98
（あお向け）
片足を伸ばして、足先を上に向けて押し込む…100
片足を伸ばして、足先を外側に倒して押し込む…102
片足を伸ばして、足先を内側に倒して押し込む…104
壁に足を押し込みながら膝を引き上げたり、
両膝を左右に傾けたり、腕を伸ばしたりする…106
四股を踏む形で両足を開いて押し込む…110
両足を上げ、膝を折った状態で両足を押し込む…112
（横向き）
両足を使って押し込む…117
おわりに……………135

（うつ伏せ）
片足の足先を外側に向けて押し込む…119
片足の足先を内側に向けて押し込む…120
片足または両足を押し込んでからだを伸ばす…121
両膝を折り曲げて両足の足先で押し込む…123
膝を折り曲げ、持ち上げた足首を動かす…126
【コラム】 ギックリ腰を治す操法…128
■首のこりを取る操法…130
■目やあごの症状に効く操法…132
目の症状…132
あごの症状…133

イラスト・瀧下侑里
写　真・湯山　繁
モデル・熊木梨沙

1章 からだの基本法則

この章では操体法との出会いをきっかけに、長年のからだの不調から立ち直り、健康を回復してきた経過をたどりながら、操体法のすばらしい治療効果を紹介し、呼吸（息）・食事（食）・動作（動）・心のあり様（想）にわたる「健康なからだをつくる基本法則」について解説します。

また、この操体法の動作の基本に基づきながら、一人で手軽にできる健康法として編み出した健康操体の基本についても紹介します。

操体法との出会い

「健康の自給」を唱えた治療家、橋本敬三先生

今、日々の暮らしも自分のからだも、自分で守らなければ立ち行かないような状況が広がっているように思えます。政府が打ち出したメタボリックシンドロームの一斉健診（特定健診・特定保健指導）や後期高齢者の医療問題ひとつとってみても、国民健康保険などの公的医療保険財政が破綻しかねない、大変な時期にあることを物語っています。

仙台を拠点に活躍した医師、故・橋本敬三先生（一八九七～一九九三年）は、こうした現状を何十年も前から予測し、健康維持のための予防医学の重要性を説きました。そして、健康でより良く生きることを一生涯を通じて探求し続け、「操体法」という生き方と体の動きの自然法則を確立し、私たちを導いてくれています。

操体法では「からだの設計にミスはない」と言っています。からだには本来、歪みや崩れを元に戻す力が備わっています。そのからだを壊すのは自分自身であり、からだの痛みや疲れ、こりなどは自分で動いて自分で元の正常な状態に戻せるというのです。橋本先生はこの考えに基づいて、からだを元に戻そうとする自然治癒力の引き出し方なども教えてくれています。

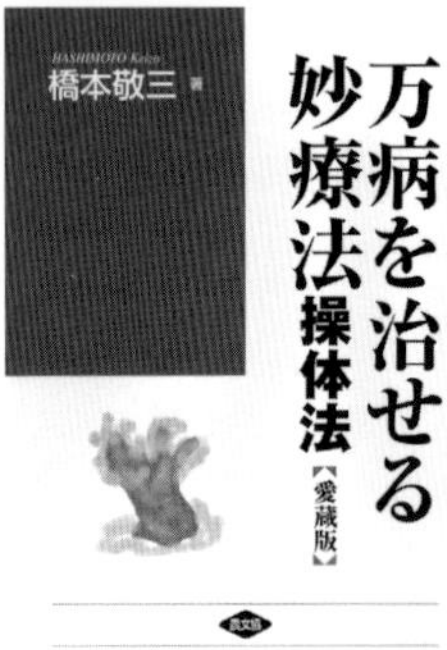

操体法を創案した橋本敬三先生の著書（農文協刊）

自らのからだのケアを他人にゆだねる現代人

私たちが日常の生活において一番支障をきたすのは、各関節の痛みです。膝が痛い、腰が痛い、肩がこる、五十肩でつらいといった症状です。

橋本敬三先生もスポーツをする人たちが関節を酷使している現状に警告を発していました。同じようにからだや手足を頻繁に使う肉体労働の人たちも、またからだの使い方を誤ったり、わからなかったりする人たちも、関節を酷使して痛めている人が多いのです。関節は一度壊れてしまうと元の完全な形には、たいてい戻らないものです。治療したり、手術したりして痛みがなくなると人は治ったものと判断してしまいますが、新たに負担をかけ過ぎたり、冷やしたりすると、また痛みが出てきます。

冷やし過ぎだったら温めればよいのですが、頑張って負担をかけ過ぎたりすると、関節は弱く脆くなっていき、時には狂ってしまうこともあります。そうすると、また痛みが出てきて病院探しを再開するか、じっと我慢を積み重ねるしかなくなってしまいます。

西洋医学ではからだの細胞やＤＮＡの操作を行い、その技術はものすごい勢いで進歩していますが、一番身近な各関節の痛みへの対応はスコンと抜けていて、今までどれだけの人が何年も何カ月も病院に通い続けてきたことでしょうか。病院では各関節の痛みには、

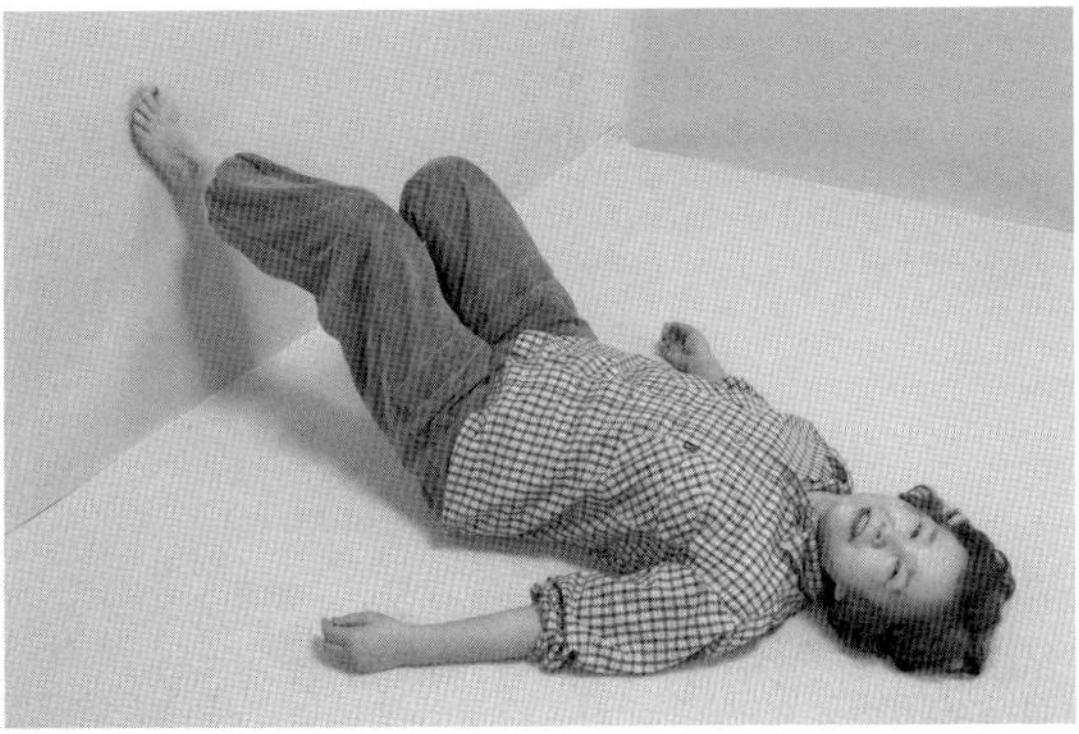

健康操体を行う筆者

レントゲン検査、痛み止めの薬や湿布、手術と、延々と終わりのないような治療を続けてきました。

しかし、操体法を知っていると慌てることなく、じっくりと痛くない動きを追求しながら、自分自身で痛みを和らげたり、取ったりすることができます。ですから、慌てず、我慢せず、ゆっくりと落ち着いて、「何とかなる」という気持ちを持って痛みと向き合うことで、精神的にも経済的にも随分と楽になれるのです。それなのに、多くの人たちは生活や仕事、お金を優先するあまり、からだの手入れはほったらかしで毎日あくせくと忙しく、痛かったら病院任せ、人任せにしていないでしょうか。

腕の良い職人さんは、明日も良い仕事をするために、使った道具の手入れは毎日欠かさず、かつ整理整頓して一日を終わらせるといいます。同じようにからだにも、面倒ですが少しでも手入れの時間を取るとか、予防をしてみるといった必要もあるかと思います。今、自己責任についてもクローズアップされていますが、自分のからだは最後まで自分で付き合っていかなければならないのです。

「自分のことは自分で」が当然だった先人の暮らし

現在、いろいろなスポーツジムがありますし、ダンス、水泳、歌、パークゴルフといった、からだを使った趣味を通じて、ある程度は疾患の予防ができる恵まれた時代になりました。戦後数十年、また戦時中、その前と、ただただ生きること、食べることだけに必死だった時代を過ごしてきた私たちの親、おじいちゃん、おばあちゃんたちの暮らしは本当に大変なものでした。その時代の人は、からだ、手、足をよく動かさなければ生活できなかったのです。

私たちでさえ小さい頃は、水を汲むことひとつにしても、共同井戸のポンプを使ってバケツに水を汲み、天びん棒に二つのバケツを提げて家の水がめまで何回往復したことでしょう。洗濯といったら大きなたらいに水を入れ、何時間もかけて家族全員の衣服を洗濯板でゴシゴシと洗って汚れを落とし、すすぐ時も何回もたらいに水を入れたり捨てたりをくり返し、時間をかけて行ったものです。生活すべてがその調子だったのです。

また、農家の人は朝明るくなるとすぐ畑に出て、暗くなるまで働き通しでした。今と違って機械はなく、町で生活をする人に比べるとどれだけ、からだ、手、足を酷使していたことでしょう。病院は本当に少なく、あっても遠く、仕事は山のようにあり、貧乏なこともあって、よほどのことでもない限り、ほとんどの人は病院に行くことができずに生活していました。

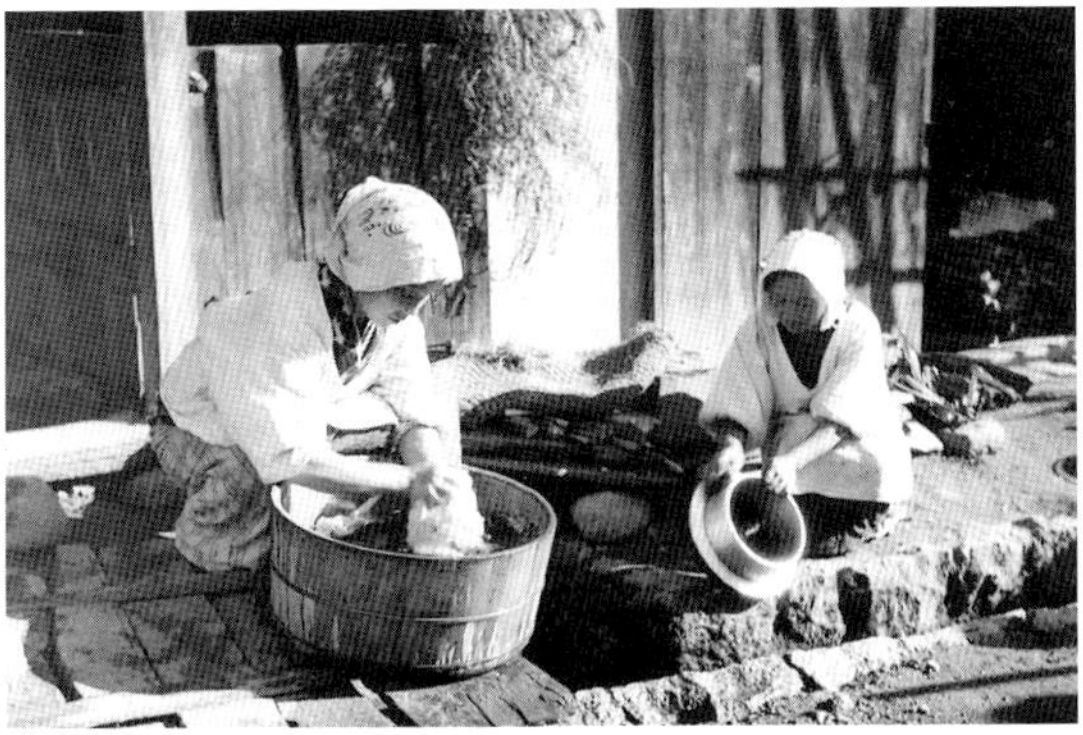

すべて手作業だった昔の洗濯風景（撮影：熊谷元一）

からだが自然に行っていた「自己防衛」

その頃は日常的な関節の痛みは今よりも多かったと思います。ではどうやってそれを乗り切っていたのでしょうか。

人は痛みに耐えられませんから、まずからだが自己防衛を始めるのです。たとえば、どちらかの手足が痛くて動かせなければ、痛いほうをかばって代わりに動かせるほうの手足を使います。痛いほうは補助的な使い方をするようになって痛みをしのぎます。少し考えて行動する人であれば、どのような動作までなら痛みを感じることなくできるのかを考えながら生活していたのだと思います。つまりは、からだの痛みから逃れる動きをすることによって、自然のうちに操体法の基本となる動き方をしていたのです。

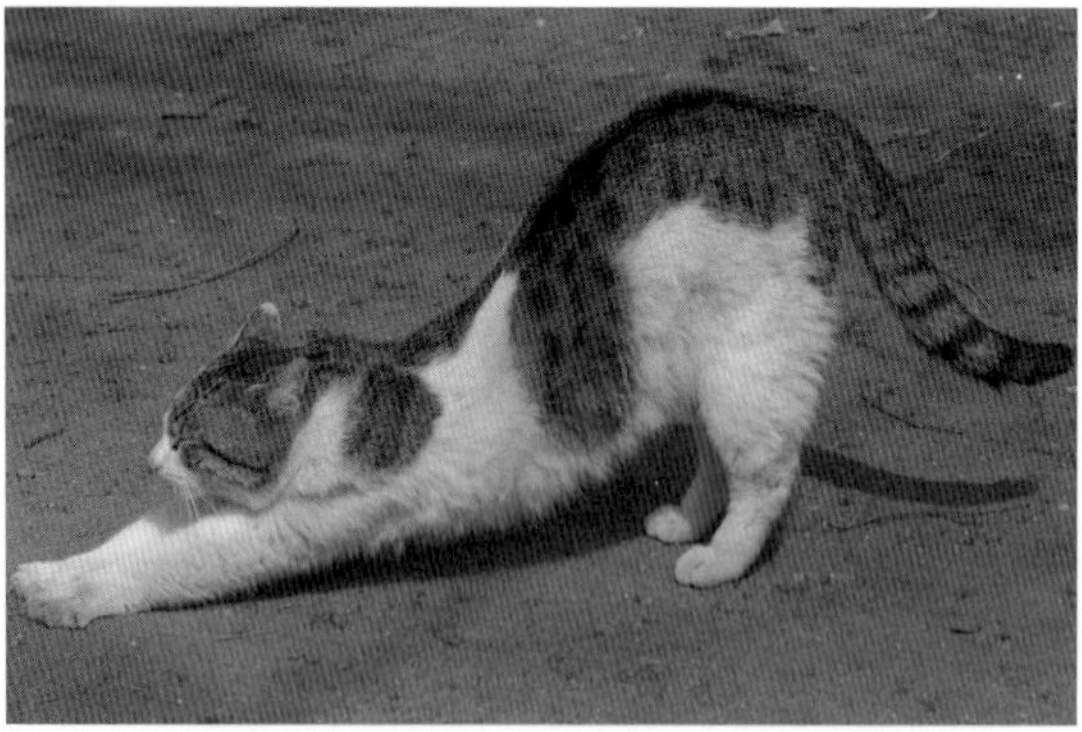

猫の「のび」も、からだが自然に行う自己防衛
（撮影：工藤久雄）

この自己防衛は本来であれば、からだが真っ先に行う自然な動作なのです。今はこうした自己防衛の動きを全部省略してしまって、症状が出るとすぐに病院にかけこんで安易に解決しようとして、逆になかなか解決できずに、後々まで悩む結果になるのではないでしょうか。

それにひきかえ、おじいちゃん、おばあちゃんたちは、意識するにせよ、しないにせよ、いろいろな生活の知恵を頭の中だけでなくからだの中にも持っていて、その結果、長生きができているのだと思います。

操体法との出会い

かつて私自身も、極度にからだが落ち込んだことで、人に接することからも、話すことからも遠ざかる日々が続き、その中で心を病み、本当に気持ちが滅入っていました。そんな日々を送りながら、なんとか自分自身で心身を管理し、ふつうに生活できるようになりたくて、それはもう、いろいろな健康法を試して渡り歩きました。しかし、なかなか効果のある治療法に出会えないままいた時に、たまたま幸運にも操体法に出会ったのです。

早速仙台に出向き、橋本敬三先生がいる温古堂を訪ねました。その後、温古堂で開かれていた講習会には三、四年通いました。また毎年、全国の関係者が互いの技の研究交流のために集まる「全国操体バランス研究会」にも十年以上参加しました。

そして、基本の型を重視しながら、操体法の根本を何とか見つけたいとの思いで、毎日毎日、操体法の実践に明け暮れました。次第にからだの調子は回復して行きましたが、再び膝に水がたまってパンパンに腫れてしまう事態に見舞われ、その際には歩くのが本当に苦痛で仕方ありませんでした。そこでこれを境に、今までの〝型を重視する動き〟から、〝徹底的に痛みから逃げる動き〟に方針を変えたのです。

「痛みから逃げる」からだの動きに

痛みから逃げる。これは橋本敬三先生のおっしゃる操体法の基本的な考え方のひとつです。この考え方によってからだの自己防衛を始めてみました。歩くと痛みを感じる足のほうを地面に着ける時、踵だけにしてみようと思い、そーっと着地させてみたのです。

するとそれまでどんなことをしても痛かった膝がぜんぜん痛むこともなく、地面が思いのほか軟らかく感じられました。そのままの状態で一〇歩ほど歩いたのですが、その時痛みが出てきたので、ふつうの歩き方に変えてみると、あまり痛むことなく少し歩けました。それからは足の親指側、小指側、指の付け根、指先、足先と、地面に着地させる部分をいろいろ変え、足の感覚や膝の感覚といった、からだの内なる声に耳を傾けました。足が地面とふれ合うたびに「自然に帰れ」という声が伝わってきて、大地からエネルギーをもらっているような感覚を味わいながら、歩くことができたのです。私は大地から大きな贈り物をもらった思いでいっぱいでした。

これをもっと楽に日常的にできるようにと、いろいろと考えて行き着いたのが、寝ている体勢でできる方法です。寝て足を壁につけ、ゆっくりふわーっと壁に向けて足を押し込むことでした。これにより関節同士が連動して、その刺激が足から膝、腰、背中、頭まで入っていき、気持ちの良さを十分に味わうことができたのです。

結果として、膝の水は二週間くらいでなくなり、その後二カ月くらいで膝の痛みもほとんど取れて、日常の生活に不自由しなくなりました。この足からの操法により、腰や足関節の捻挫の痛みからも解放され、ギックリ腰や座骨神経痛の痛みを取る方法も、この原理をもとに、後からわかってきました。

五十肩の苦しみからわかったこと

もうひとつは五十肩です。手の動きは可動域が非常に大きく、その筋肉量も相当なもの。ひどい時には半端でない痛みが続きました。その痛みとは、肩の付け根（三角筋の停止部分の一点）から手の三里まで、加えて腕全体の痛みとだるさも伴いながら、肩の前面も後面もすべてに及びました。寝ていても痛くなって目が覚め、手を伸ばすと神経がそこに集中していく感じでジンジン痛み、エプロンの紐も結べず、手を上に挙げることも苦痛で、すべてがしっくりいかない状態で、痛みが重く生活にのしかかってきていました。

家事のほうも思うようにはかどらず、毎日仕事がたまっていくばかりで、うんざりしていた頃、気分転換にと庭に出て草むしりを始めたのです。土の香り、木の香りが思いのほか心地良く、家の中では味わえないようなすがすがしい気分になることができ、夢中になって草むしりに没頭していました。

すると、行く手を木の枝がさえぎっていたのに気づかず、引っかかってつまずいてしまい、思わず痛いほうの右手を地面についてしまったのです。ところが、本来ならば痛いはずの右腕が、全く痛まないのです。不思議に思って思わず座り込み、右手をそーっと地面につけてみたり、手首をいろいろと捻りながら地面に向けて押し込んでみたりしました。すると、痛みはさほどでもなく、地面とふれ合うことで、「共に生きよう」という土からの声が伝わってきたように感じ、気持ちの高鳴りを感じました。最近はこんなに動かせることがなかったのにと思ってすぐ家の中に入り、操体法の原理を取り入れてやってみました。その結果、半分くらい痛みが取れて、夜も眠れるようになりました。

寝ている時に痛みが出てきた時には、ふとんの上に起きて座り、痛いほうの手を敷きぶとんについて、息を吐きながらゆっくりと押し込み、ストンと脱力する動作を四、五回くり返します（88〜91頁参照）。そうすると痛みがなくなり、またぐっすり眠れるようになりました。

腕の脱力をする時にも、本来は腰を使って行うのですが、はじめは「腰と肩」で脱力するようにします。でもこれではまだ痛みが残ります。

「関節の動きは八方向に動く」が逃げる動作の基本

いろいろ操体をしてわかったことは、やはり足からの操法も非常に大事で、特に横になりながら行う「横臥位の操法」（55〜59頁参照）とうつ伏せで行う「伏臥位の操法」（60〜63頁参照）によって、肩の痛みが楽になりました。関節が痛むからといって、腰や膝、肩を使わないでそっとしておいたら、長い間痛みが続くことになります。どんなに痛い場合でも、必ず痛くない動作があるのです。どんなに小さな動きでもかまいません、そこから少しずつ始めれば徐々に可動域や柔軟性が出てきます。

そして手と足からの操法を毎日続けると、一、二カ月くらいで生活に不自由のないところまで戻ります。ほとんど支障のないところまで戻そうとすると一年くらいはかかるかも知れません。でも、何十年も続いた肩こりが、この操法ですっきり治るのです。

◉関節は八方向に動く（手首の関節を例に）

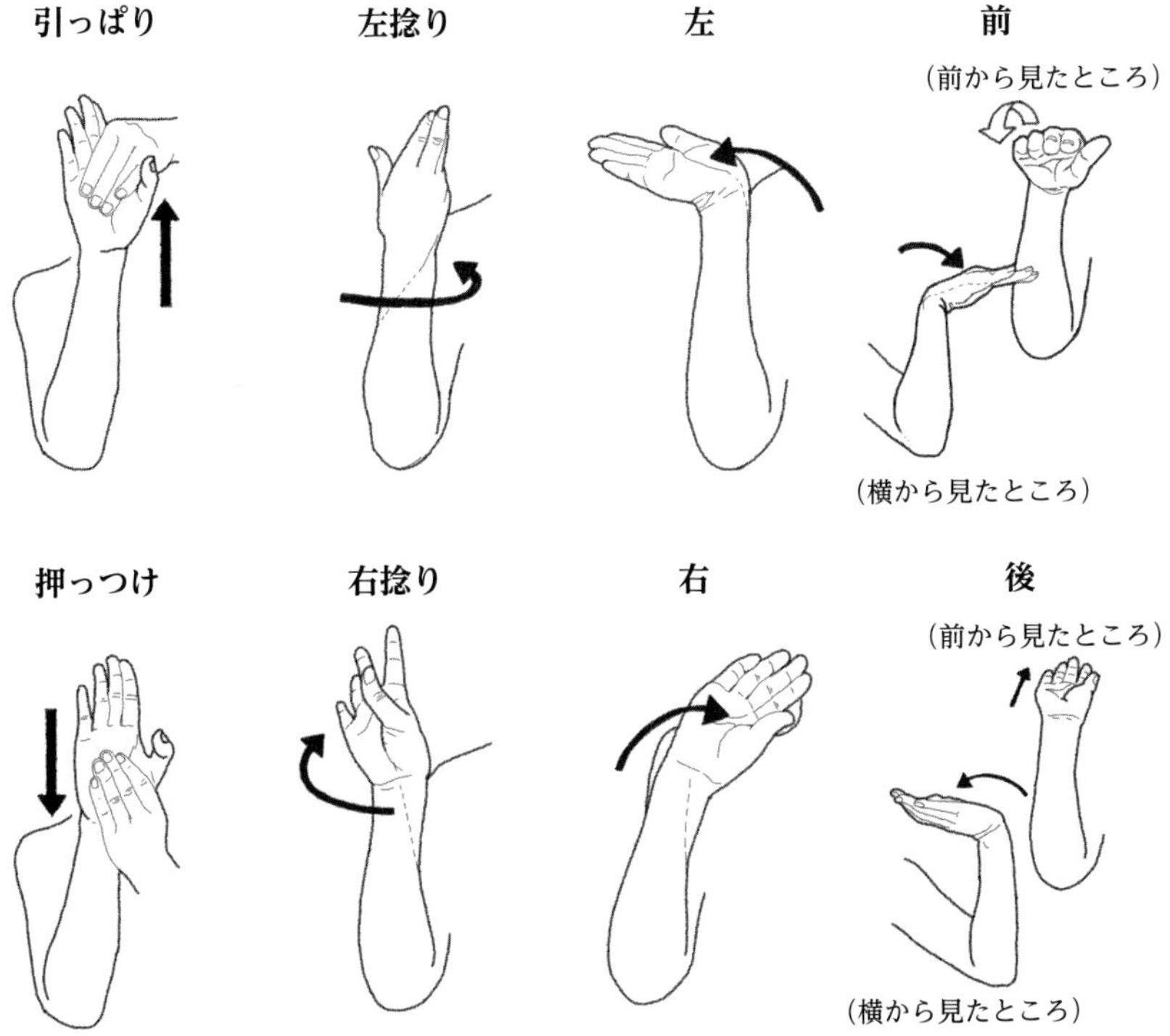

生活に不自由ないところまで戻すことが橋本敬三先生の著書にもたびたび出てきますが、私自身も気持ちのあり方がすーっと変わる体験を何度もしました。この五十肩の操法には橋本敬三先生のいう「関節の動きは八方向に動く」、つまり、前、後、左、右、左捻り、右捻り、引っぱり、押っつけの動きが全部入っています。これは痛みが出た時にすごく大事なことで、痛みから逃げる動作でもあります。からだの内なる声を聞き、痛かったらとりあえず八方向に動かしてみて、痛くないところや快く感じるところを探すのです。そして一番気持ちいいと感じるところへ持っていって脱力してみてください。

健康なからだの基本法則

1　「息」「食」「動」「想」＋「環」

人は生きていく上で、他の人に代わってもらえない、自分自身でしなければならない四つのことがあります。それは、①呼吸すること（息）、②食べること（食）、③動くこと（動）、④考えること（想）です。これらは生きる上での基本となる行為ですが、それぞれには自然法則があります。私たちはふだん、これらの行為を何気なく行って、あまり注意を払わずに過ごしていますが、より良く生きるために、そして幸せに生きるためにはとても大事なことなのです。

なお、この四つの自然法則を支えるものとして、人を取り巻く生活環境や自然環境、社会環境といった、環境（環）という要素もあります。環境は「息」「食」「動」「想」に大きく影響を与えるものですが、この環

◉「息」「食」「動」「想」＋「環」の考え方

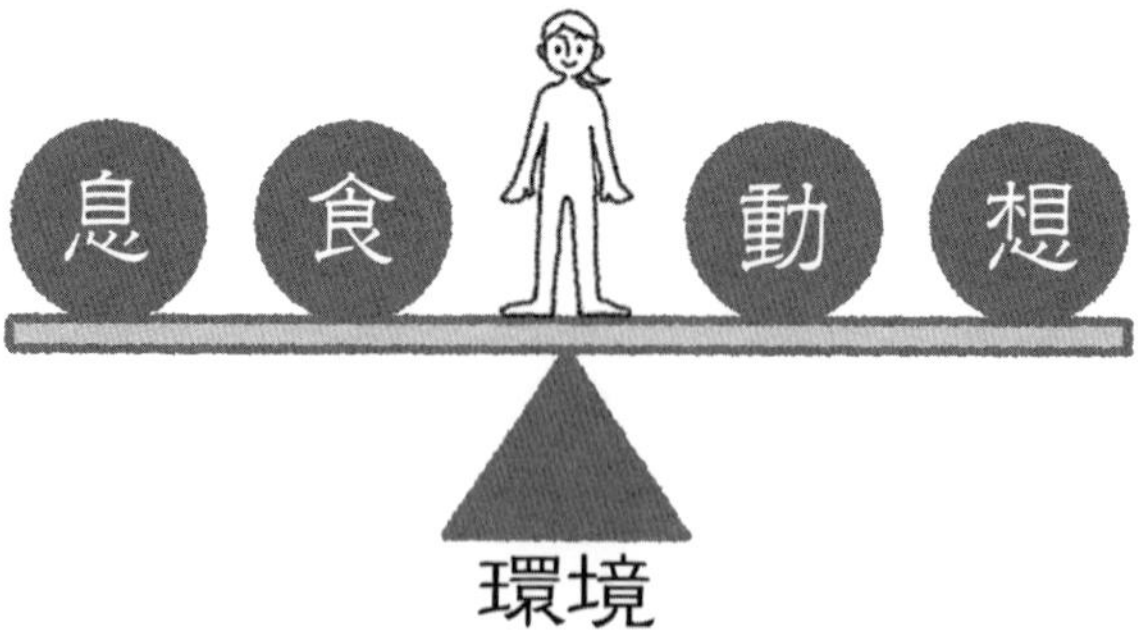

「息をする（呼吸する）こと」「食べること」「動くこと」「想う（考える）こと」の４つは、互いに密接に影響し合い補いあっている。どれかひとつでも狂うと、全体のバランスが乱れる。この４つの行為はその人のおかれた「環境」によって支えられ、影響される

境が最近、特に厳しい状況になってきています。

自分が暮らす地域の生活環境や住環境、学校や職場の環境、社会情勢や自然環境など、どれをとってみても最近は思いがけないことが次々に起きています。しかしこのような時だからこそ、まずは「四つの基本法則」をひとつでもいいので改め、実践し、自分の足元から固めていく必要があるのではないでしょうか。そのことが逆に自分を取り巻く環境を変えることにもなり、その相互作用の中で自分自身のからだもより良い方向に改善されていくに違いありません。

2 「息（呼吸）」の基本 ――おなかを使って呼吸する

長い息の吐き出しが長生きに通じる

呼吸は腹式呼吸が理想的で、それが自然本来の呼吸の仕方です。しかし、女性には胸式呼吸の人がずいぶん多く見られます。また、からだの弱い人や病気を持っている人も、自然と胸式呼吸になっている人が多いようです。腹式呼吸が良いのは確かですが、無理をして腹式呼吸に改めるのではなく、からだによく聞いて楽に思える仕方で行うのもひとつの方法です。

呼吸の基本は、鼻から息を吸って鼻から出すことですが、口から息を出すこともあります。重い荷物を持つ時、よく「ヨイショ」と声を出すことがありますが、その時は息を吐い

●腹式呼吸のやり方

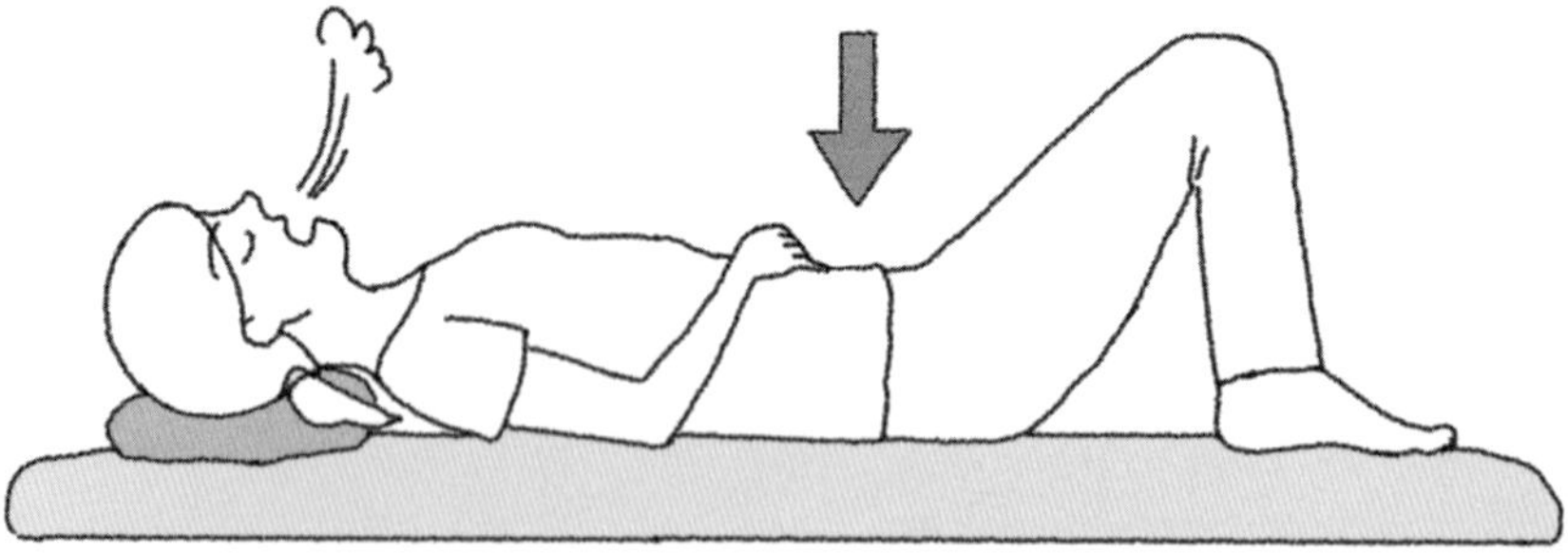

あお向けに寝て両膝を立て、下腹に両手を当てて息を吐ききる。その後、おなかをふくらませるように息を吸う。長い息ができる人は長生きできる

ています。動く時は息を吐きながら、声を出しながら行うと、強い力を出すことができます。スポーツ選手などでも、「ここ一番」という時によく見られる光景です。そして息を吐く時には、吐ききると良いでしょう。そうすると、自然に新たな息がからだの中に入ってきます。息を長く吐ける人は、長生きできるともいわれています。

腹式呼吸で心の安定も得られる

腹式呼吸によって深い呼吸ができるようになると、気持ちの安定も得られるといわれます。息は生まれた時からごく当たり前にしているため、何気なくしている人が多いと思いますが、これを意識して腹式呼吸に改められれば、より良く生きるために一歩前進です。

腹式呼吸を実践するには、あお向けに寝て、両膝を立てて下腹に両手を当てます。そして、まず下腹をくぼませてなるべく息を吐ききります。その後、おなかをふくらませるようにして息を吸うと良いでしょう。

3 「食（食事）」の基本 ——食性に合わせて食べる

歯の種類と本数に合わせて食べる

人は生きるために食べますが、ここにも自然法則があります。人は進化の過程で、その食性（動物に適した食品や食べ方などの様式）に合わせて歯も進化してきました。したがって、本来の食性に合わせて食べるならば、歯の種類と本数に合わせた食事をすることです。

自然界と共に生きている動物の歯は、みな同じではありません。肉食動物は、獲物の肉

◉歯の種類と本数に合った食事

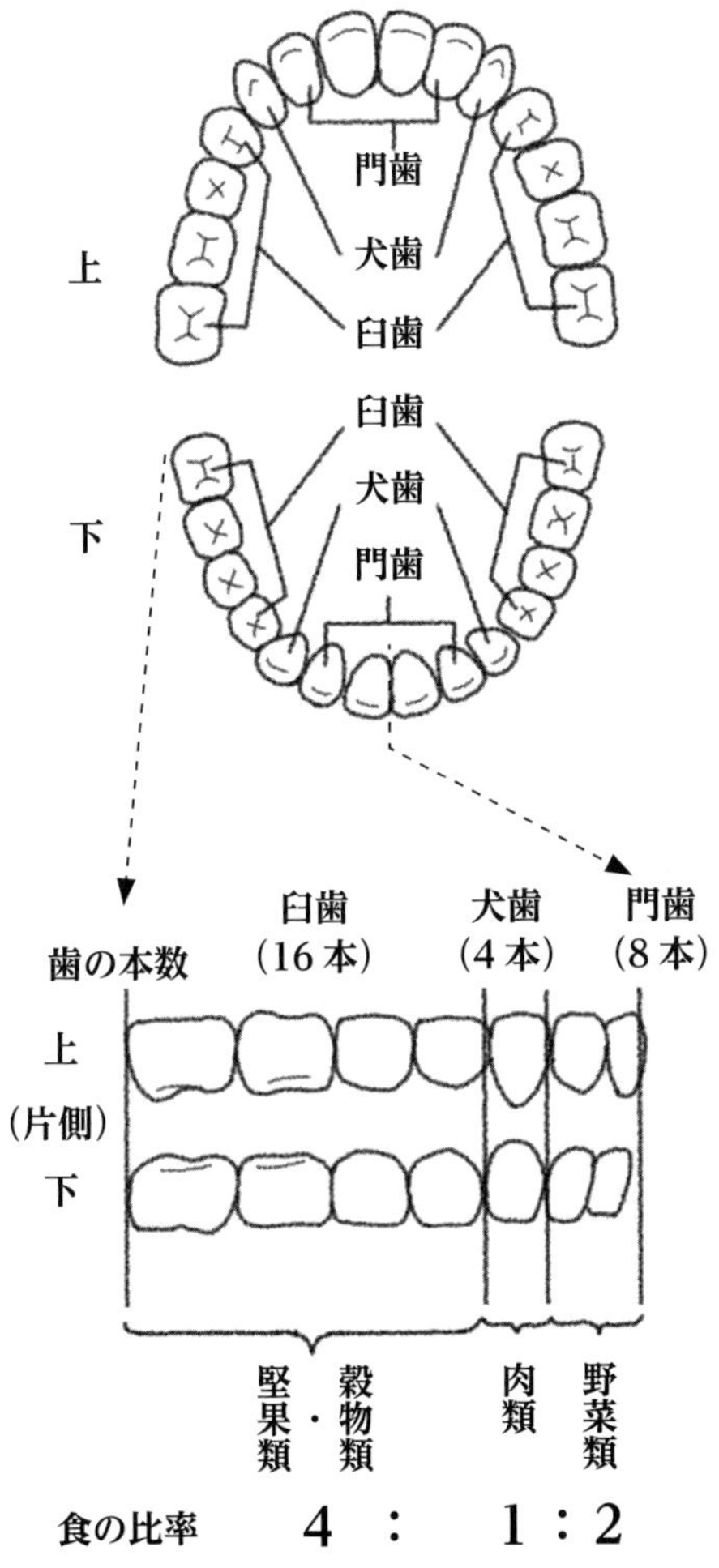

人の歯は、門歯（前歯）８本、犬歯４本、臼歯（奥歯）16本。歯の種類と本数に合わせて、植物性食品（前歯＋奥歯）と動物性食品（犬歯）を６：１の割合で食べるのが自然な食性といわれる

を噛み切るために犬歯が特に発達しており、びっくりするくらい尖っていて、本数も草食動物より多くなっています。それに対し草食動物の歯は、穀物類や堅果類のような硬い食品を磨り潰せるように、がっちりした臼歯が多く並んでいます。

人の場合、永久歯は全部で二八本あり、分別すると前頁の図のようになります。

歯の構成を見ると、植物性食品（野菜類、穀物類、堅果類）に対応する歯の数は二四本（前歯八本＋奥歯一六本）、動物性食品（肉・魚）には四本、比率にすると、六：一となります。つまり肉を食べたら、その六倍の量の植物性食品を食べるのが自然な食性ということになります。

このように食性に合わせて食べる内容に気をつけ、腹八分目にしてよく噛んで食べることが大切です。

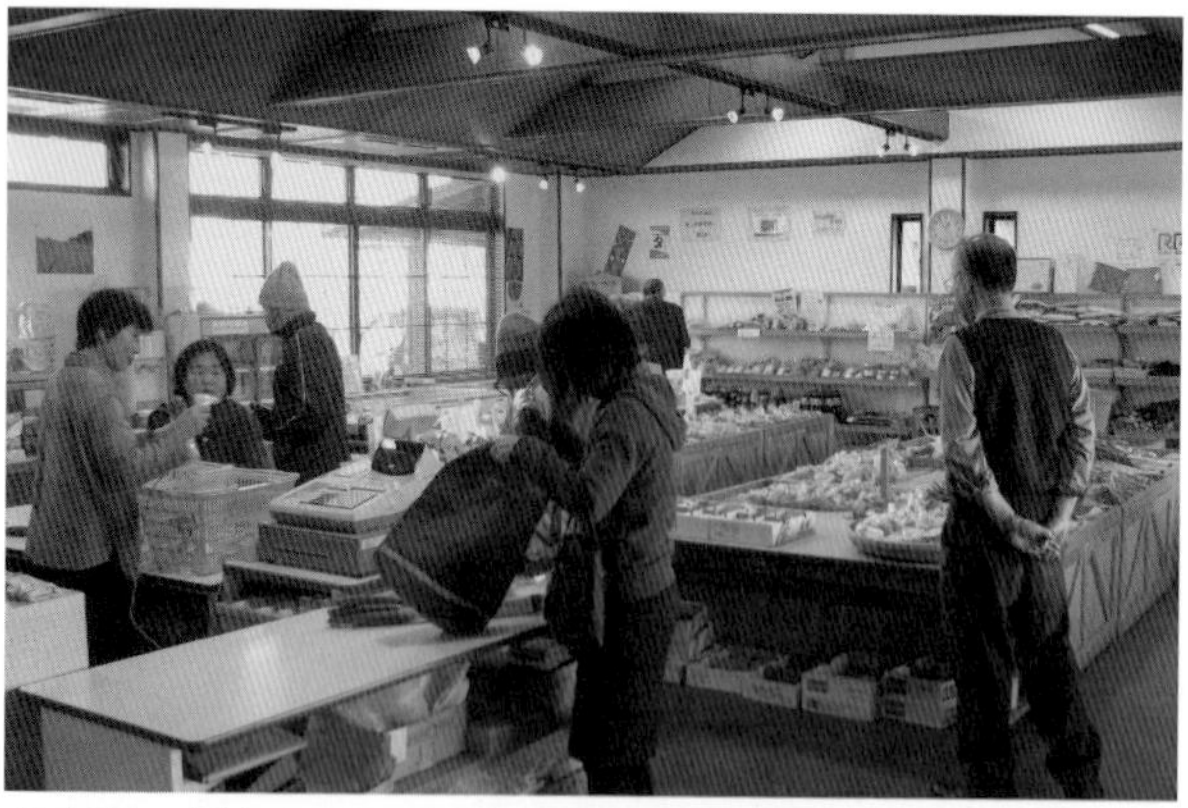

直売所で買うなど、生活の場の自然環境に合わせたものを手に入れ食べる

自分が生きる場所にあるものを食べる

動物が自然界で生きていくには、自分が生活する場所にあるものを食べないと生きていけません。それが生活の場の自然環境にマッチする一番のコツだと思います。本来、人も同じです。「身土不二」とは、このことを端的に語った言葉です。

しかし人間社会には、ビニールハウスなどの施設栽培で育てられた旬を外れた農産物や、海外などから運び込まれて、ポストハーベスト農薬や食品添加物などの心配がある食品があふれています。さらに農薬や化学肥料などにより、自然界のバランスが大きく崩されています。

住んでいるところの近くで採れた旬のものを食べると、新鮮でおいしさにあふれており、周辺の自然環境からエネルギーをたくさんもらうことができます。魚ならば頭から尻尾まで食べる「一物全体」も同じことです。

今、子どもたちが早い時期から肩がこったり、怪我をしやすいと聞きます。これらのことも食事に密接に関係しているのではないでしょうか。輸入飼料で育った家畜の肉をたくさん摂るような欧米型の食事ではなく、身近で採れた穀物や野菜を中心にした本来の食事に返る時かも知れません。

4 「動（動作）」の基本 ——からだの連動を意識する

人は「動く建物」

四つ足の動物が二本足で立ったのが人です。言ってみれば、人は基礎構造を持っている「動く建物」です。一つひとつの動きはすべて関節を通じてからだの全体に伝わり、そのおかげでからだはスムーズに連動して動くようになっています。

◉人は「動く建物」

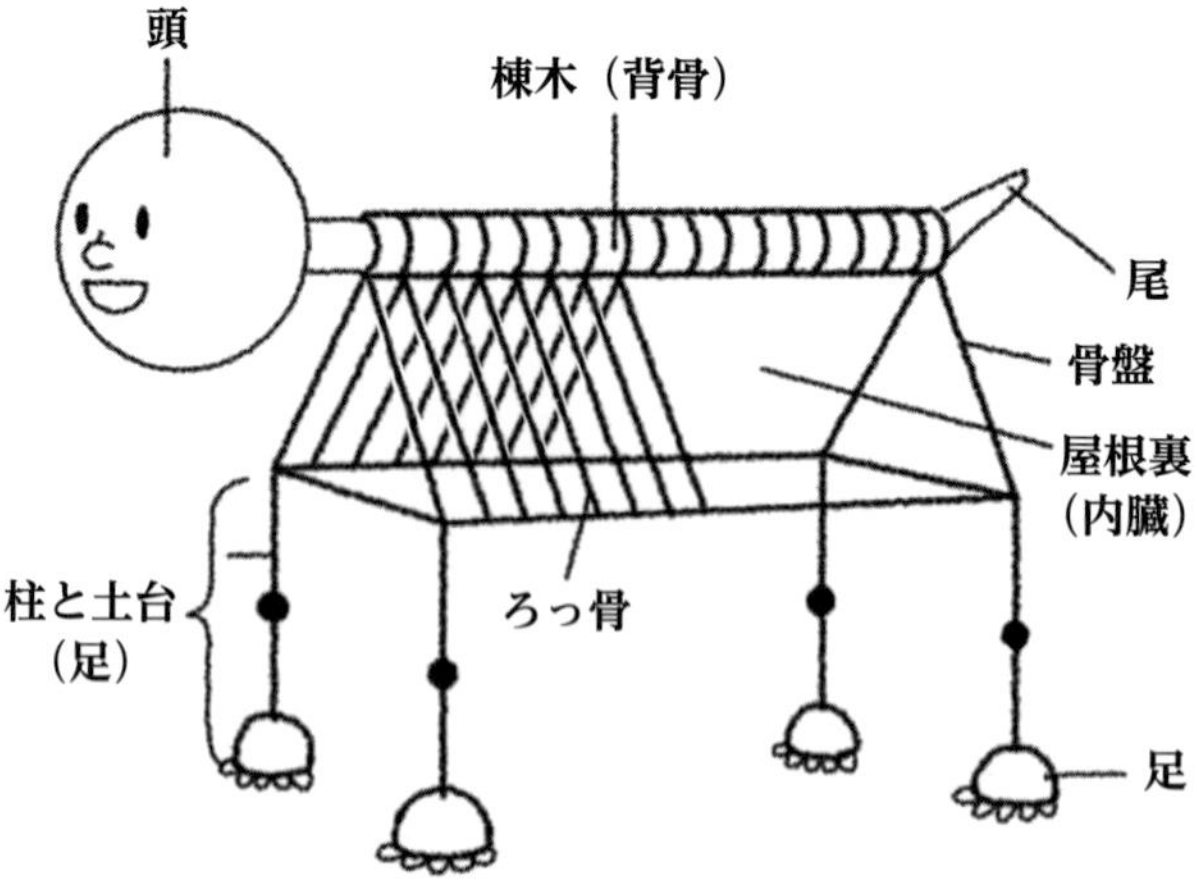

家の四隅の柱と土台を４本の足、棟木を背骨、それに頭と尾がついたのが四つ足の動物だとすれば、後足で立ち上がったのが人。しかも動物や人は、神経が頭から首、そして背骨の中を通ってからだのすみずみまではり巡らされていて、骨組みの歪みが神経を圧迫すると痛みとして認識される

その土台になっているのが足です。各関節や筋肉、神経、内臓など、どこが悪くなっても、足のいろいろな部位に痛みや突っ張り、腫れ、歪みなど、何らかの形で重圧がかかり、症状となって現れてきます。その時点で人は、生活に差し障りが出て病院に行きますが、原因がわからないため病名がつきません。少し症状が進んでからだに異常が発生し、そして器質破壊まで起こって初めて、病気と診断され、病名がつくのです。西洋医学では、それから本格的な治療に入ります。

しかし東洋医学では、生活に差し障りが出た時点で原因を確かめ、お灸や鍼、あんま、整体などによって、足に出ている症状を取っていき、うまくいくと器質破壊にまで至るのを防ぎます。

操体法も同じです。からだによく聞いて、足や手から痛くない、あるいは気持ちの良い動作に変えて抵抗を加え、各関節を連動させて瞬間脱力させ、からだ全体を整えていくのです。

足からの操体が連動して全身を整える

ひとつの例をあげてみましょう（詳しくは45頁参照）。一〇年近く軽い咳をしょっちゅうしていた八〇代の女性の例です。彼女は首や腰が痛く、時々胸が苦しくなるので、病院から出る薬を胸に貼っていました。それがある日突然、左足首から下がダランと下がって力が入らなくなり、足が地につかず歩けなくなったのです。病院ではたくさんの検査をしましたが、手術するしかないと言われたそうです。

手術予定日まで一週間あったので、主に足からの操体を毎日行いました。すると、四、五日で家具をつたいながら家の中を歩けるようになり、それから徐々に長年痛かった首や腰の痛みもなくなり、咳もほとんど出なくなりました。胸が苦しくなることもほぼなくなり、貼り薬もほとんどいらなくなりました。

実は、彼女は二〇年以上にわたって不整脈を患っていて、いつも自宅の壁には聴診器をぶら下げて自己診察をしていました。その後は、三年ほど操体法を続けているうちに、いつのまにか不整脈の症状もなくなり、本人もビックリするほどの改善を見せました。

このように、操体法を行って足から連動して伝わる刺激によって、足ばかりでなく、からだ全体の調子を整えることができたのです。

からだの中心線に向かって重心をかける

私たちは、ふだん無意識にからだを動かしていますが、動かし方にも法則があります。

◉重心安定の法則によるからだの使い方

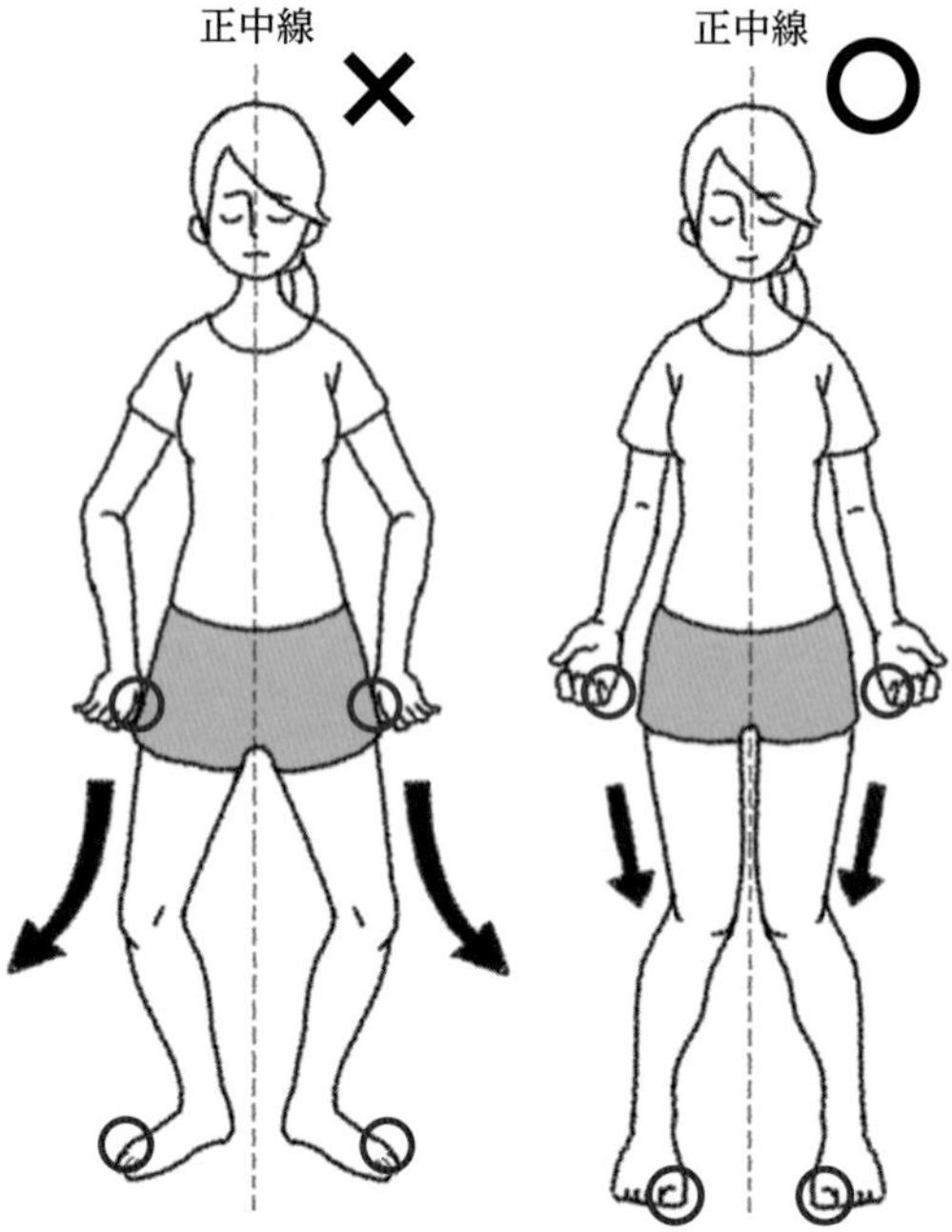

○：正中線に向かって、足は親指側、手は小指側に力を入れると、脇が締まってからだの中心に力が入り、腰の重心が低く安定する
×：足は小指側、手は親指側に力が入ると、脇が開いて両膝と両肘が正中線から離れて腰の安定が悪くなる

腰を少し落とし、その腰を中心にして、からだの中心線（正中線）に向かって足の親指側に重心をかけることが大事なことです。手は小指側に力を入れるとわきが締まり、力が正中線に向かって入ることになり、からだが疲れないばかりか、動作もスッキリきれいに見えます。足の親指と手の小指の重心がかかる方向を合わせた「重心安定の法則」です。

反対に足の小指側、手の親指側に力を入れたり重心をかけると、正中線から外側に向かって力が分散されてしまい、首や肩などがこったり、腰が痛くなったりします。

私たちがふだんの生活に一番支障をきたすのは、腰が痛いとか、膝が痛い、肩がこるとか五十肩など、各関節部分の痛みですが、その関節の動きをよく知っておく必要があります。

関節の八方向の動きに合わせて動く

関節は八方向に動きます。前と後、左と右、左捻りと右捻り、引っぱりと押っつけの八つです（19頁の図参照）。痛いところが出たら、痛い部分を起点に八方向の動きをしてみます。一番楽な動作、気持ちの良さを感じられる動作の方向があるはずですので、その方向へゆっくりと息を吐きながら動かします。その際に、自分の身近にあるもの、たとえば部屋の壁やイス、机などを使って、動きに対して抵抗を加え、少しの間（四、五秒くらい）気持ち良さを味わってから瞬間脱力します。気持ち良さを味わう際に、息を止めてじっとしている人が多いのですが、腹式呼吸で軽く息をしているほうが良いでしょう。

腰や膝などの関節が痛いからと使わないでそっとしておけば、これ以上壊れないだろうと思っている人がいますが、そんなことはありません。痛いから使わないという状態は少しずつからだが歪みを作り出すのです。そして、関節部分がどんどん固まってしまい、最後は手術になってしまいます。このような状態になってから手術をすると、膝は曲がらなくなり、更に体の歪みを助長してしまい、結果として耐え忍ぶしかなくなってしまいます。

「痛くて痛くて、どこも動かせない、どこも触れない」という人がたまにいますが、どんなに痛くても、必ず痛くない動作があります。そこから少しずつ始めると良いのです。足が痛かったら、手から動かしても良く、どんなに小さい動きでも良いのです。動かすことで少しずつ、可動域が広がり、柔軟性が出てきます。

重心移動の法則に合わせて動く

もうひとつは「重心移動の法則」です。からだの動きには、①前後に曲げる「前屈・後屈」の動き、②からだを左右に曲げる「側屈」の動き、③からだを左右に捻る「捻転」の動きがあります。

からだの前屈は、お尻を後ろに引いてから上体を前に倒します。後屈は、逆におなかを前に出してから後ろに上体を反らします。

からだを左に側屈する時は、腰を少し右側にもっていき、右足に重心をかけるようにします。逆にからだを右に側屈する時は、腰を少し左側にもっていき、左足に重心をかけていくのです。つまり腰の位置を動かして、倒れる方向と逆の方向に重心を移動するのです。

からだを左に捻転する場合は、左足に重心をかけるようにします。からだを右に捻転する場合は、右足に重心をかけるようにします。すなわち、捻転する動きの方向に重心をかけるのです。

このように、からだの使い方や動かし方には「重心安定の法則」と「重心移動の法則」があります。腰の使い方を間違えると、いろいろな所に影響が生じて、からだに歪みが出てしまいます。しかし、からだは相互に連動する「動く建物」ですので、気持ちの良い動きを連動させて元のからだに戻すこともできます。そのためにはからだの感覚によく聞いて、一番気持ちの良い動作をするのが良いのです。

◉重心移動の法則によるからだの使い方

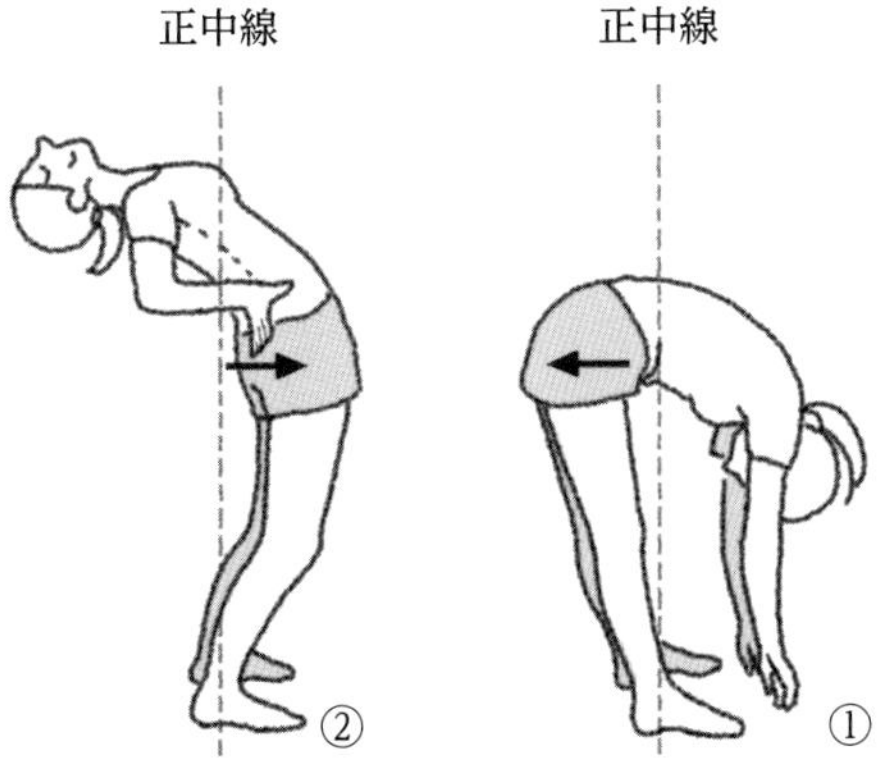

前屈・後屈

前屈は、お尻を後ろに引いてから上体を前に倒す。後屈は、おなかを前に出してから上体を後ろに反らす

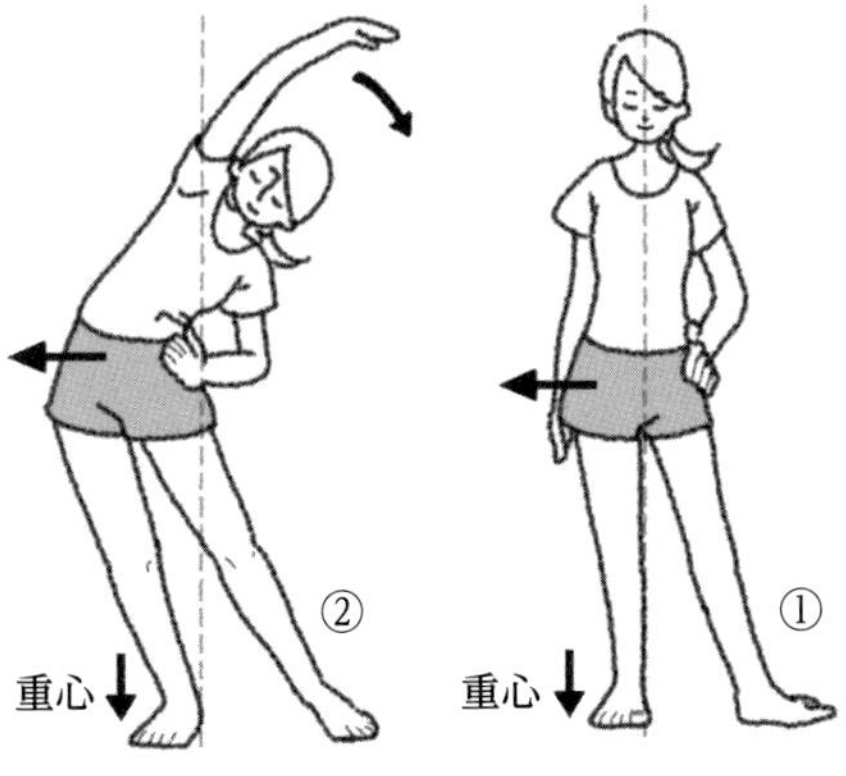

側屈

左側への側屈は、右足に重心がかかるように腰を移動し、腰を水平に右に押し出すような感じに動かす。腰を固定したままだと左足に重心がかかり歪みの原因になる。右側への側屈は、左足に重心がかかるように腰を移動し、腰を水平に左に押し出すような感じに動かす

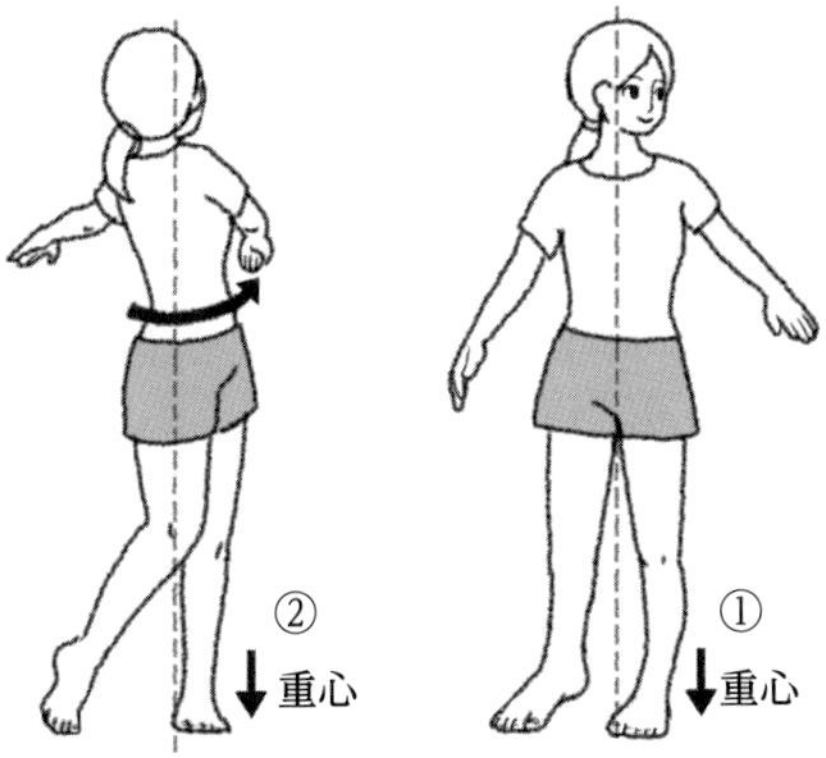

捻転

左側への捻転は、左足に重心をかけて上体をねじる。右足に重心をかけると筋肉に余分な負担がかかる。右側への捻転は、右足に重心をかけて状態をねじる

5 「想（心）」の持ち方の基本 ——プラス思考に持っていく

感謝の気持ちと前向きな思考が運命を開く

この自然界に生きていられるということは、たくさんの天地の恵みや無償の父母の愛情、また周りのたくさんの人たちに支えられているということです。これだけでも感謝してもしきれないものがあるのに、生活していくうちに、いろいろな想念が出てくるものです。心が乱れ、悩み、苦しみ、迷いが生じます。いろいろなマイナス思考が出てきますが、なるべくプラス思考にもっていくように努めたいものです。いつまでもくよくよ考えるのではなく、いまできることを精一杯やり、後は「時が解決する」と割り切って、生活を前向きに考えていきたいものです。何事にも感謝の心を持ち、なるべく多く「ありがとう」を言い続けることが大切だと思っています。

「運命は自分の口から出す言葉の方向に進む」という法則もあるといわれます。特に女性は病名をつけられると、大半の人はずっとそれに執着し、始終、心をそこに集中させてしまう傾向があります。そして、常に病名を口に出して言い続ける人もいますが、それは運命の法則から考えると、大変な損になると思います。

四つの自然法則から出発する

以上のように、呼吸（息）、食事（食）、動作（動）、心のもち方（想）の四つの自然法則

◉心とからだは表裏一体の関係

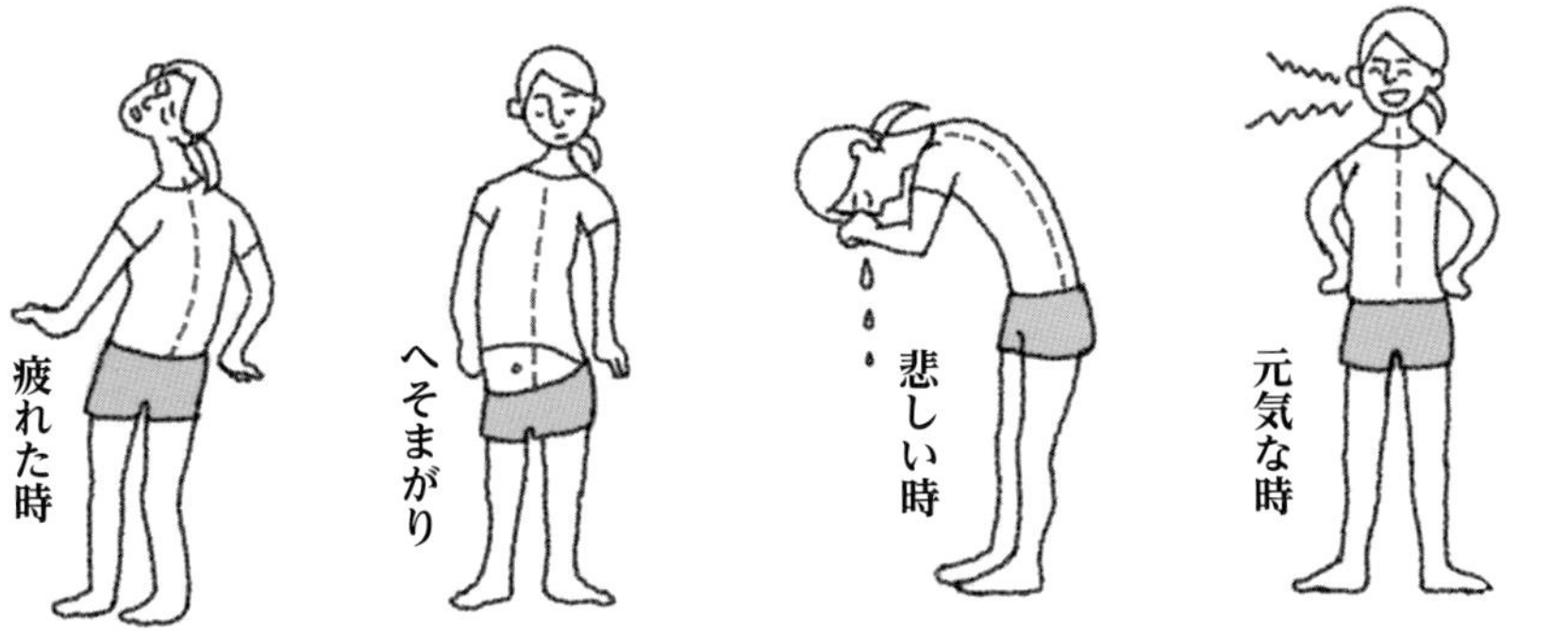

あごが出る

からだの中心がずれると心のバランスもずれる

首がうなだれ、背や腰が丸くなると心身ともに落ち込む

背や腰がピンとし、下腹に力が入る

参考：橋本敬三著『万病を治せる妙療法』（農文協刊）

は、からだの健康を維持していく上で、どれも欠かすことのできないもので、これらは互いに関連し合っています。橋本敬三先生も、四つの法則のうちひとつでも育成していくうちに、ほかの三つもまた協調して発達していく相関作用があるらしい、とおっしゃっています。

大事なことは、自分自身で治していけるように、この四つの自然法則を理解して、そこから出発することだと思います。完全な健康体になることはあくまで理想ですが、自然法則にどのくらい沿ってやっていけるか、その度合いによって、より健康に、そしてより幸福に近づけるのです。

しかし、橋本敬三先生のお話にもありますが、一方で人は自然法則に背く自由も与えられています。そして、ひとつでも背けば、からだは次第に歪み、その歪みがからだのさまざまなところに広がり、からだは一気に悪い方向に落ちていくのです。背いたなりの報いがくると言えます。自然法則に背くことほど恐るべきことはないのです。

操体法の原理で健康回復

1　動作の基本

操体法の動作は、「全身の筋肉を連動させて動かす」「動きの最後に瞬間脱力する」「つねにからだの声に耳を傾けて行う」ことを基本原理としています。私が行う健康操体の操法で特徴的なのは、ほとんどが足と手を壁や床などに押し込む動作であることです。

この動作は操体法でいうと、ある動きに対して手を添えたりして一定の抵抗を与えることに相当します。この抵抗を与えるという動きは、一人で操体法に取り組む際には、行いずらいため、言わばその役割を壁や床に行ってもらっているとも言えるでしょう。

この動作を行う時には、必ずからだの内なる声をよく聞きながら、ゆっくり行うのが基本です。もし、押し込む動作を行いながらからだが不快に感じた時は、足の動きや、足裏の押し込むところを変えてみたりして（詳しくは53頁・54頁参照）、一番気持ちよく感じられる動作を探って行います。足は壁に押し込んだままで、四、五秒そのまま保って気持ち良さを味わい、そして息をハアッと吐くと同時に、腰も足もストンと瞬間脱力するのです。

動作の順序としては次の通りです（動く時には息を吐くことが基本です）。

①全身の力を抜いてゆったりと寝て、膝にゆるみを持たせ、足裏を壁につける。

②膝をゆっくり伸ばしながら足裏を壁に押し込み、その刺激が足から腰、背中に連動して伝わるのを感じながら、それぞれの筋肉をピンと張りつめさせ、気持ち良さを味わう。

③最後に腰の力を抜いて一気に脱力する。

基本動作の順序

①全身の力を抜いて寝ころび、膝にゆるみをもたせ、足裏を壁につける

動作前

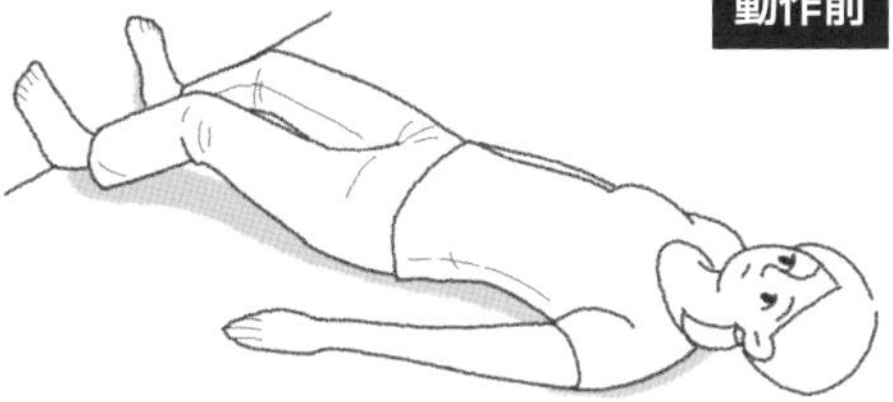

②息を大きく吸いこんだら、息を吐きつつ膝をゆっくり伸ばしながら足裏を壁に押し込み、気持ち良さを味わう

動作中

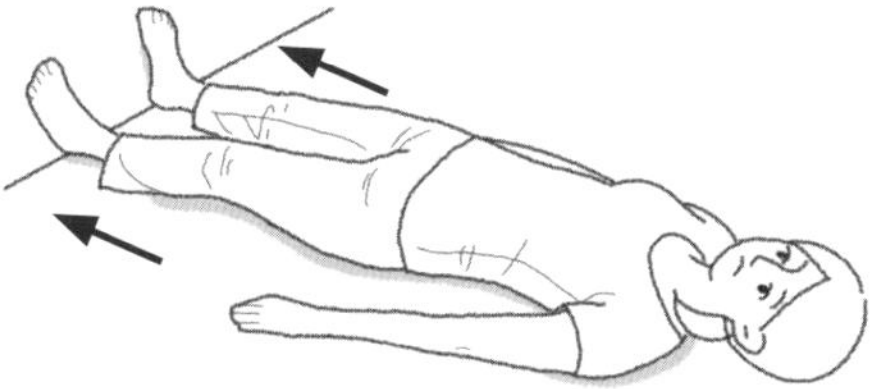

③息をハアッと吐いてからだの力を抜き、一気に脱力する

動作後

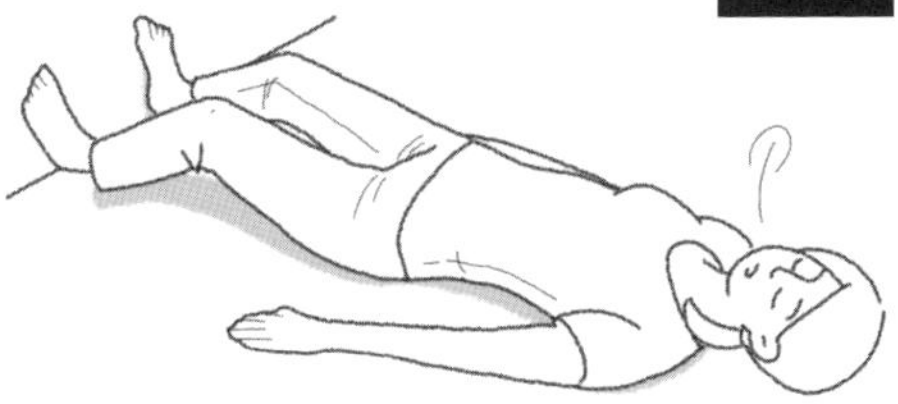

2　動作のポイント

●膝をゆるませた状態とは

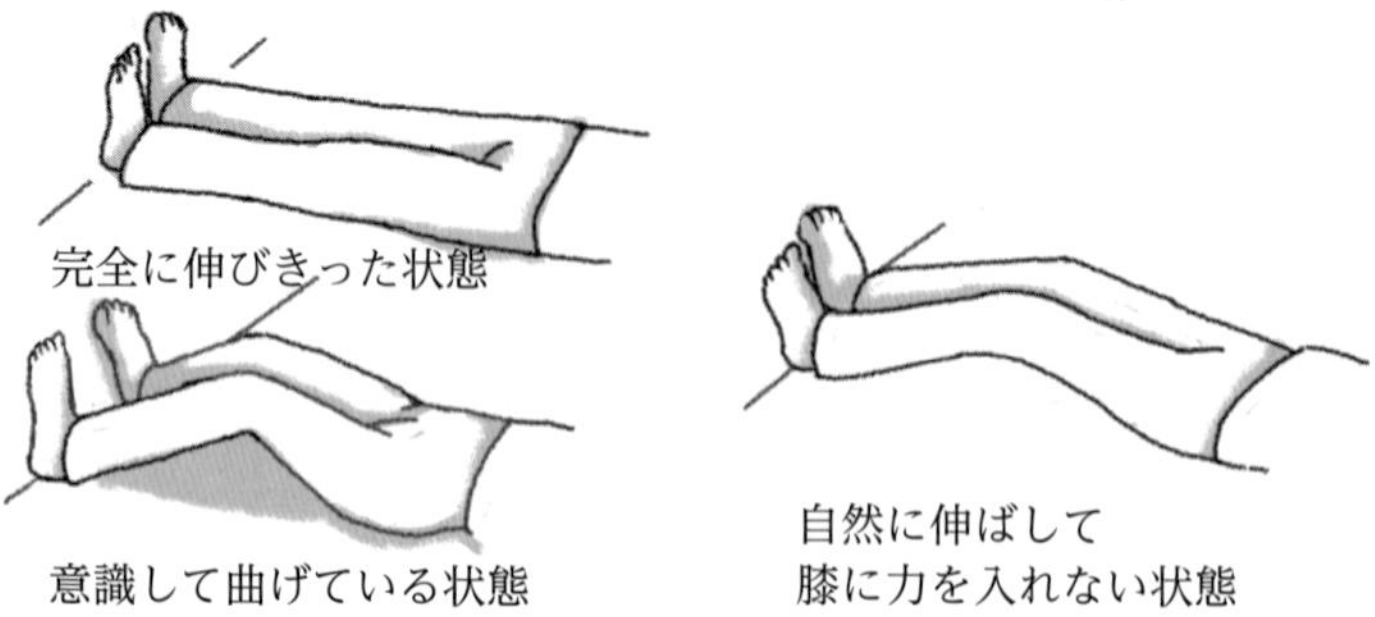

寝て行う

この操法はコツをつかめば、立っていても、座っていても、寝ていても行うことができます。とは言え、寝て行う動作を基本としているのは、寝ていると全身の力が抜けているので、一番、からだのすみずみまで刺激が連動しやすく、効果的に働く状態になるからなのです。

刺激は関節ばかりでなく、筋肉、骨、神経などからだのすべてに連動します。筋肉をよく伸ばすと、血液やリンパ液の循環も活発になり、新陳代謝にも良い影響が出ます。

膝をゆるませる

この操法は足裏を壁面に軽く当てながら適度に膝をゆるませておくところから始まります。その後、あてがった足を壁にゆっくりゆっくり、ふわーっと押し込むと、足からお尻、腰、背中、首まで、からだ全体に刺激が伝わっていき、それぞれの筋肉や骨がぴんと張りつめた状態になります。

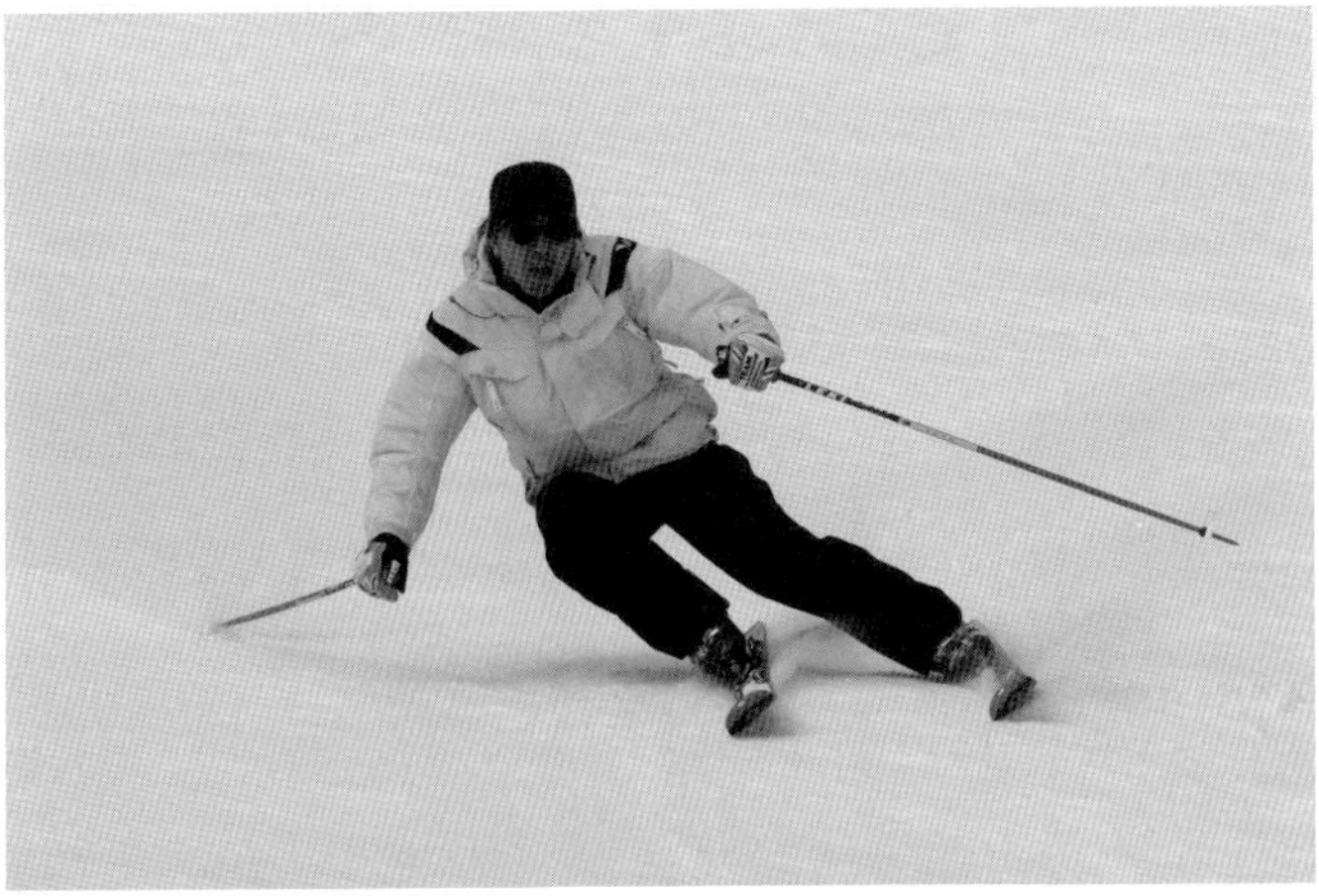

スキーで上手く曲がるにも膝のゆるみや遊びが肝心

しかし初めての人は足を壁に押し込む際に、一緒にからだごと、あるいは筋肉全部が引きずられて頭の方向に向けてズズーッとずり上がった状態、つまり頭がズズーッと上の方に持ち上がった状態になることが多いのです。これでは動作の意味がなくなってしまいます。ゆっくりゆっくりと壁に押し込んでいくことで、このような状態にならなくてすみます。

それぞれの筋肉や間接にはゆるみや遊びのようなものがあり、それゆえに、からだのさまざまな動きにも臨機応変に対応できるようになっています。そのゆるみや遊びを使って壁に足をゆっくり押し込みながら、膝のゆるみをゆっくりと伸ばすことによって、背中をぴんと張りつめた状態にするのです。この足の動きは本当に小さなものですが、からだ全体の筋肉や骨、内臓のあらゆるところに連動して刺激が入り、からだの全身運動になります。そうすると、からだに「気」も入ってきて、力がみなぎってきます。

膝にゆるみを持たせる動作は、気功や太極拳、相撲や武道にも使われているほか、スポーツでも膝をゆるませて腰を少し落とす動作はよく見かけます。日常生活においても、重いものを持ち上げる時に行う動作のひとつであり、足と腰を支える大きな力が、ゆるみをもたせた膝に働いているのです。

呼吸と合わせてからだを動かす

ゆっくりとからだを動かす時には、呼吸を連動させると上手にできるようになります。まず動作を行う前に息を吸って、その後ゆっくりと息を吐きながら足（または手）を押し込みます。気持ち良いところで押し込みを止めてしばらく気持ち良さを味わい、気持ち良さが消えたら、息を大きく吐き出すと同時に、腰の力を抜いて一気に瞬間脱力します。

この脱力の動きに気をとられて、呼吸を止めたままで操体をする人がかなりいます。特に中高年の人たちに目立ちます。くれぐれも息を止めたまま、操体を行うことのないようにしましょう。なぜなら、この操法は心臓にも肺にも刺激が連動して伝わっていくので、呼吸を止めたままだと息苦しさを感じることがあり、本当の気持ち良さや安定感を味わうことができないからです。また、この時にからだに「気」がたくさん入ります。やる気、元気の「気」ですが、操体を二、三カ月続けてみると、この「気」がからだに満ちて、からだの動きがとれない人や少しの動きしかとれない人でも、いつの間にか前よりからだが動く状態になります。一方、人によっては血圧が一時的に上がることがあるかも知れません。でも、全く心配はいりません。心もからだもゆったりとして、ひと晩眠れば、血圧もちゃんと元に戻ります。

虚弱体質の人や成人病を持っている人、またお歳を召した方々は、ふだんから軽くて浅い呼吸をくり返しています。横隔膜のあたりで軽くて浅い呼吸をしているほうが楽だからです。でも、この操法を行う際には、少しずつ、できる範囲でよいので、意識して深い呼吸を心がけてみるとよいでしょう。

からだの内なる声を聞いて快い操法から

たくさんある操法を一度にすべて行わないと治らないということはありません。初めはからだの内なる声をよく聞いて、痛くないこと、気持ちの良いことや快く感じる動きからすると良いのです。とても気持ちの良い動作に当たると、眠りの中に入っていくことがあります。それはからだが「ひと眠りしなさい」という信号を出しているということです。目覚めたらすっきりとして、とても爽快な気分になれます。気をつけたいのは、風邪を引かないように、おなかに毛布などをかけておくことです。

このようにして、ずっと操体を続けていくと、痛みや疲れが出た時には、からだの内から「こんな動作をしたい」という欲求が自然と出てきます。それをすると痛みも疲れも一発で取ることができ、気持ちの良い時には脳もリラックスして解放感に満たされます。仮にひとつの痛みを取る操体をしたとしても、からだの動きの連動によって、全体的に元のからだに戻っていくことが実感できるでしょう。

瞬間脱力する

すべての操法において、動作の最後は瞬間脱力をします（ただし本書では、動作に関する説明の中では省いているところが多くありますので、注意してください）。

脱力することをからだに覚え込ませると、ふだんから、からだに余分な力が加わらず、仕事もスポーツも器用にこなすことができるようになります。

操体法で脱力をし続けていると、ふだんでも脱力できているからだになります。脱力したからだを持つと、いろいろな可能性が出てきます。これこそ、橋本敬三先生のいう「動」の核心部分であり、自然治癒力を高め、病気を予防し、自分の力で自身のからだを健康に保つ方法ともいえるでしょう。

講習の時、瞬間脱力についてわかりやすく説明するために、ゴムを引き合いに出すことがたびたびあります。筋肉は非常に弾力があり、いわばゴムのようなものなので、両方の手でゴムを伸ばして同時に手を離すと、瞬時に元の形に戻ります。

また痛くない動作で瞬間脱力をした時に、痛みを感じる時がたまにあります。そんな時は瞬間脱力を止めて、二、三回ゆっくりと力を抜くのです。そうすると痛まずにできるようになります。

なお、全身を脱力したあとは、二、三回呼吸してから次の動作に入ります。サッサッと次の動作に移らないことが肝心です。刺激が連動して脳まで達するには、「間」が必要です。足をゆっくり伸ばし、最後に脱力する動きは、筋肉を全部連動させ、引き連れていく状態になります。スッと動いてしまうと、動かしたあたりの筋肉の動きだけになってしまい、全身の筋肉の連動がなくなってしまうのです。

脱力できているからだの利点

脱力できているからだを持つと、いろいろな良い点があります。

①何かを作りあげる時、真面目に一生懸命作った人よりも、肩に力の入っていない人の方が仕上がりも数段上で、早く仕上げることができます。

②仕事もスポーツも器用にこなせるようになります。器用、不器用の別れ道のひとつに、からだに力が入っているか、いないかがあるようです。子どものうちに身につけておくと、子どもにもっといろんな可能性が開かれると思います。

③転んでも怪我をしなくなります。力が抜けていると、転んでもヘナヘナとくずれ落ちる形になるので、自然とからだが守られます。酔っぱらいと同じです。酔っぱらいはか

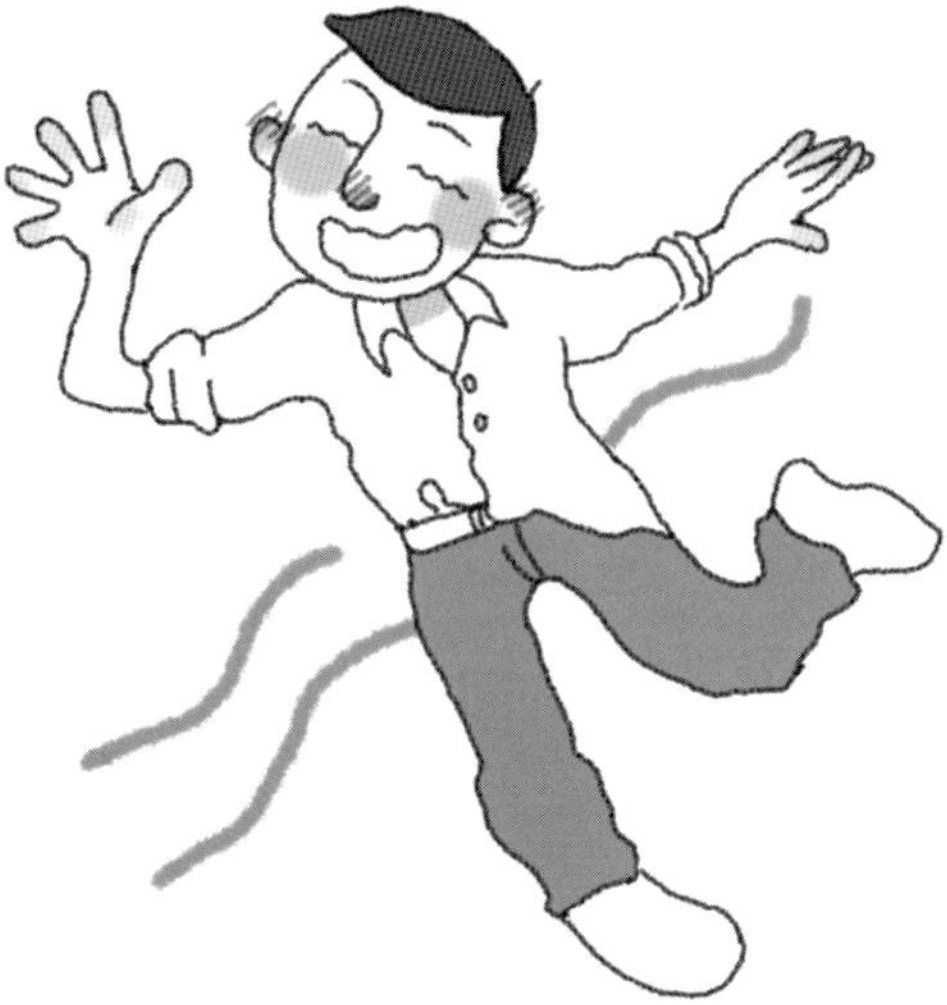

酔っぱらいはからだのどこにも力が入っていない状態なので、転んでも怪我をしにくい

らだのどこにも力が入っていない状態です。年を取ると、ちょっとしたことで転びやすくなります。特にお年寄は転ぶとやっかいなことになりますので、自己防衛できるからでありたいものです。

この操体を行う時は、ほとんど寝ながらの体勢なので、からだ全体の力が抜けている状態になります。膝にゆるみをもたせながら壁に足裏をつけ、ゆっくりふわっーと壁に向けて押し込みます。その刺激がゆっくり背中に伝わっていくと、初めは頭が床にそって少し上の方に上がる形になりますが、膝のゆるみを伸ばすことによって、頭が上の方に上がらずに背中の筋肉のゆるみやたるみがなくなって、背中がぴんと張るようになります。四、五秒その状態を保って腰で脱力します。脱力が上手くできない人は、腰も足も同時に脱力するつもりで行うと良いでしょう。

足を壁に向かって押し込むことによって、その刺激は足から各関節に伝わっていきます。また、すべての筋肉、神経、内臓にも連動します。それによって血液やリンパ液の流れも活発になり、新陳代謝も良くなるでしょう。

からだが床の上を滑らないようにする

この動作を行うのに大事なことは、からだが滑らないように、床の敷物や服装に気をつけることです。

この操法では身近にある家の壁やソファーなどを使いますが、部屋にあるじゅうたん

◉からだが床を滑らない工夫と服装例

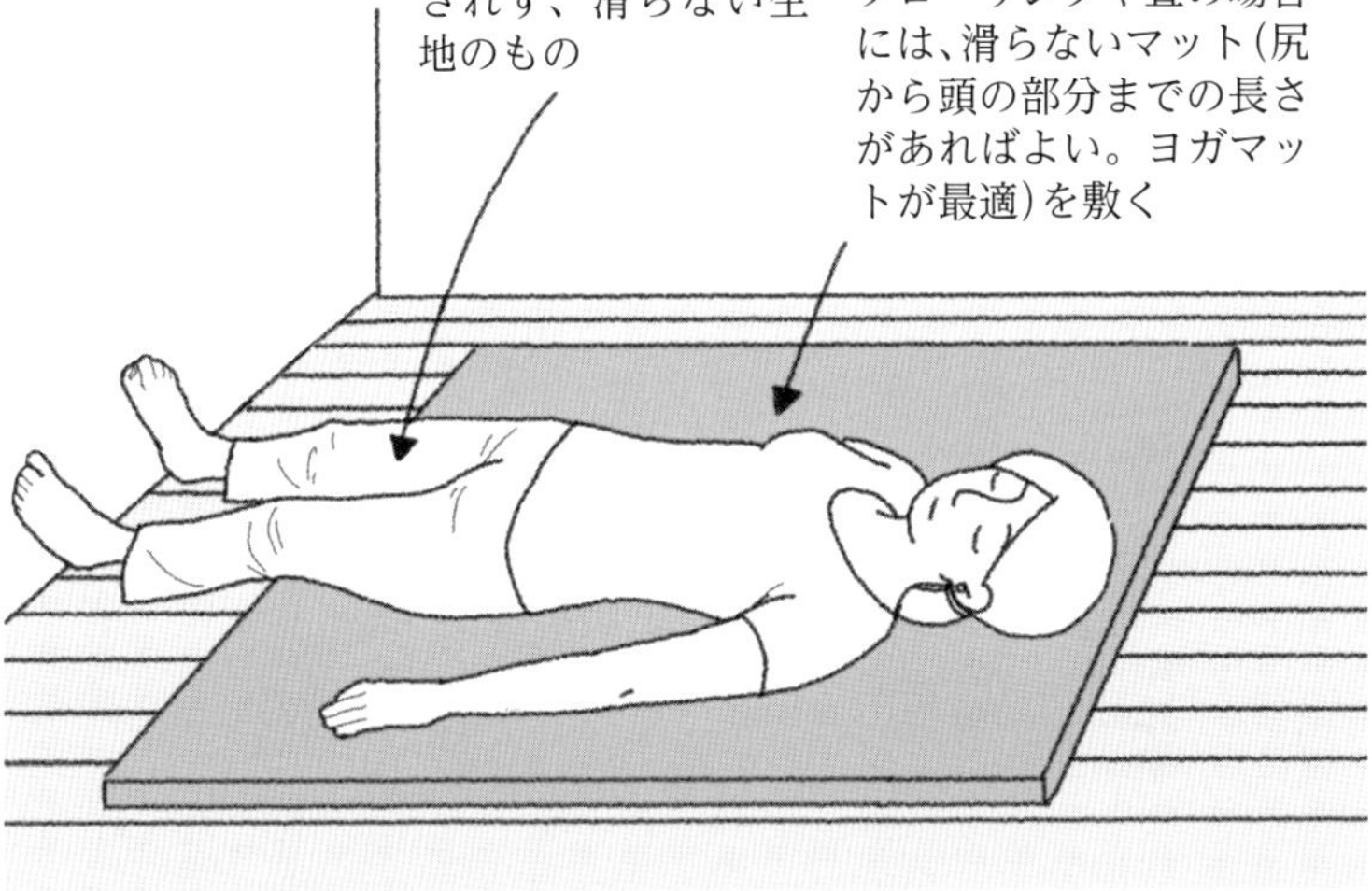
服装はからだが束縛されず、滑らない生地のもの
フローリングや畳の場合には、滑らないマット(尻から頭の部分までの長さがあればよい。ヨガマットが最適)を敷く

やカーペットの上でも行うことができます。しかし、畳やフローリングの床の上では、からだが滑りやすく抵抗がつかないので、その場合にはヨガマットなどの滑らない敷物を用意してください。じゅうたんの場合は裏地にゴムが使われているものがありますが、これがお奨めです。

服装については、滑らない材質のものを選びましょう。ポリエステルのような化学繊維や絹の下着やTシャツでは、からだがズルズル滑る状態になって落ち着きません。ジャージは化学繊維のポリエステルやレーヨン製が多く、滑りやすいので不可です。ジーンズは木綿なので滑ることがなく、適しています。やはり、昔から日本人になじみのある木綿はからだにしっくりきます。したがって木綿のズボンと上着が一番良いと思います。

3　健康回復への道――実際の事例から

足やからだ全体の冷えが取れ、膝痛・腰痛からも解放

ここで、健康操体によって健康を回復した事例を二つ紹介します。

ひとつは、一五、六年ほど前になりますが、六〇歳（当時）の農家の女性の例です。

その方は、十勝平野の中心部に畑を持っていて、ご主人と二人で畑作を営んでいました。大型のトラクターに乗ると鉄板の上に足を置き、何時間もからだを一方向に捻って毎日作業を続けていたのです。膝も腰も首もずっと痛い状態が続き、生気が全くありませんでした。からだ全体に冷えがたまった状態で、疲れもピークに達しており、目の焦点が合わないでいました。特に足の冷たさは氷のようで、指全部が黄色っぽくなって木の枝のように硬くて細く、子どもの指のように小さかったのが印象に残りました。

そんな彼女に対し、「操体は自分で動いて疲れを取ったり、痛みを取ったりすることだ」と話すと、気持ちが動いたらしく、すぐに私のやることを覚え、忙しい農作業の合間に時間を見つけては、自分でコツコツと始めてくれました。その結果、今ではいつでも足は温かく、指もふっくらとしてやわらかくなり、大人の指らしくなっています。また首のほうも、病院で手術をしなければ治らないといわれたそうですが、いつの間にか痛みがなくなり、気がつくと腰や膝の痛みからも解放されていたのです。現在、七五歳ですが、若い人の倍以上の農作業をこなすほどで、張り切って生活しています。

膝痛や心臓の薬を止め、歩行困難から立ち直る

もうひとつは、膝が痛くて歩けない八〇歳（当時）の女性の例です。知人の紹介で初めて自宅に伺った時には、玄関に這って出てきたほど、歩行困難に陥っていた方でした。右足のくるぶしは肉が盛り上がり、足首はびっくりするほど太く、足全体が非常に腫れていました。

早速、ゆるやかな足と手からの操体を始めてもらいました。すると二カ月ほどで、歩いても膝の痛みがなくなり、足の腫れもだいぶ引いたのです。本人は安心してしまい、その後は操体から遠ざかることになります。

それから五、六年ほどたった頃、今度は突然、左足首がダランと下がり、足に全く力が入らない状態になりました。病院ではありとあらゆる検査をし、膝から下に取り付ける装具を作って装着することにしたのです。一週間後、でき上がった装具をつけてみると、次の日、足はパンパンに腫れ上がり、色も変わっていました。びっくりした先生はすぐに装置を取り外し、一週間後に手術をしようと方針転換。本人は気が進まず、手術までの一週間、わらにもすがる思いでもう一度、操体を始めたのです。

足からの操体をゆっくり始めたところ、四日目には足を地につけ、家具につかまりながらですが、歩き始めることができました。一カ月ほど経った頃には、顔のどす黒さも消えてすっきりした顔になり、足の親指を反らしたり、下に向けたりもできるところまで回復。

四、五カ月後には、一〇年以上腫れっぱなしだった足もほぼ正常に戻り、咳もほとんど出なくなり、また心臓が悪く、常に胸に薬を貼っていたのですが、その薬もだんだん使うことが少なくなりました。足は前のようにふらつきがなくなり、しっかりと足が地につくようになり、心も安定し、本気で操体を行う気になっています。

それまでの彼女は足ばかりでなく、心臓も悪く不整脈も出ていて、常に首が痛く、肩こりもありました。筋肉弛緩剤や心臓の薬、それに心臓周辺に貼る薬と、何種類もの薬を何年も使い続けていて止められない状態。咳もしょっちゅう出ていて、咳止めの飴をもち歩くのが常でした。それが回復したのですから、彼女の驚きも推して知るべしです。

以上のように、二つの例は足の治療を目的として始めた操体でしたが、ほかの不都合なところもいつの間にか良くなり、からだ全体の調子を整えることができたのです。

2章　基本となる操法

この章では健康操体の基本的な操法を解説します。

健康操体は、「あお向け」「横向き」「うつ伏せ」の三つの体勢で行う操法が基本です。それぞれの体勢で、足裏や手の平などを壁や床にゆっくり押し込み、その結果連動して伝わる様々な筋肉や関節への刺激が患部周辺に生じている骨格の歪みを矯正し、患部の痛みを取り除きます。

寝転んだ状態で行うため、痛みがある場合でもやりやすく、高齢者でも気軽に取り組むことができます。

あお向け（仰臥位）で行う操法

【効　能】

日常生活の中で最も支障をきたすのが、各関節の痛み――膝の痛み、腰の痛み、五十肩、首や肩のこり、座骨神経痛などです。このような症状には、あお向け（仰臥位）で行う操法が有効です。この操法による刺激は、連動によってこうした関節に効いていき、足関節から膝関節、股関節、仙腸関節、腰椎、後頭骨まで伝わります。この刺激によって、各関接の痛みを取ることができます。

【やり方】

まずからだ全体の力を抜いてあお向けに寝て、両足を腰幅に平行に開き、足裏を壁に押し当て、膝にゆるみをもたせます。その上で大きく吸い込んだ息をゆっくり吐きながら、足裏を壁に向かってゆっくり押し込んでいきます。その際、からだの感覚によく聞きながら気持ち良さを感じられるところまで押し込みます。その気持ち良さを四、五秒ほど味わった後、吸った息を吐くと同時に、腰をストンと落として全身脱力します。

この動作で両方の足を同時に動かすのは、同時に動かして瞬間脱力するほうがやりやすいからです。また左右同時に行うと、元々感じていたからだの痛みをあまり感じずに行えます。

なお、この一連の動作が不快と感じられる場合には、押す場所や押す方向などをゆっくりと変えてみて、自分にとって快い動きを探してみましょう。

壁に向かって足裏を押し込む部分は、左の図のとおり七つ（①足裏全体、②踵、③小指側、④親指側、⑤指先、⑥指の付け根、⑦足先）。また、押し込む際の足の向きは、両足で行う場合が五つ（①上向き、②右倒し、③左倒し、④ハの字、⑤逆ハの字）、片足で行う場合が三つ（①上向き、②右倒し、③左倒し）あります（51・52頁参照）。

◉足裏の押し込む部分

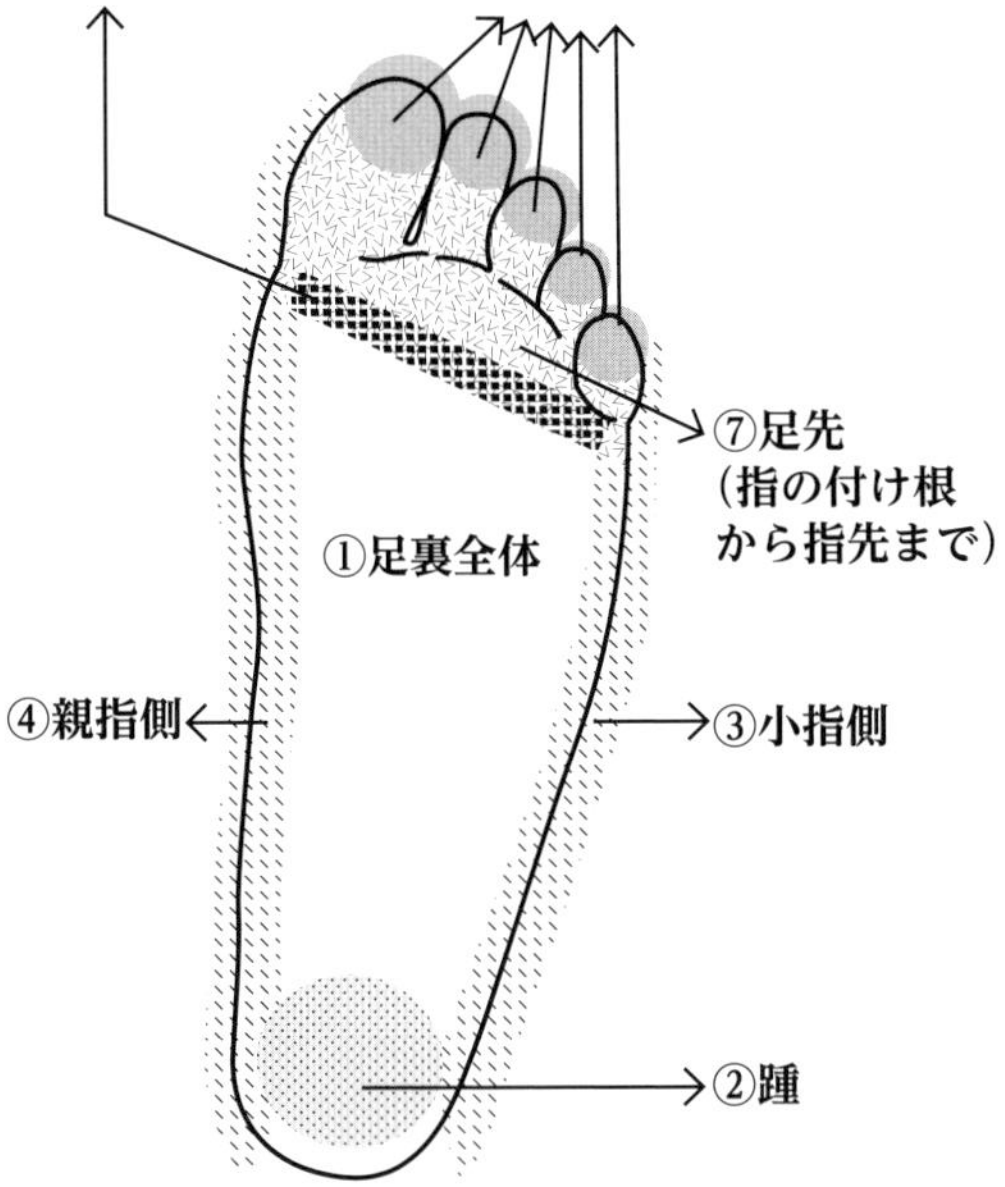

【注意点】

あお向けの動作を行う際に、胸やのどに圧迫感や息苦しさを感じる人がいます。生活習慣病の人、高血圧または低血圧の人、循環器系の悪い人、肺や心臓、気管支系の悪い人などです。こういった人たちは、無理して首をまっすぐにして正面を向こうとせず、力を抜いて右か左か、圧迫感や息苦しさを感じないほうに向けて行ってください。呼吸も浅く軽く、横隔膜のところで行うのが良いでしょう。

基本動作の手順

あお向けになり、手順①〜③で行う。
（写真は足裏全体で押し込む動作）

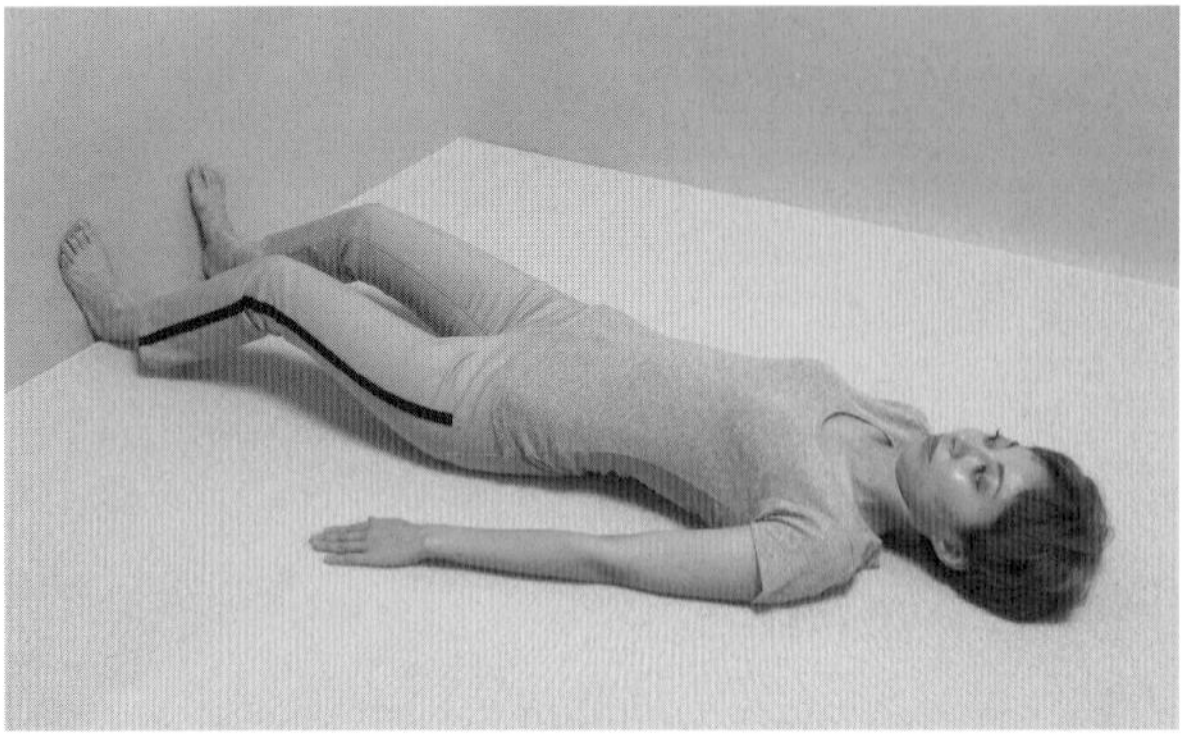

手順① 膝をゆるませる

足を平行にして腰幅に開き、足裏を軽く壁に押しあてて膝をゆるませる

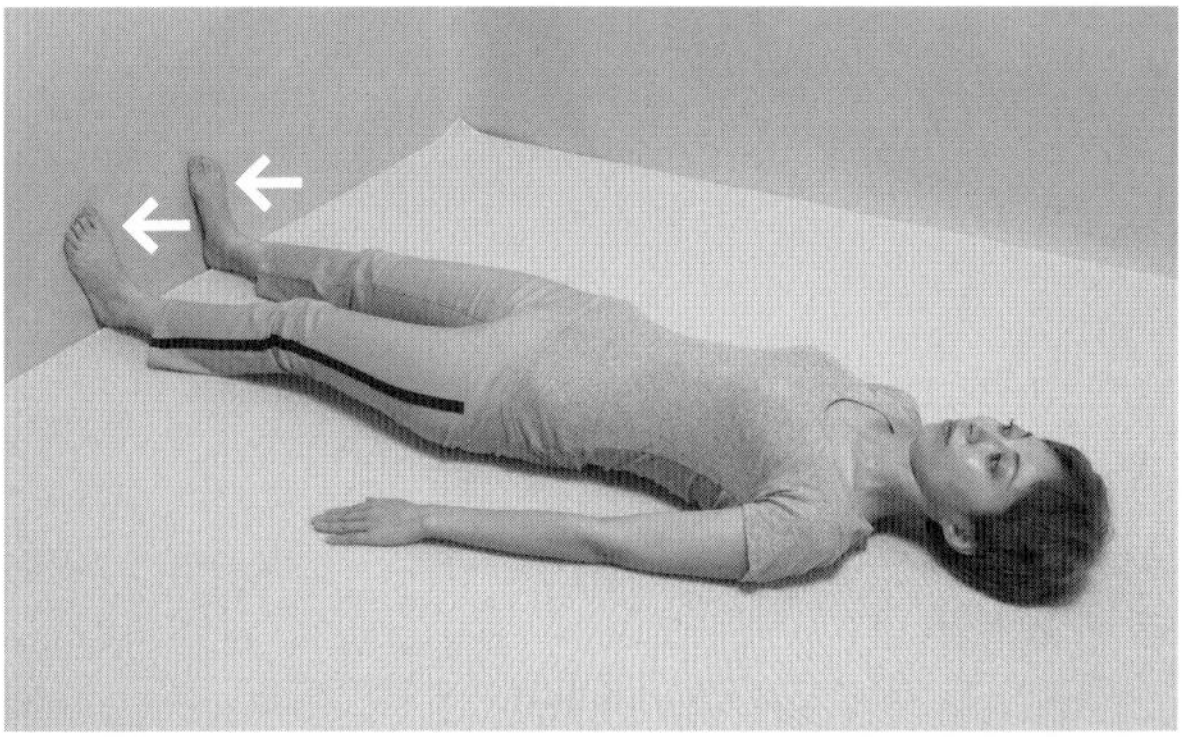

手順② 足裏を押し込む

膝のゆるみをゆっくり伸ばし、足腰・背中の筋肉をピンとはらせ、足裏全体でふわーっと壁に押し込む

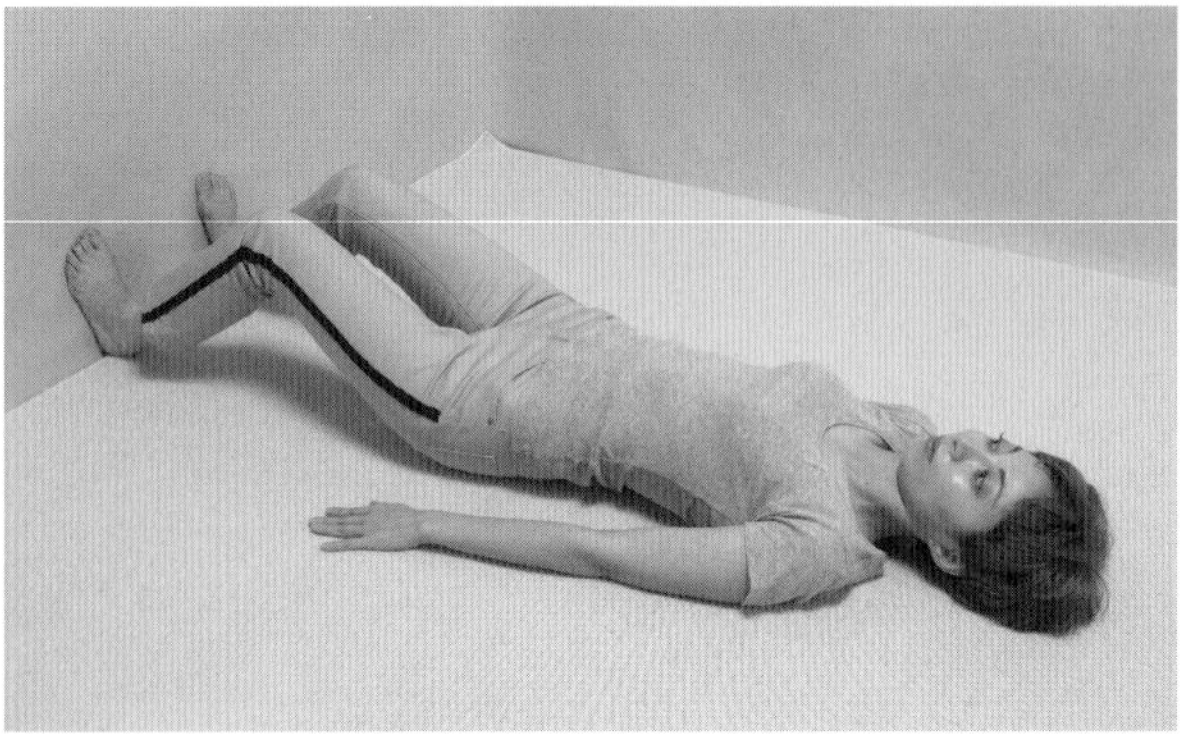

手順③ 一気に脱力する

気持ちの良い感覚を四、五秒味わったら、腰の力を抜いて一気に脱力する。手順①と同じ形に戻る

基本となる足の動きは5つ

基本動作の手順①〜③を足の動きを変えて行う。まず足裏全体を壁につけ、腰幅に足を開いて、足先をまっすぐ上に向ける。足の動きは①〜⑤の順で行う。

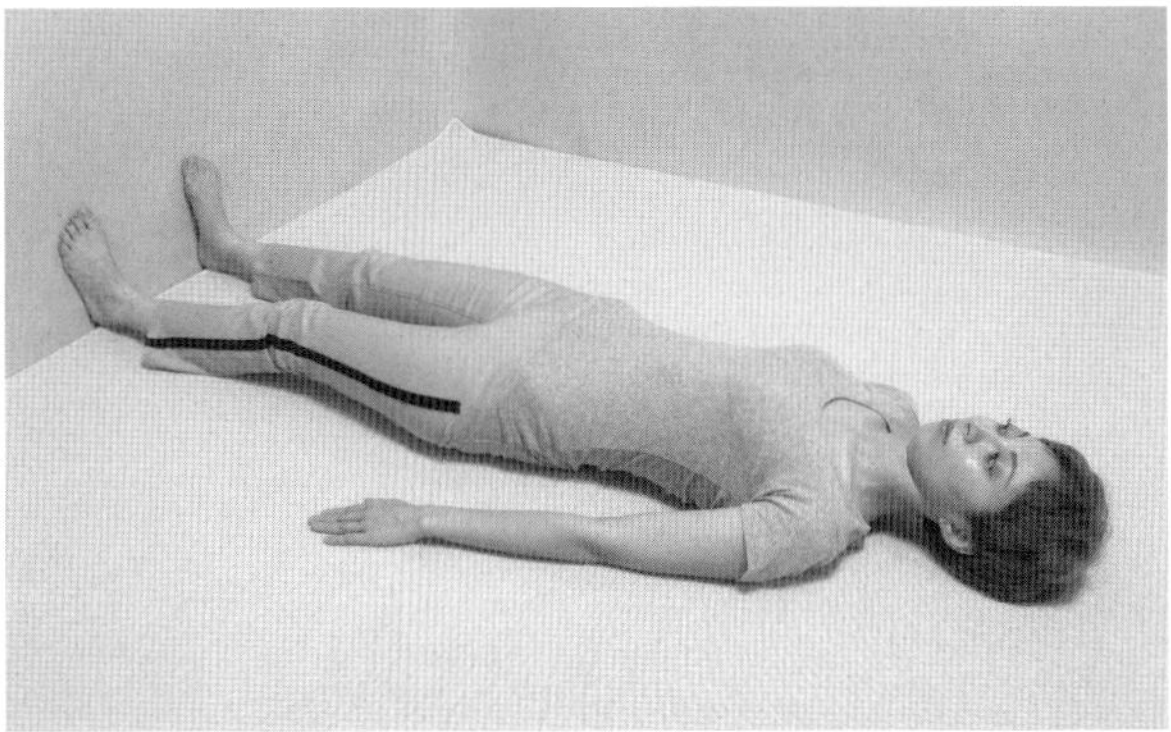

①まっすぐ上向きで
膝をゆっくり伸ばしながら、足裏全体でふわーっと壁に押し込む

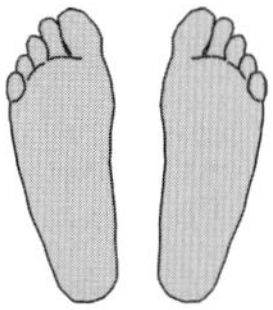

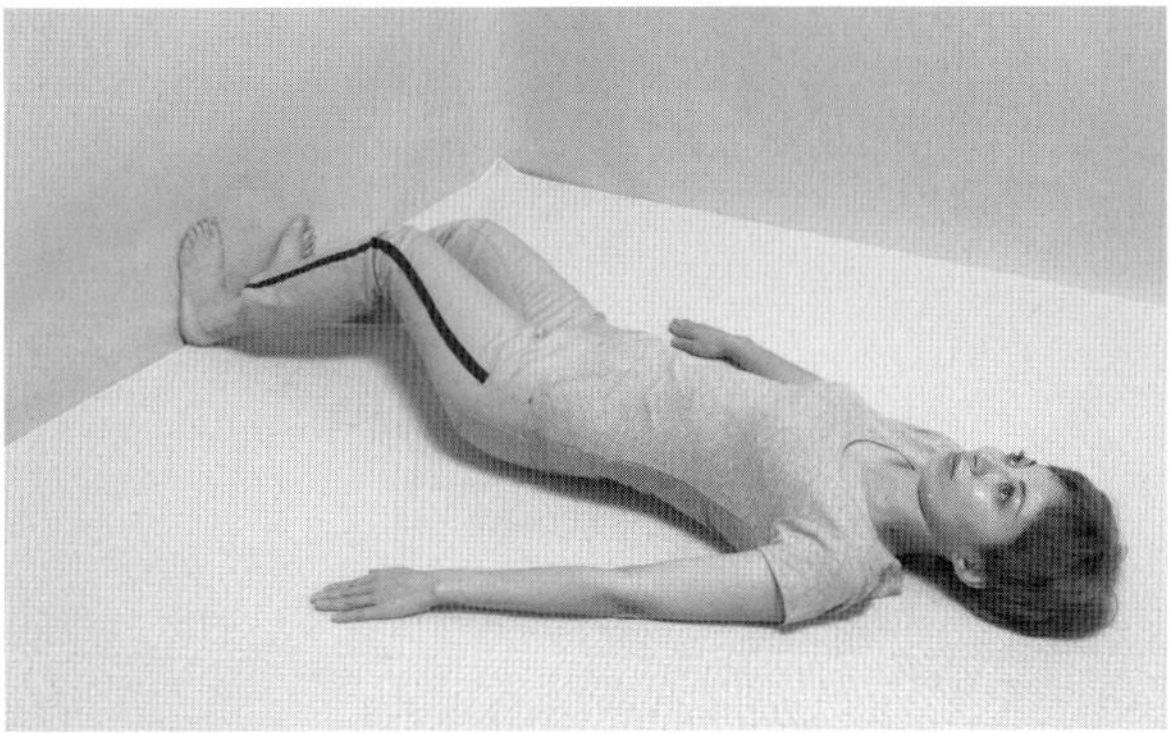

②右側に倒して
両足を右側に倒して、①の要領で足裏を壁に押し込む

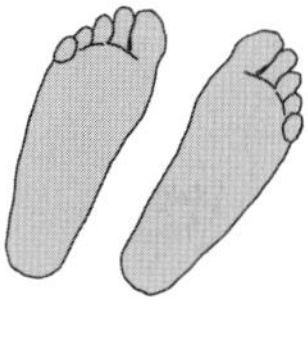

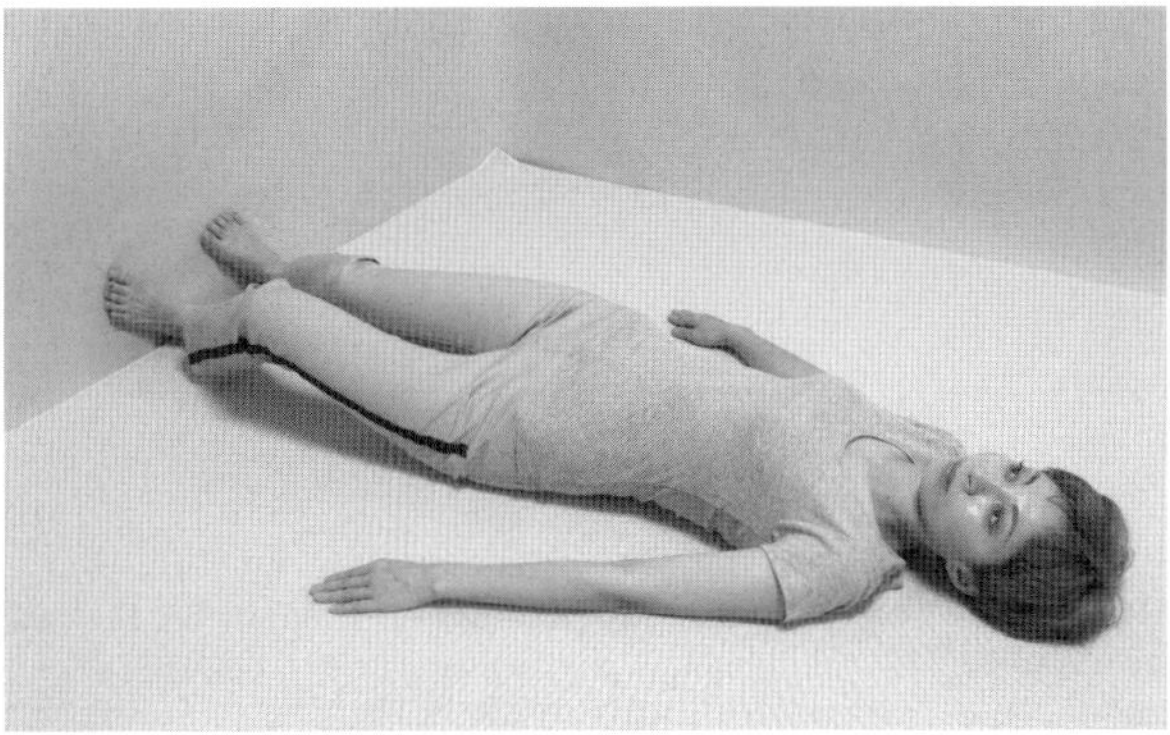

③左側に倒して
両足を左側に倒して、①の要領で足裏を壁に押し込む

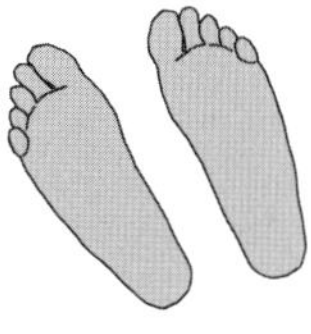

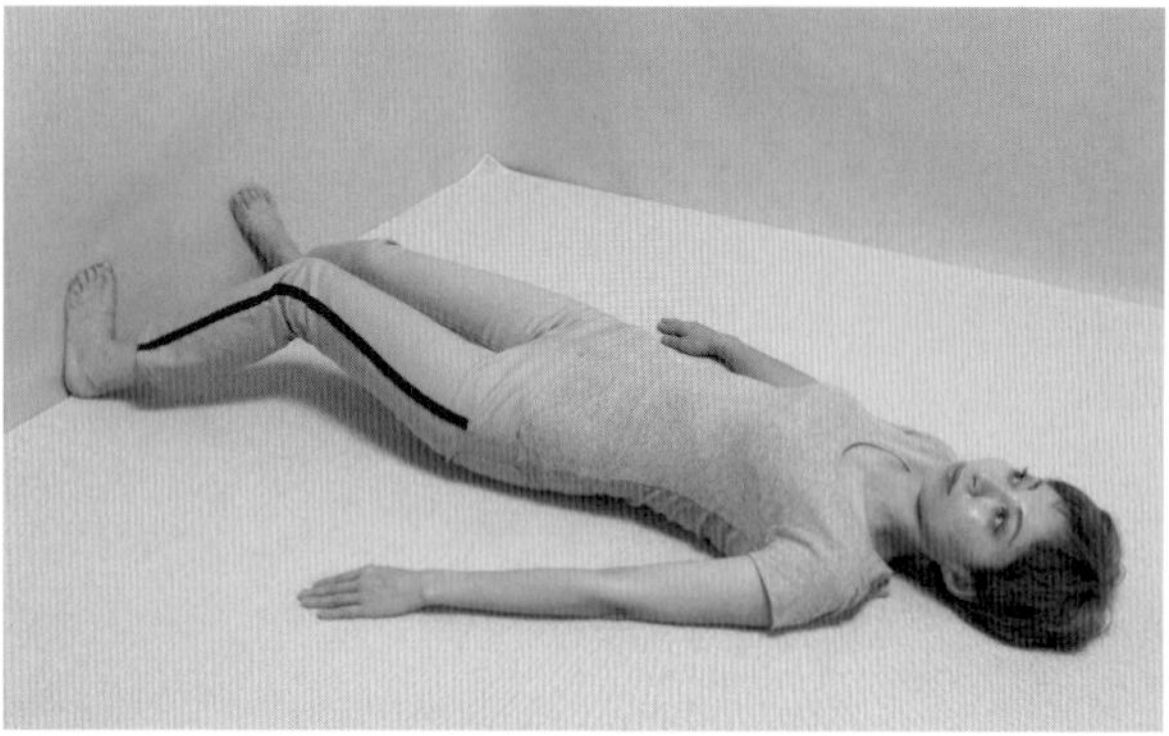

④ハの字型で
両足をハの字型にして、①の要領で足裏を壁に押し込む

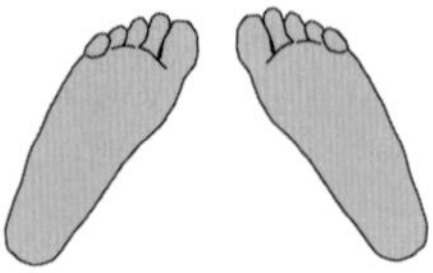

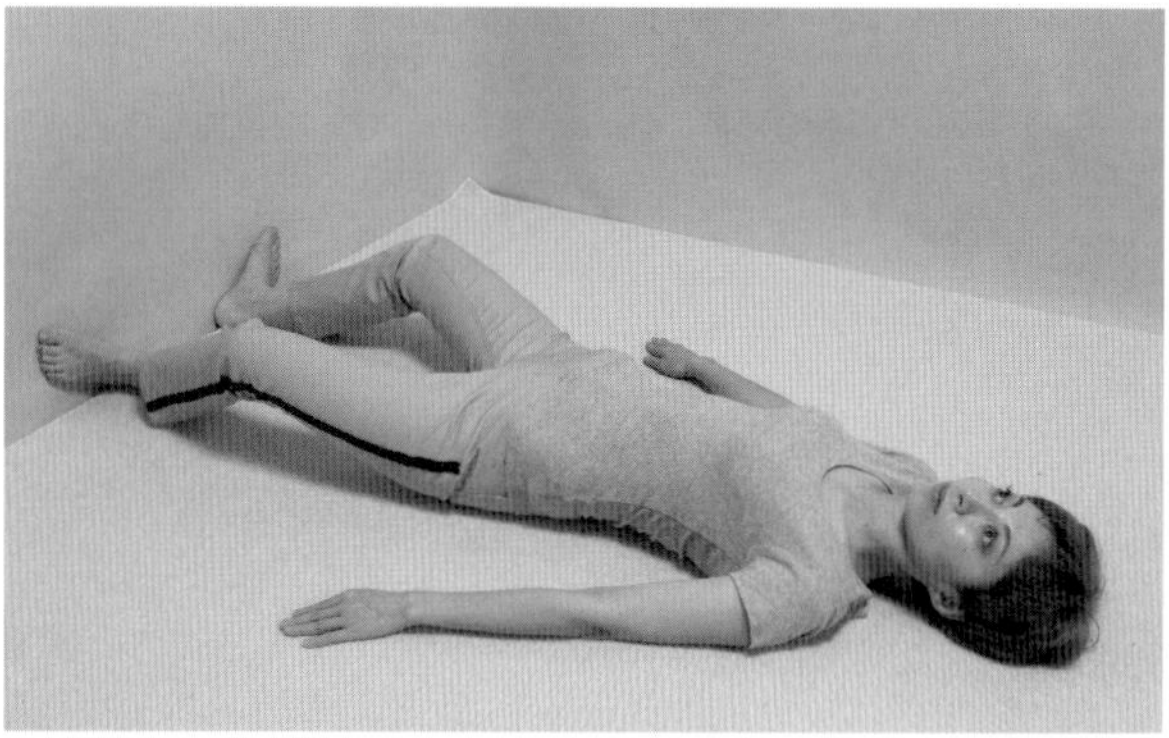

⑤逆ハの字型で
両足を逆ハの字型にして、①の要領で足裏を壁に押し込む

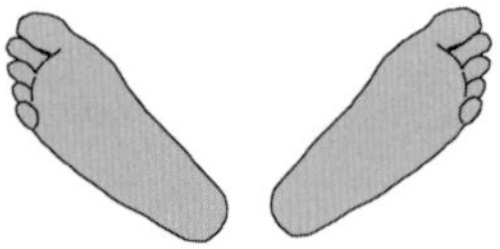

動作を行う際の首の向きは、上向き、右向き、左向きのどれでもよく、一番気持ち良く痛くない向きで行う。

基本となる押し込む部分は7つ

基本動作の手順①～③にしたがって、足裏の押し込む部分を変えて行う。

足裏全体で行った後は、以下のとおり、踵、小指側、親指側、指先、指の付け根、足先の順で行う。

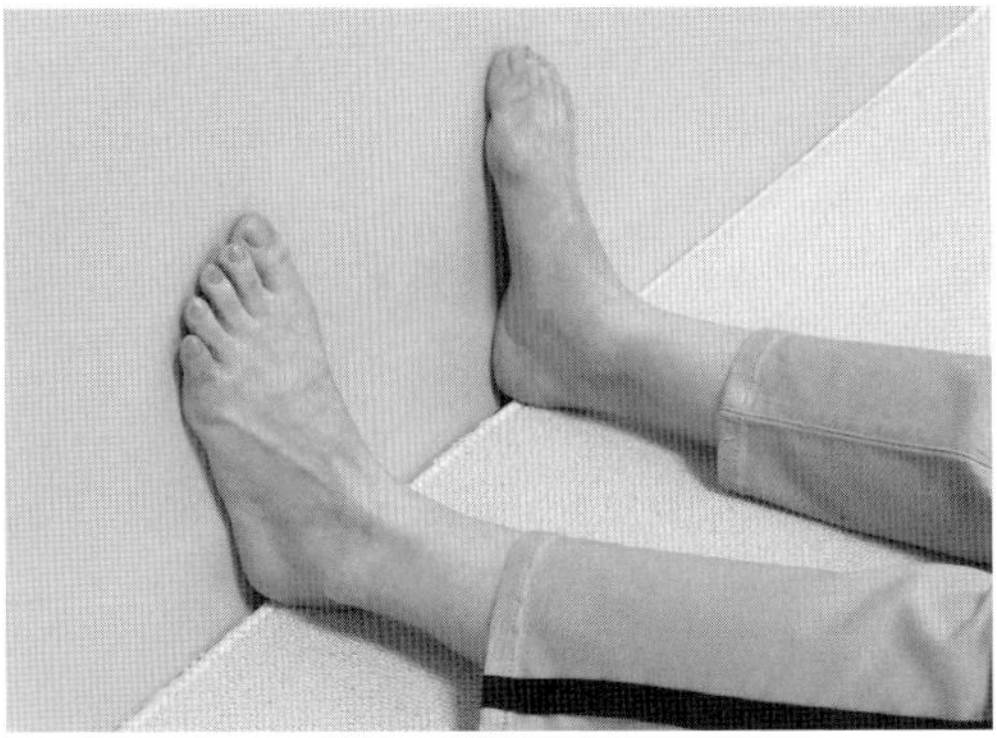

①踵で
足先は反らさず、踵だけ押し込む。反らすと足首が先に疲れる

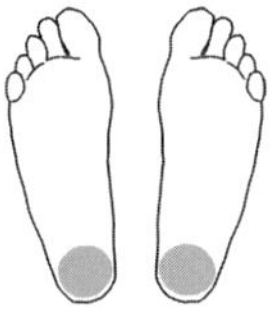

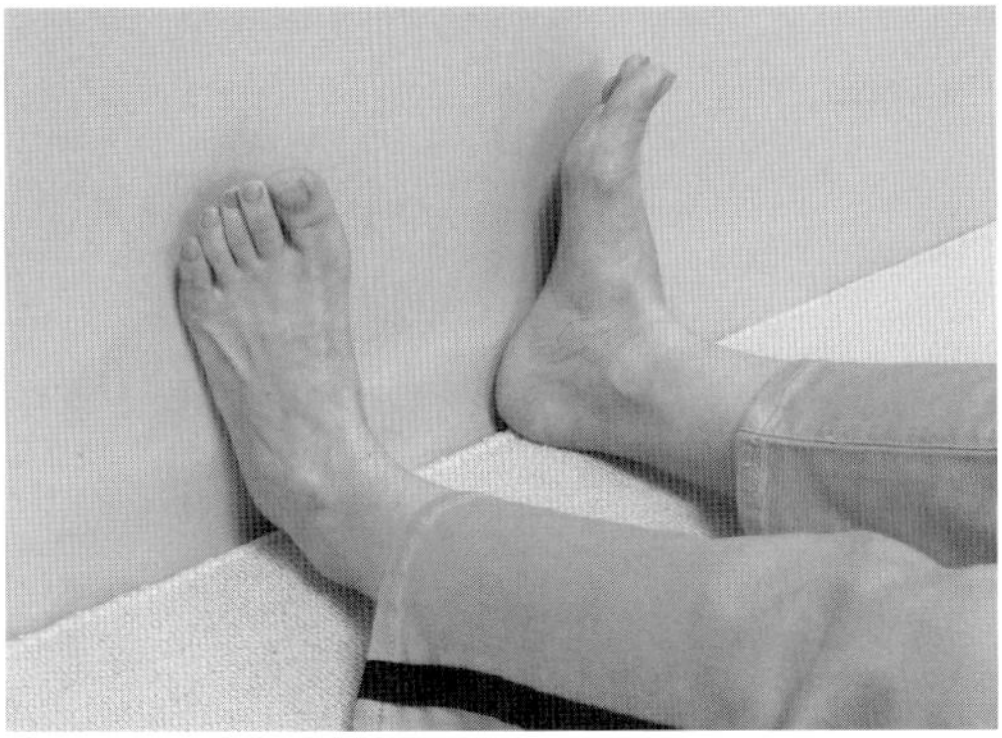

②小指側で
小指側全体で押し込む

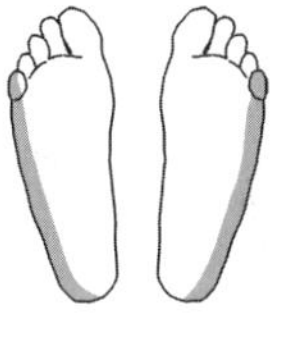

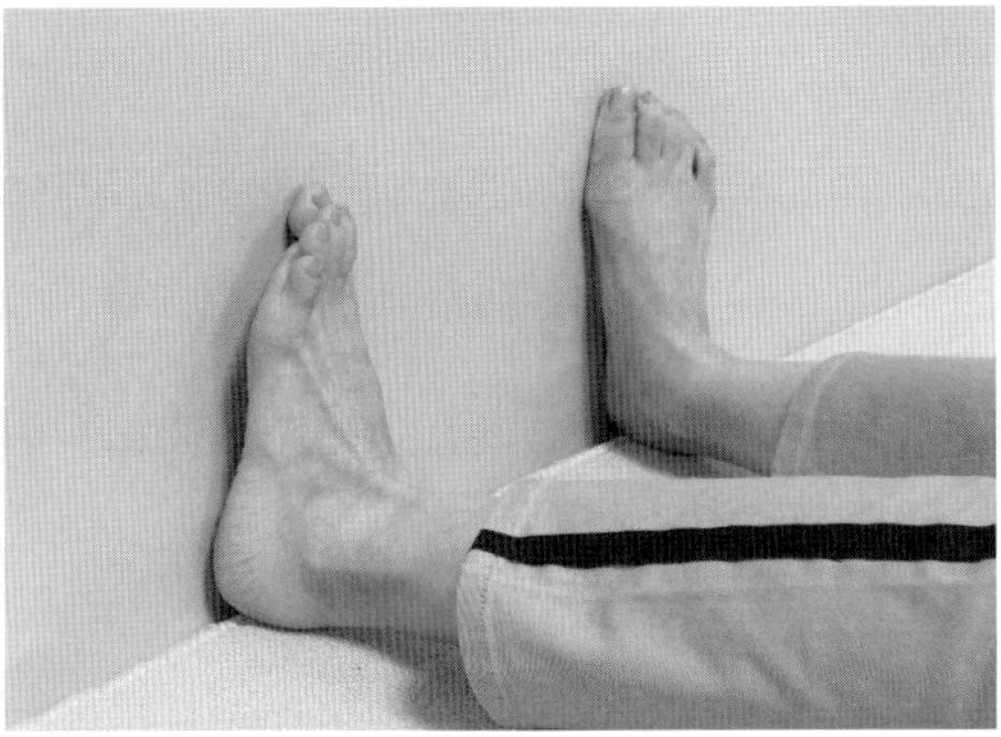

③親指側で
親指側全体で押し込む

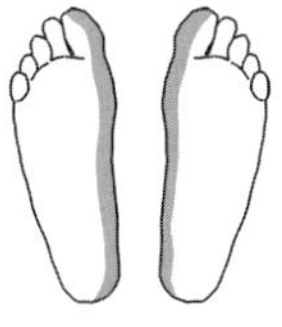

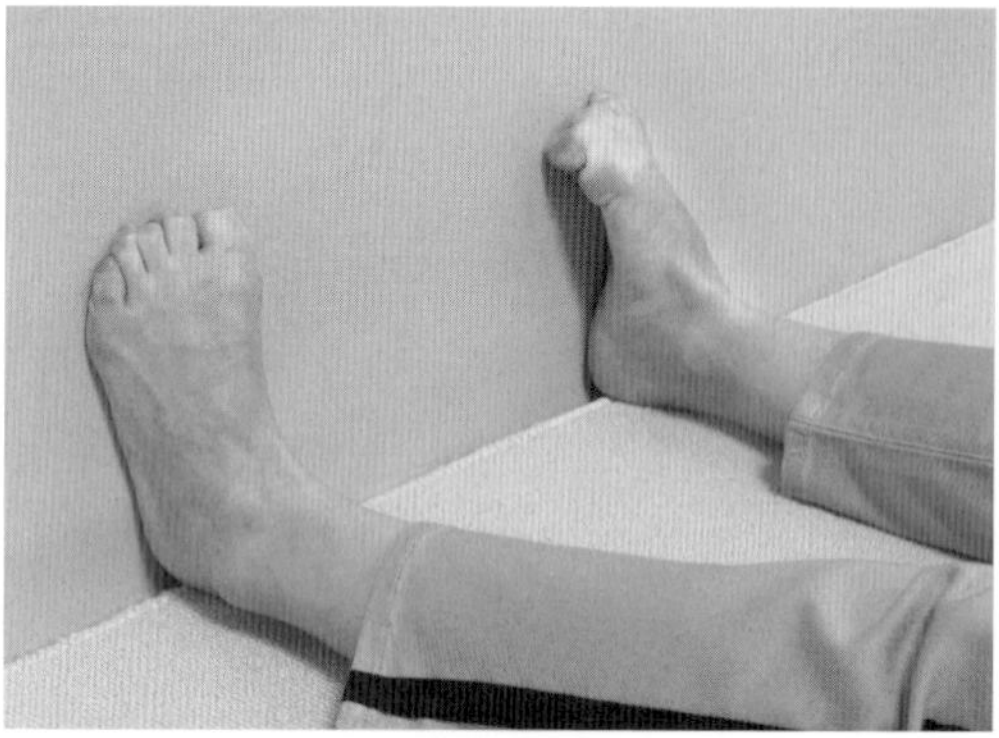

④指先で

指を第一関節から折り、指先で押し込む

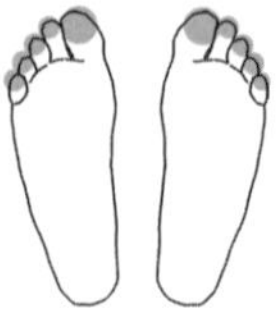

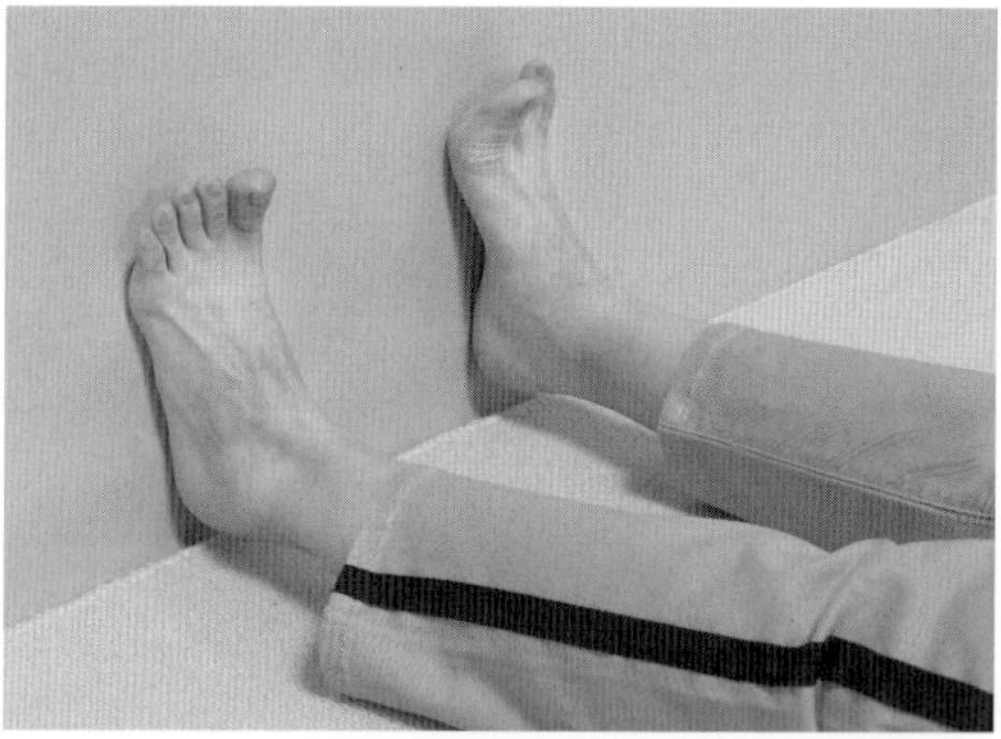

⑤指の付け根で

指先を反らし踵を上げ、指の付け根だけで押す

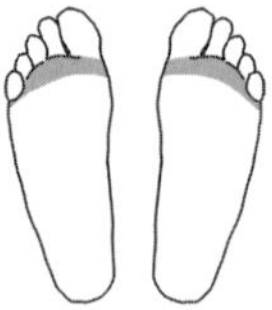

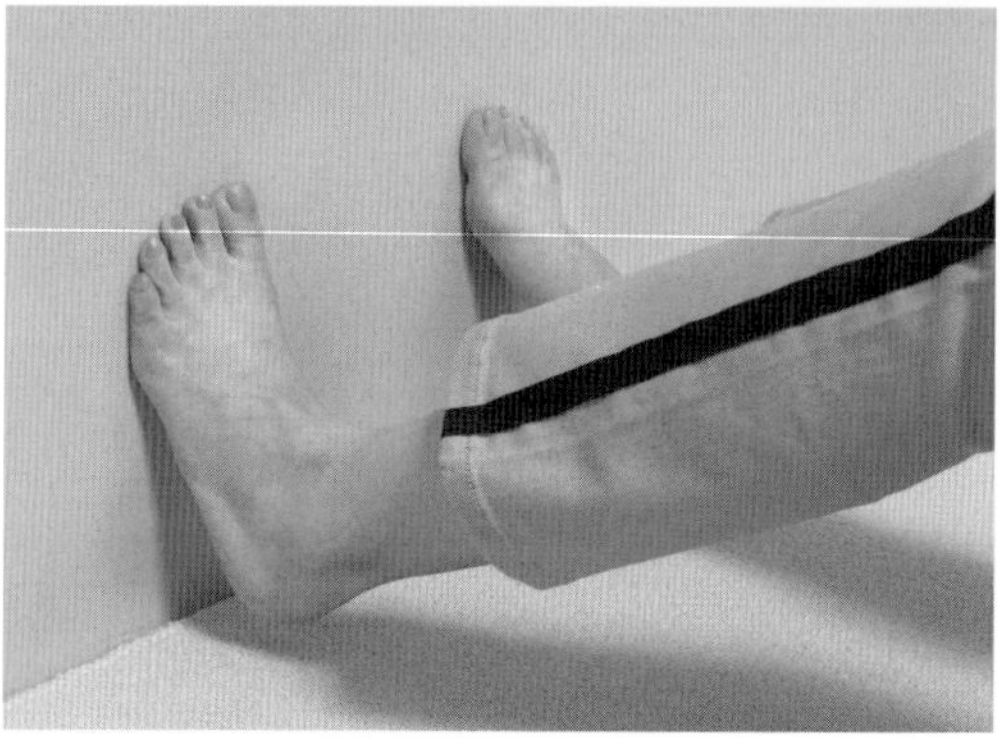

⑥足先で

指の付け根から指先までを押し込む

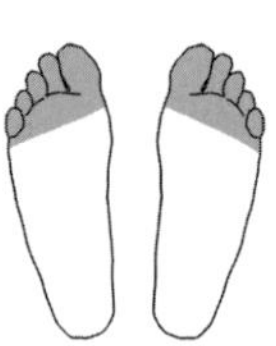

横向き（横臥位）で行う操法

【効　能】

橋本敬三先生の操体法では、横向き（横臥位）で行う操法はあまり見かけませんが、動作はとても気持ち良く、お年寄の方でも簡単にできます。五十肩や肩こり、背中の痛み、肋骨や首の痛みを取るのに適しています。また、特に神経系の疲れ、たとえば、パソコン操作が続いた後の疲れなどを取るのにとても効く動作です。

肩こりがひどかったり、からだの弱い人できつい仕事が重なったりすると、背中の肩甲骨のきわ（上の図参照）が苦しくなりますが、たいていはこの操法で早いうちに痛みを取ることができます。

なお、あお向けで行う操法（詳しくは48～54頁参照）も背中の痛みと関係した動作なので、横向きの動作とともに行うと効果が上がるでしょう。

なお、五十肩や肩こりには、あお向け、横向きの

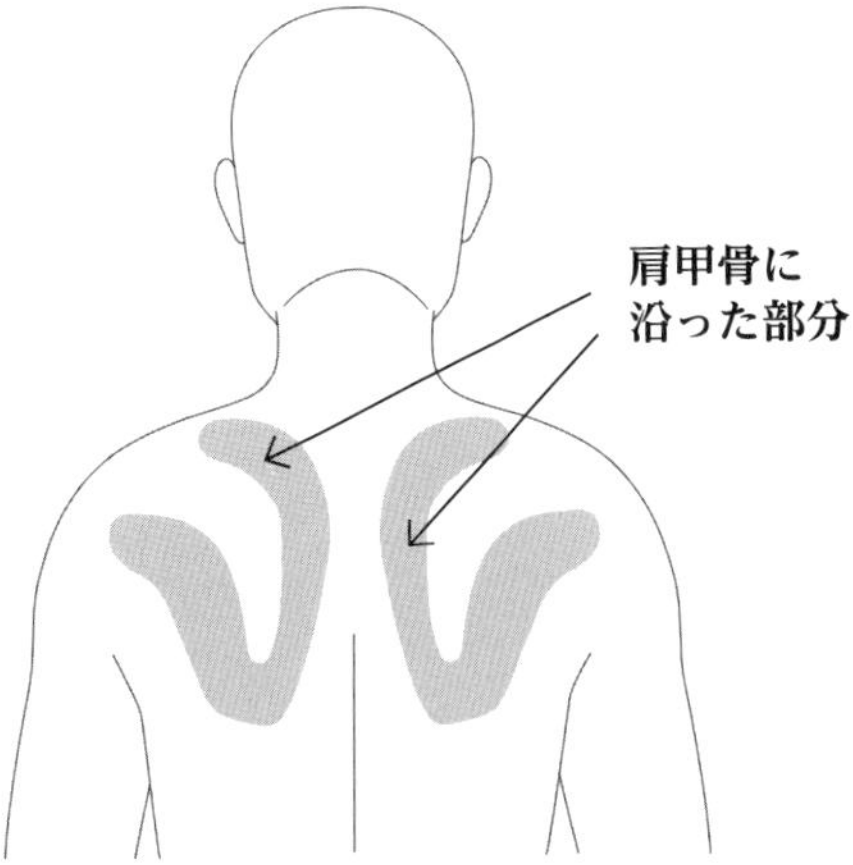

肩こりがひどかったり、肩に負担となるきつい仕事が続いたりすると、肩甲骨のきわの部分が苦しくなる

動作とともに、手を使って行う動作（83～91頁参照）も必要不可欠となります。

【やり方】

まず、横向きになって寝ます。あお向けになって行う動作と同様に、大きく吸い込んだ息をゆっくりと吐きながら、膝をゆるませた片足または両足をゆっくり伸ばし、足裏を壁に押し込みます。からだの感覚によく聞きながら気持ち良さを味わえるところまで押し込んで、四、五秒気持ち良さを味わった後で、大きく息を一気に吐き出しながらストンと全身の力を抜いて脱力します。

これらの動作のほかにも、横向きで足裏を壁に押し込むのに合わせて、手を頭の上に向けて伸ばしながら、あわせて上側の半身をゆっくり伸ばす動作もあり、これらの動作の最後に仕上げとして行うと気持ちの良さが十分味わえます（73頁参照）。

基本動作の手順

横向きになり、手順①～③で行う。

（写真は足裏全体で押し込む動作）

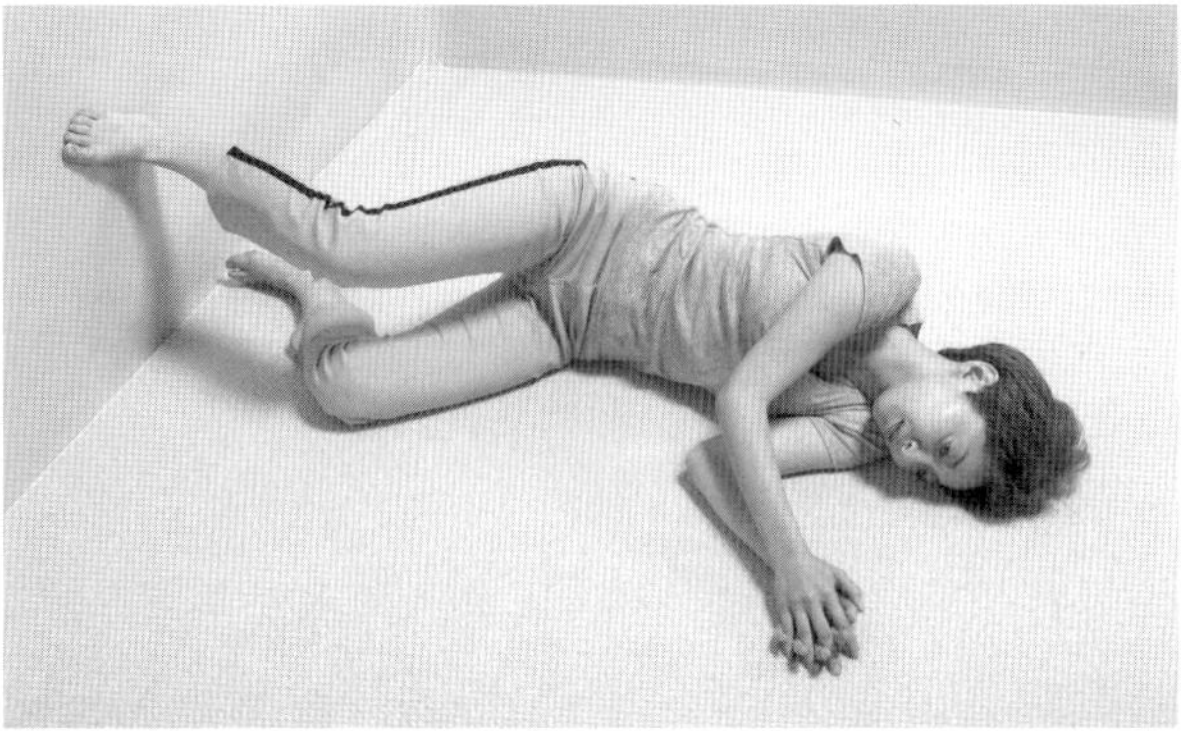

手順① 膝をゆるませる

上になっている足の足裏を壁に軽く押しつけ、膝の部分をゆるませる

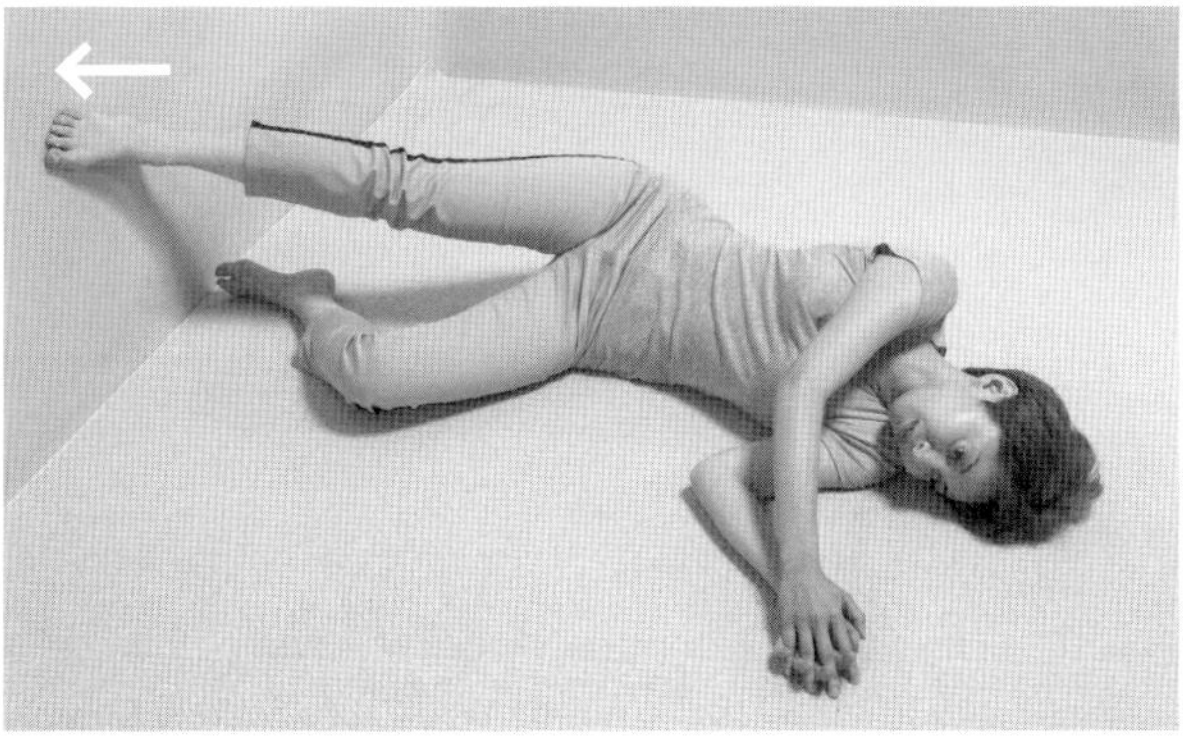

手順② 足裏を押し込む

膝をゆっくり伸ばしながら、足裏全体を壁に押し込む

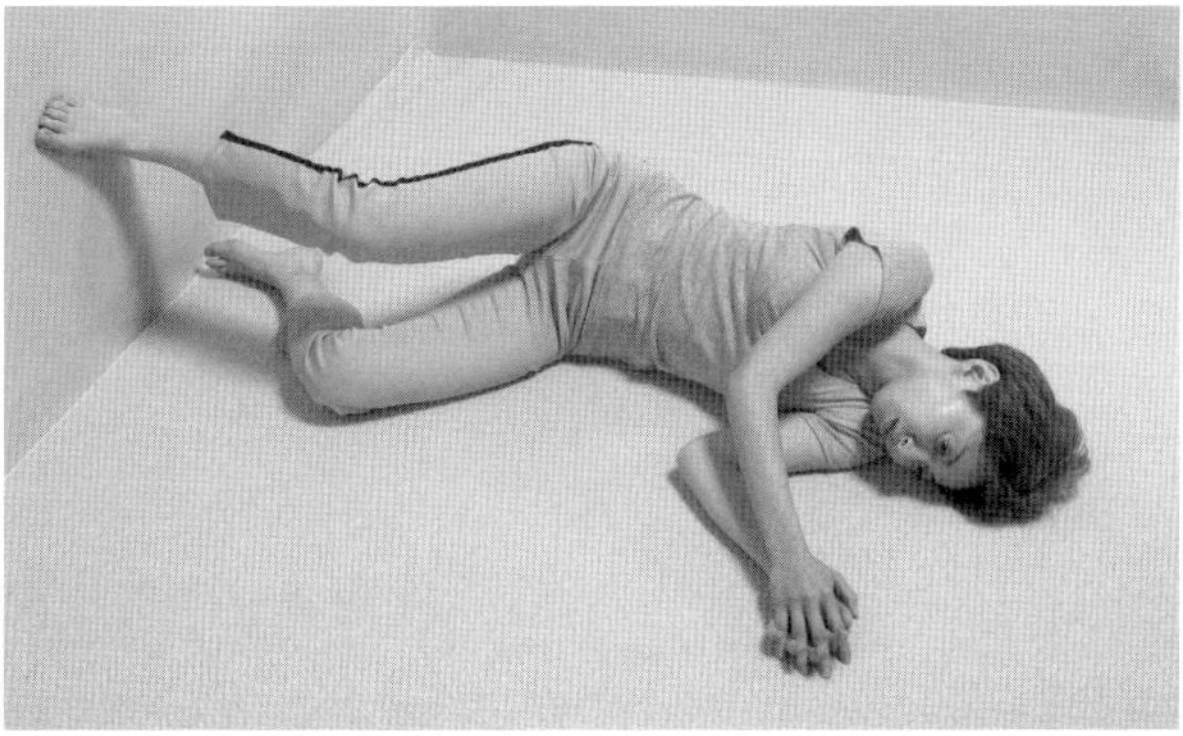

手順③ 一気に脱力する

壁に足裏を押し込んだ状態で、四、五秒気持ち良さを味わい、その後、膝と腰の力を抜いて一気に脱力する。手順①と同じ形に戻る

上側の足を使った基本動作

基本動作の手順①～③にしたがって、足裏の押し込む部分を変えて行う。足裏全体で行った後、以下のとおり、踵、小指側、親指側、足先の順で行う。

▼押し込む際の基本のポーズ

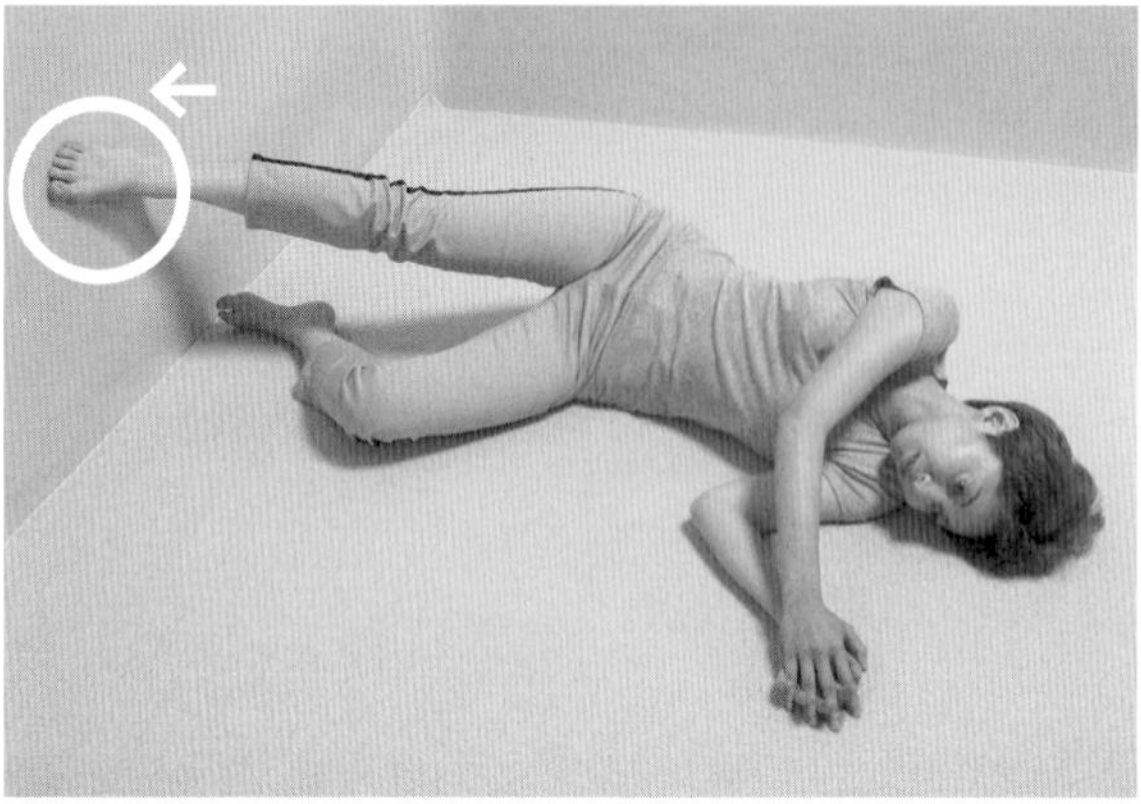

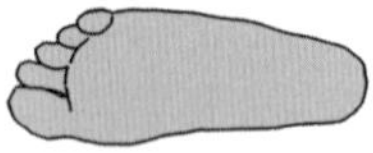

①足裏全体で
足裏全体で壁に押し込む

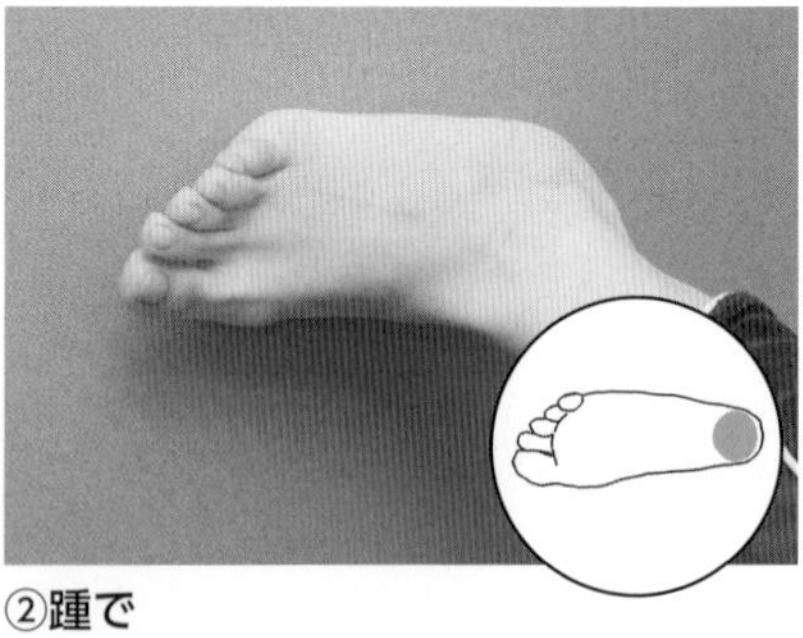

②踵で
踵だけ押し込む

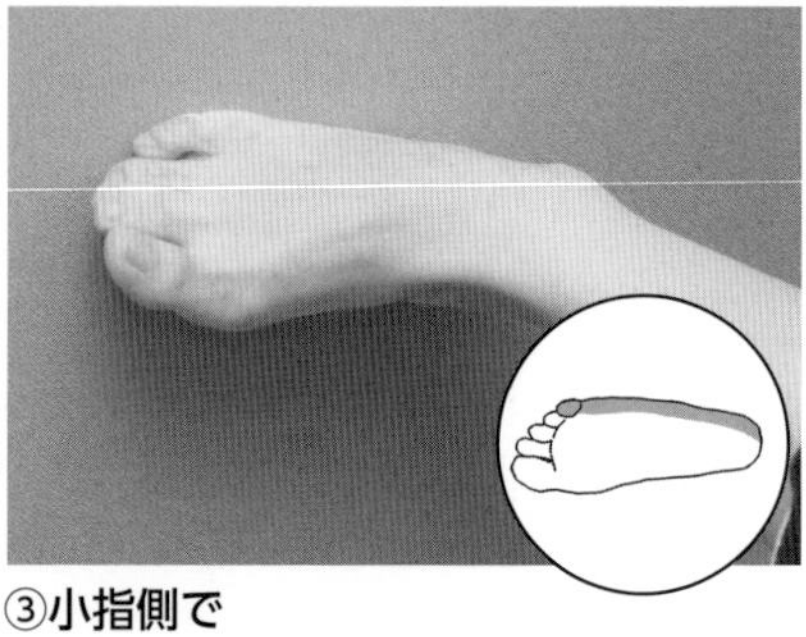

③小指側で
小指側全体で押し込む

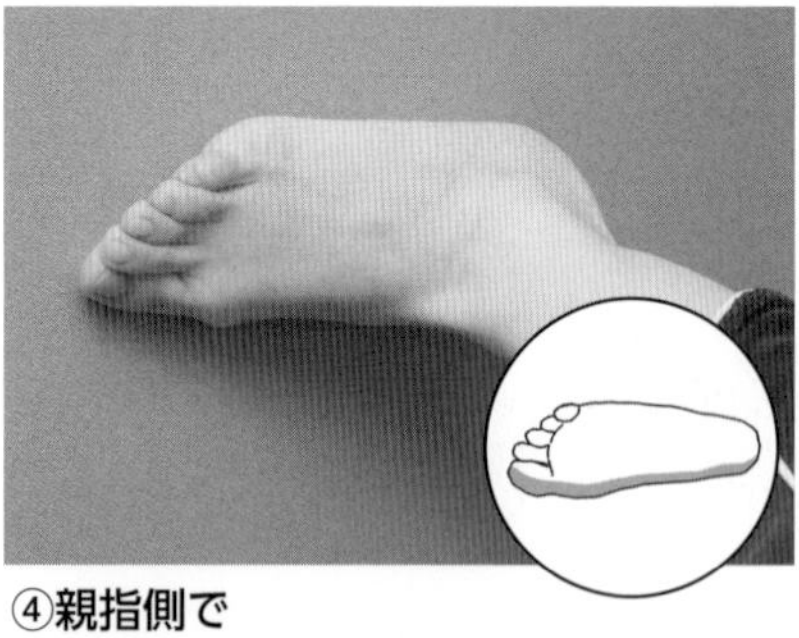

④親指側で
親指側全体で押し込む

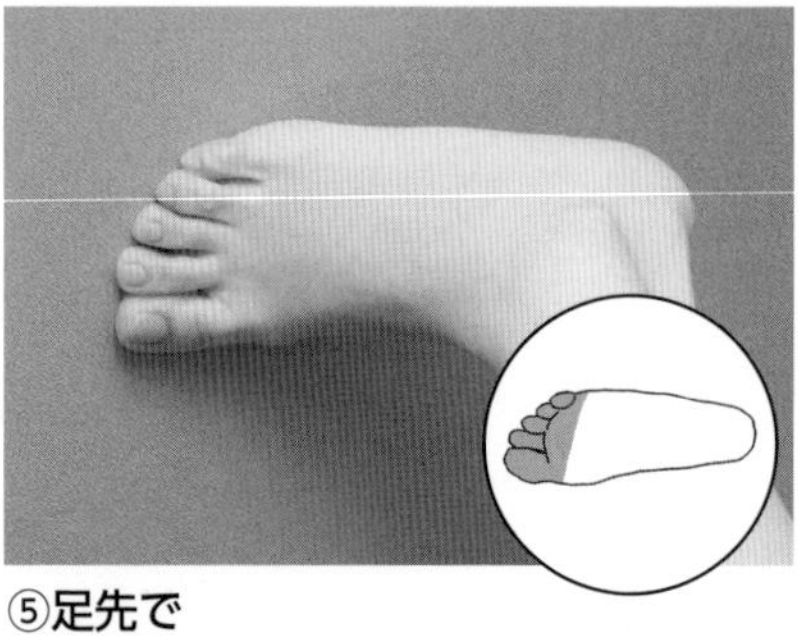

⑤足先で
指の付け根から指先までを押し込む

下側の足を使った基本動作

基本動作の手順①～③にしたがって、足裏の押し込む部分を変えて行う。足裏全体で行った後、以下のとおり、踵、小指側、親指側、足先の順で行う。

▼押し込む際の基本のポーズ

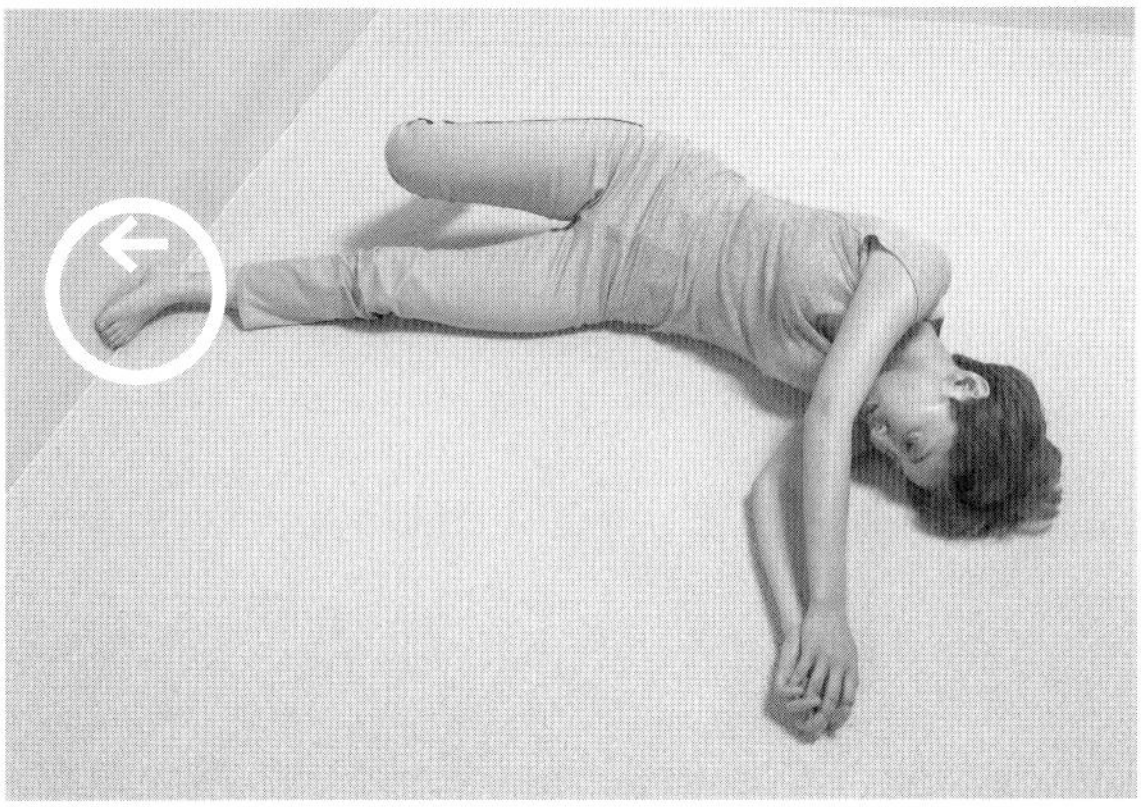

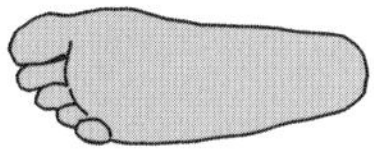

①足裏全体で
足裏全体で壁に押し込む

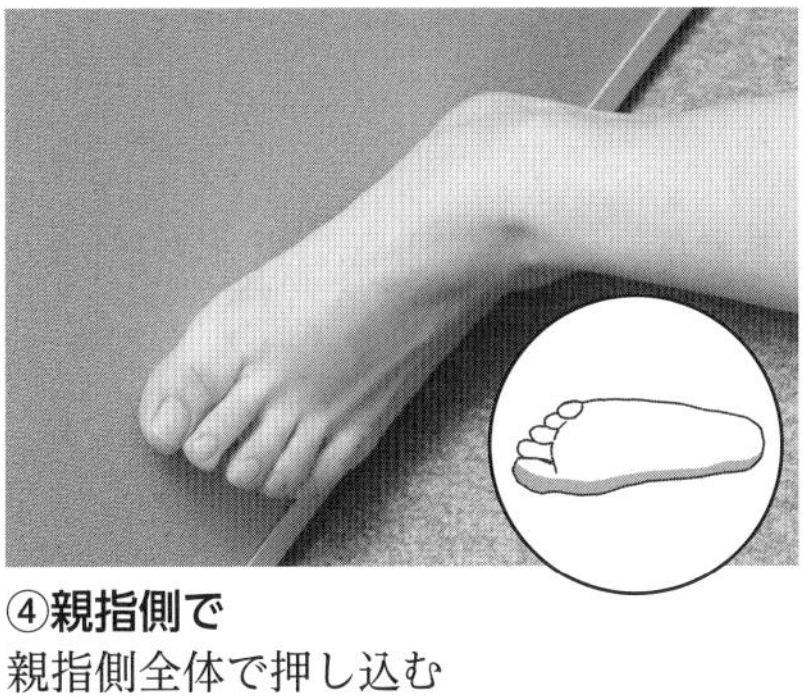

④親指側で
親指側全体で押し込む

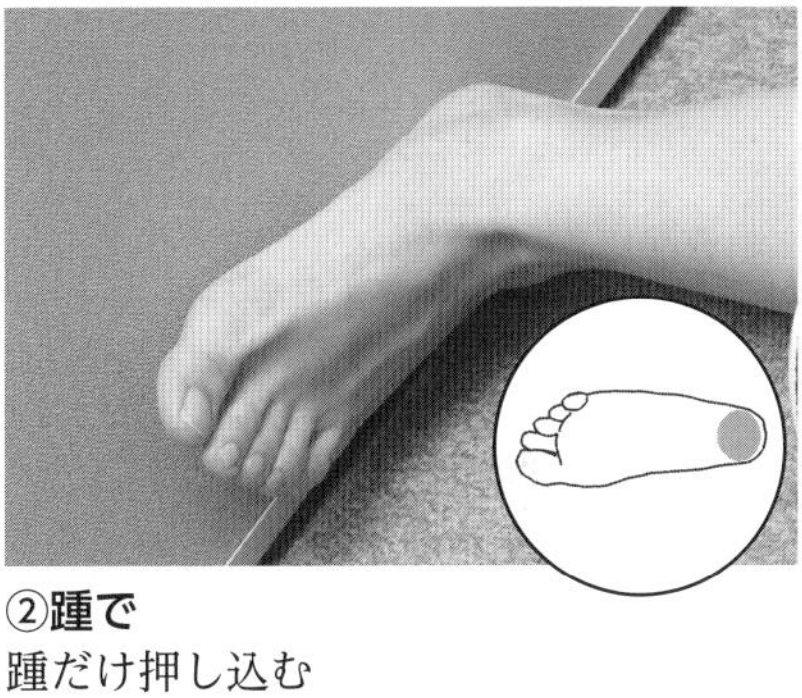

②踵で
踵だけ押し込む

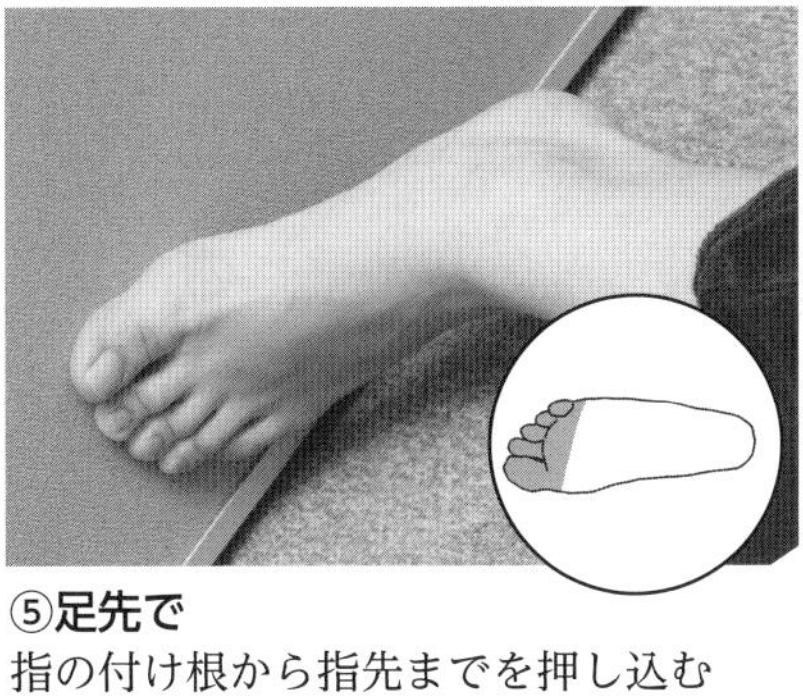

⑤足先で
指の付け根から指先までを押し込む

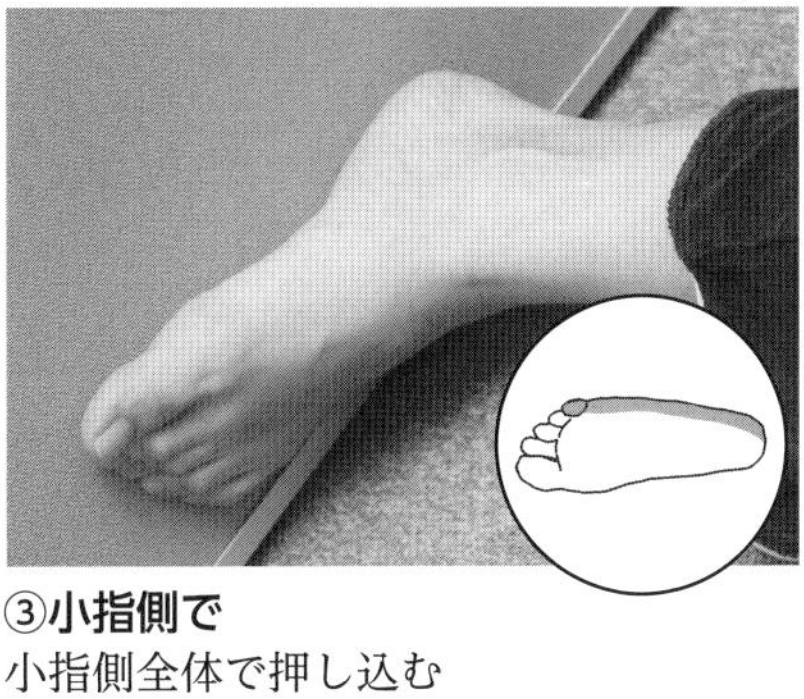

③小指側で
小指側全体で押し込む

うつ伏せ（伏臥位）で行う操法

基本動作の手順

うつ伏せになり、手順①〜⑦で行う。

足裏の押す部分を①〜⑦の順に変えて壁に押し込む。右足で行った後、左足でも同じ手順で行う。

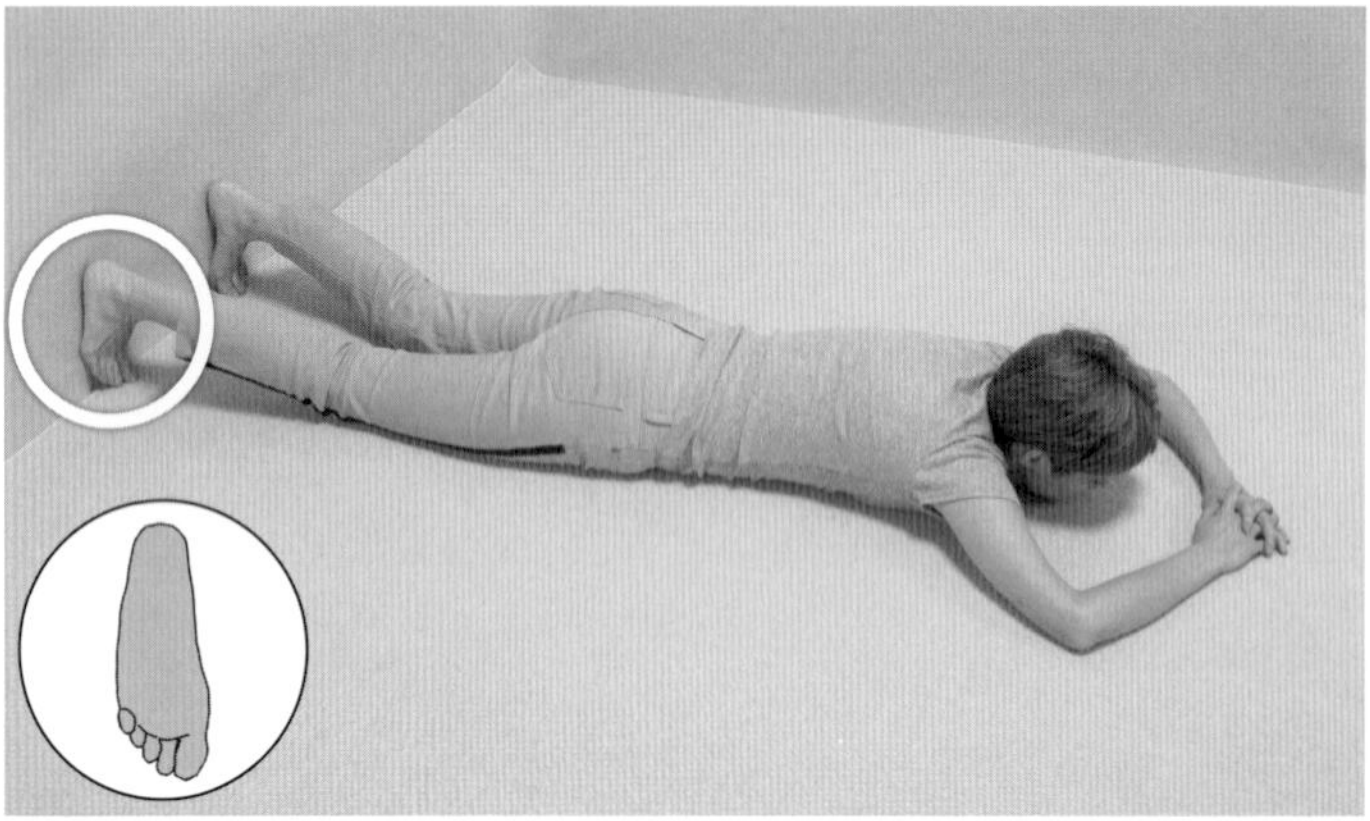

①腰幅に足を開き、右足の足裏全体を押し込む

【効　能】

うつ伏せ（伏臥位）で行う操法による刺激は、各関節に連動して伝わります。特に床に接しているからだの前面（胸から腹にかけて）が動くことで、内臓まで刺激が入っていくため、便秘をはじめ内臓の症状にも効いてきます。とりわけ、刺激が腸に入っていくのが感じられ、便通も良くなります。

【やり方】

膝をゆるめておき、片足または両足の足裏を壁につけ、大きく吸い込んだ息をゆっくりと吐きながら、壁に足裏を押し込みます。からだの感覚によく聞きながら、気持ち良さを感じるところまで押し込み、四、五秒ほどその感覚を味わった後で、息を一気に吐き出すと同時にからだ全体を脱力します。

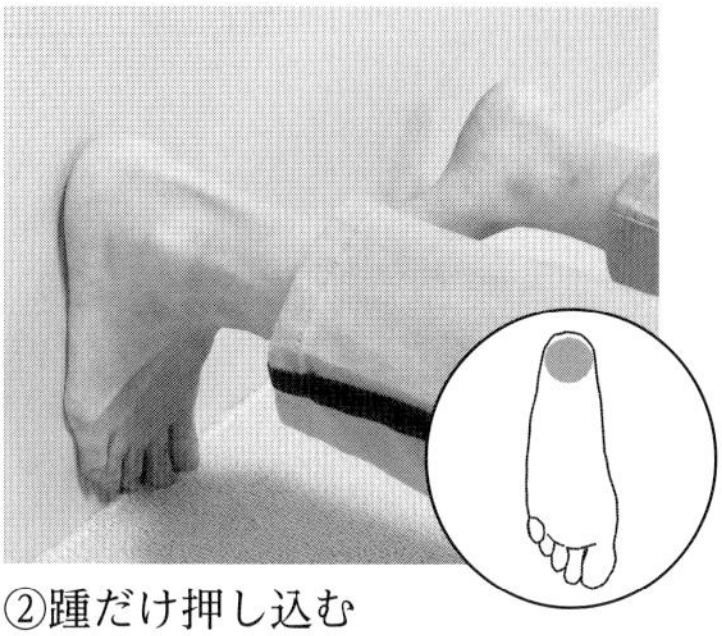

②踵だけ押し込む

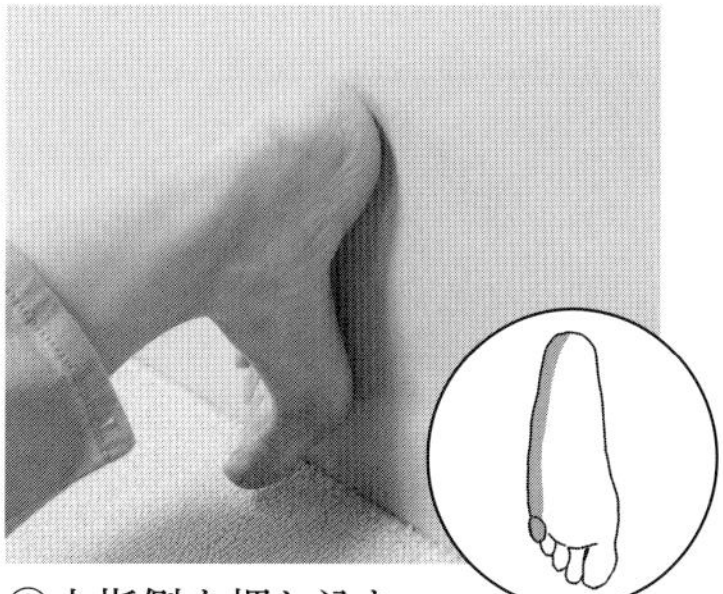

③小指側を押し込む

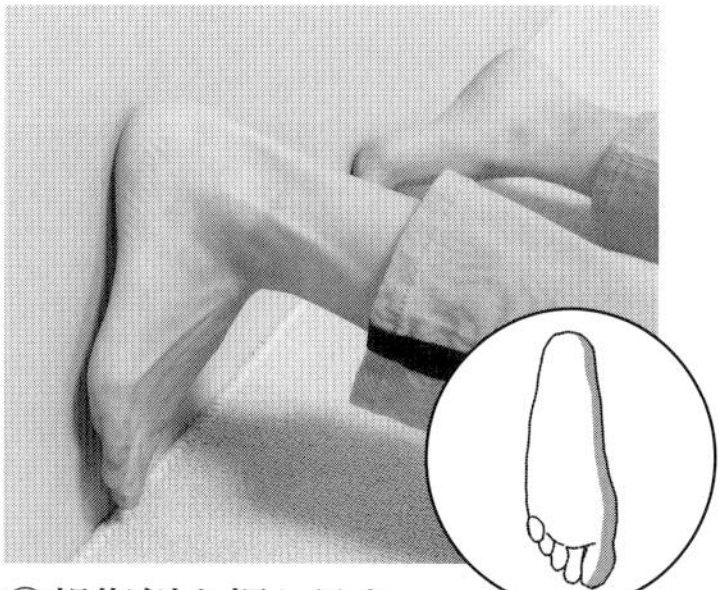

④親指側を押し込む

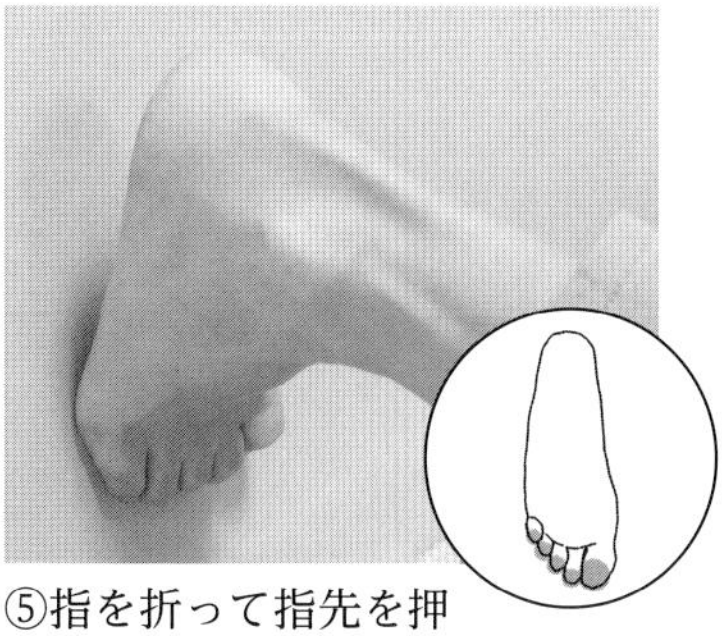

⑤指を折って指先を押し込む

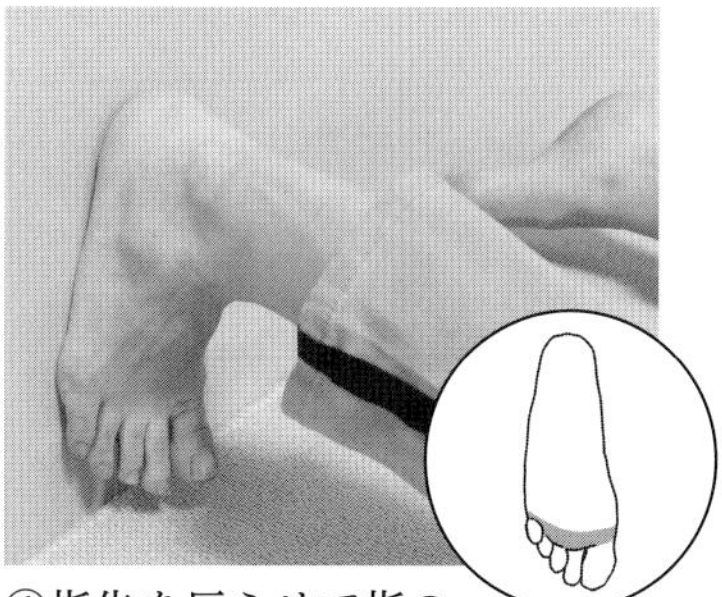

⑥指先を反らせて指の付け根を押し込む

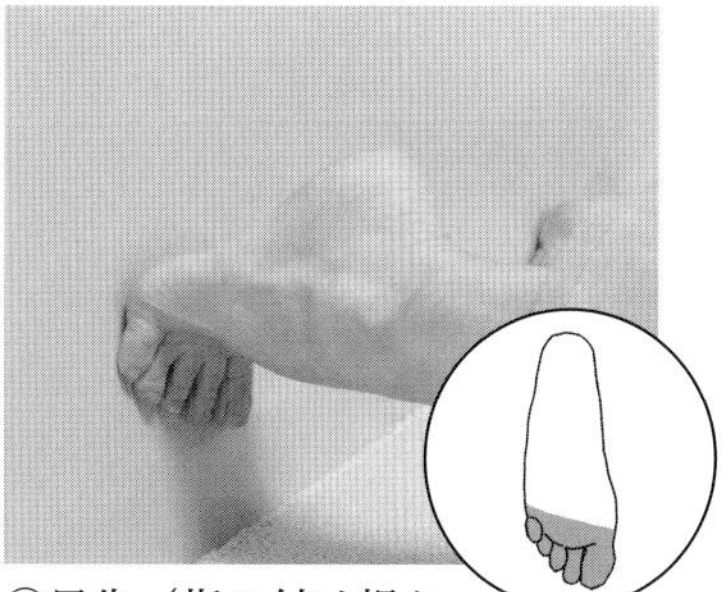

⑦足先（指の付け根から指先まで）を押し込む

片足の足先を外側に向けて行う基本動作

右足の足先を外側に向け、基本動作の手順①～⑦ (60 ～ 61 頁参照) にしたがって行う。右足が終わったら左足で行う。

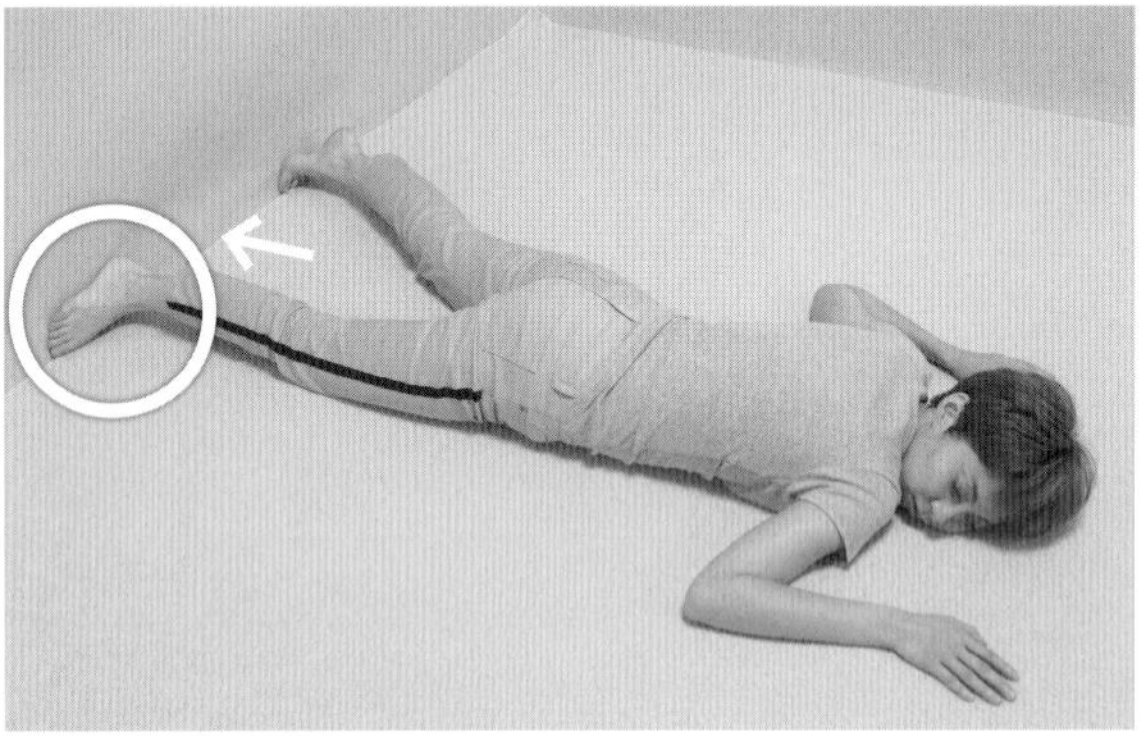

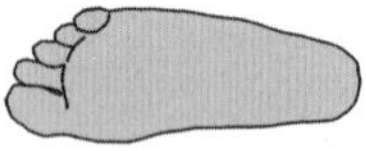

①左足を遊ばせ、右足の足先を外側に向けた状態で足裏全体で押し込む

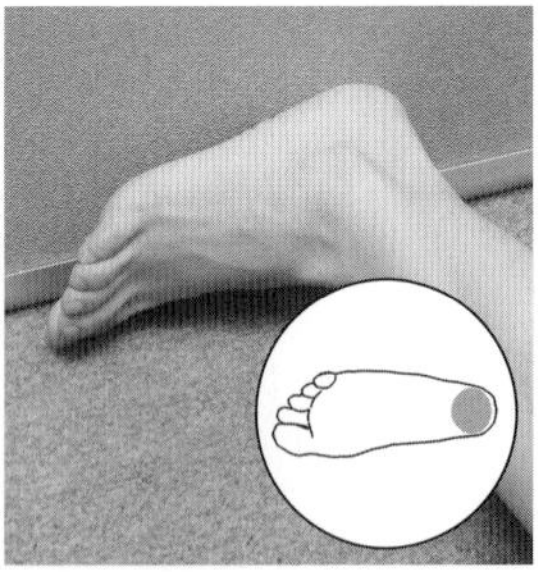

②踵だけ押し込む（足先は反らさない方がよい）

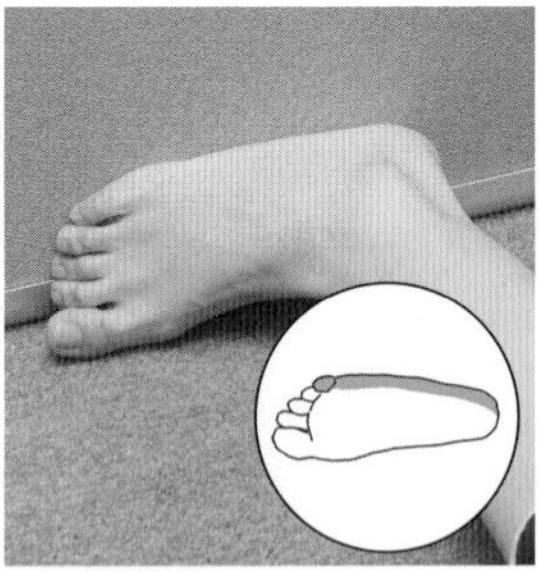

③小指側だけで押し込む

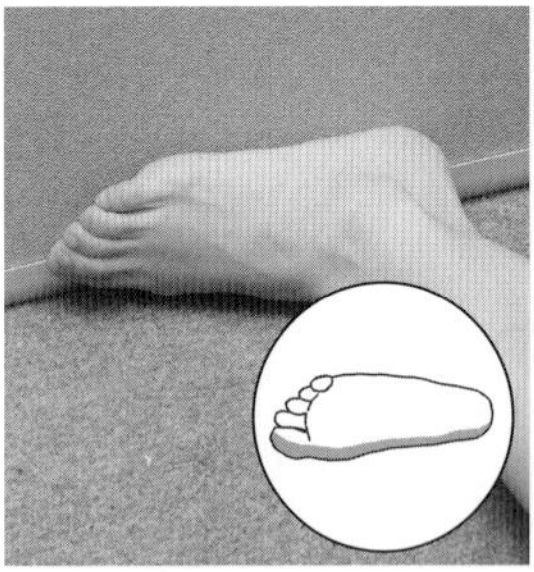

④親指側だけで押し込む

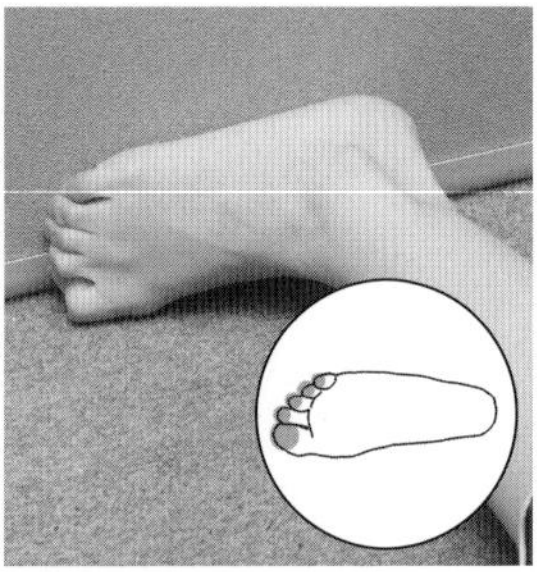

⑤指を折って指先だけで押し込む

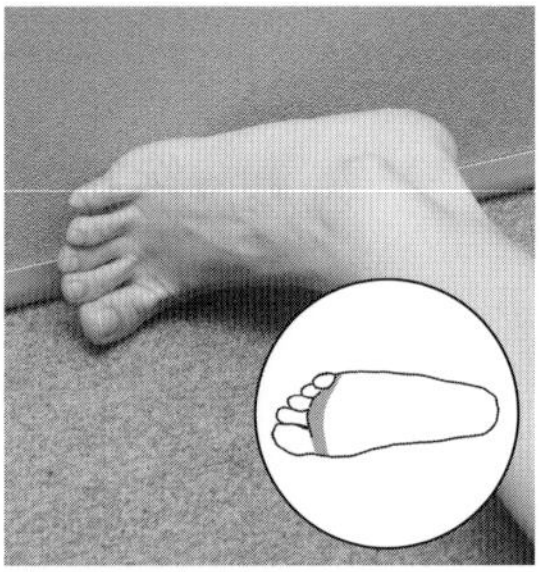

⑥指を反って踵をあげて指の付け根で押し込む

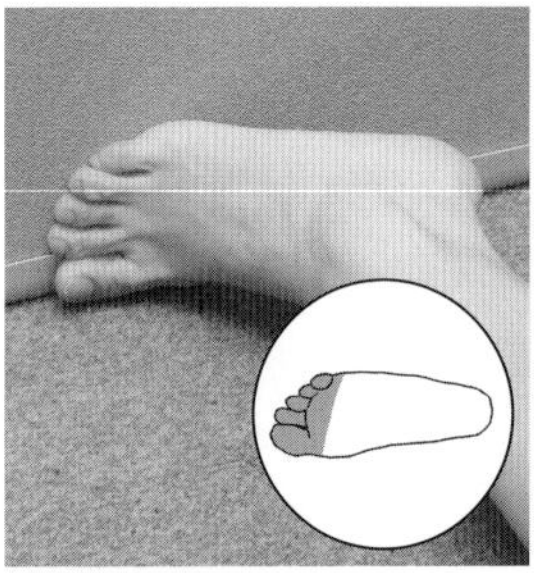

⑦足先で押し込む

片足の足先を内側に向けて行う基本動作

右足の足先を内側に向け、基本動作の手順①～⑦（60 ～ 61 頁参照）にしたがって行う。右足が終わったら左足で行う。

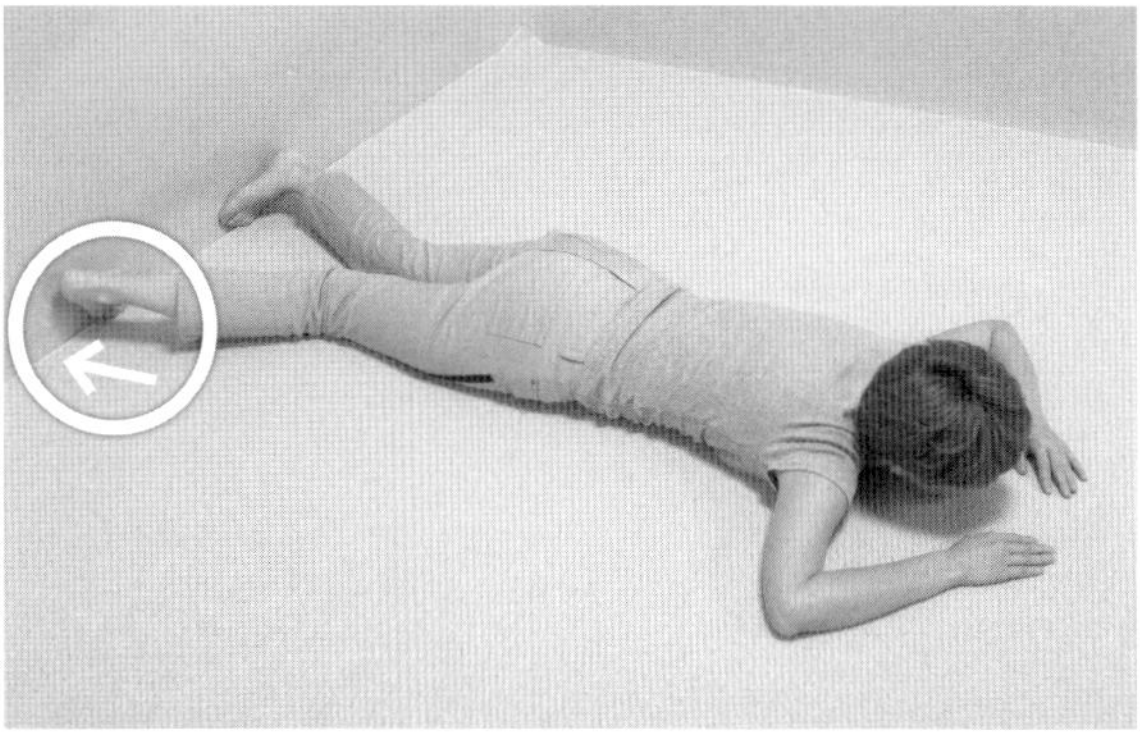

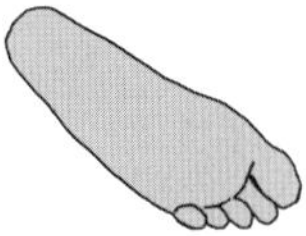

①右足を、遊ばせている左足側に向けて、足裏全体を押し込む

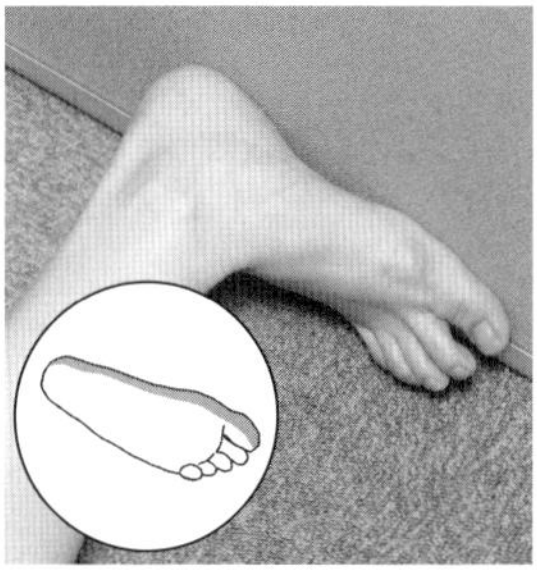

④親指側だけで押し込む

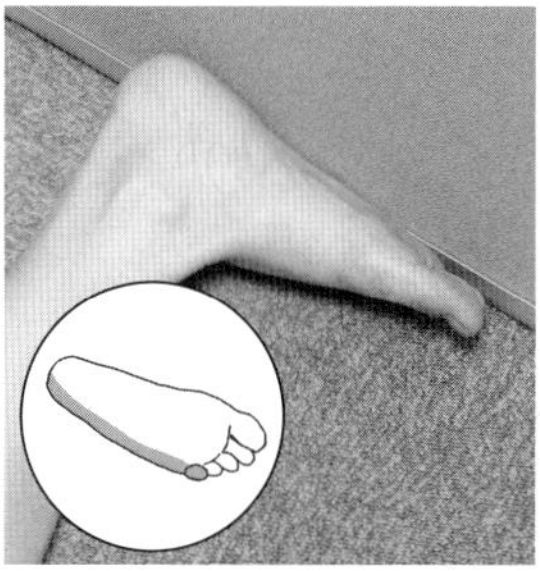

③小指側だけで押し込む

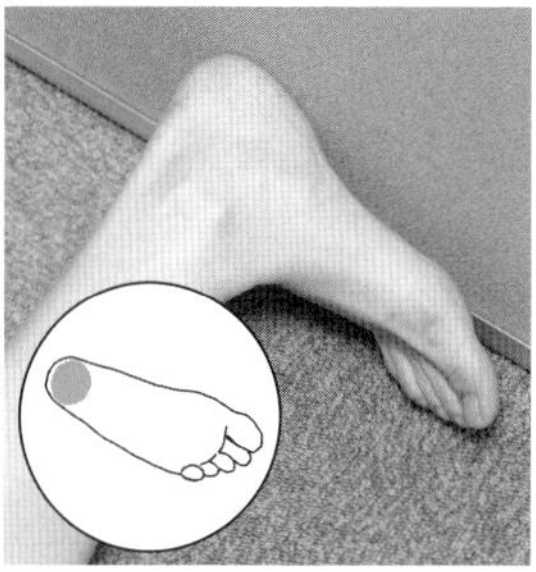

②踵だけ押し込む（足先は反らさない方がよい）

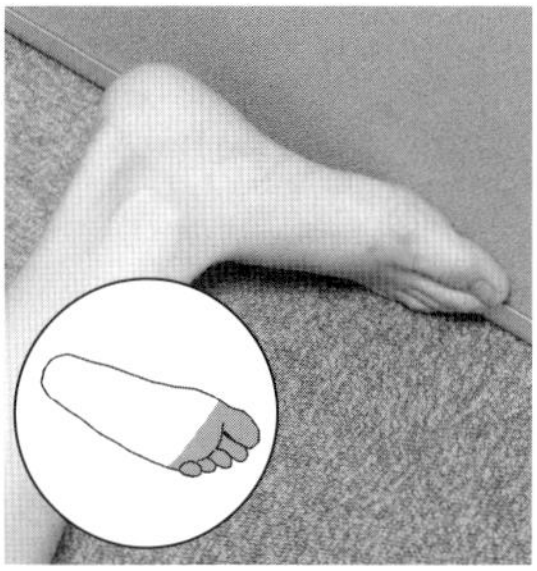

⑦足先で押し込む

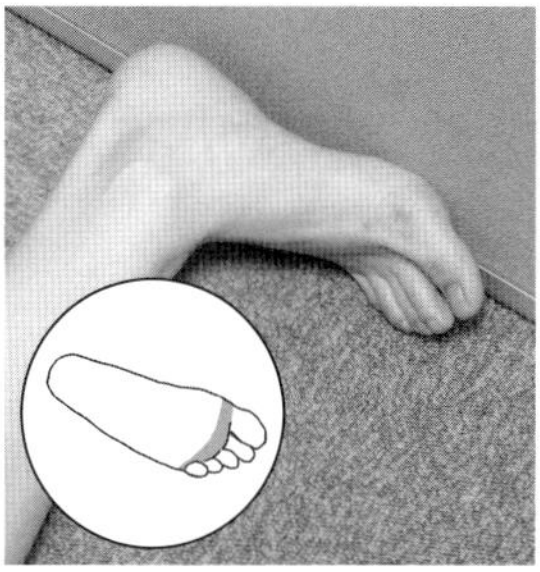

⑥指を反って踵をあげて指の付け根で押し込む

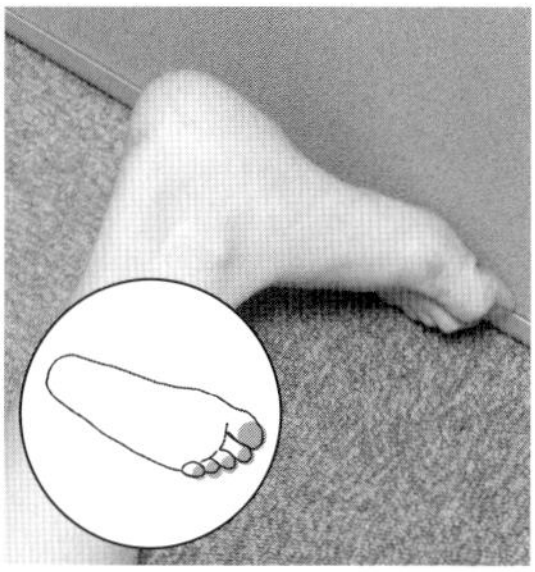

⑤指を折って指先だけで押し込む

3章　症状にあわせた操法

この章ではからだの症状に合わせた操法を解説します。

からだの疲労や様々な痛みの解消には、2章の「基本となる操法」を組み合わせて行うだけでも大きな効果がありますが、それぞれの症状に応じた操法を行うことで、より確実な効果を上げることができます。自分の症状に合わせて操法を選び、自分のからだに気持ち良い動きを探りながら取り組んでみましょう。

健康維持や疲労回復に効く操法

毎日の健康維持や疲労回復に効果がある操法です。前章で解説した「あお向け」「横向き」「うつ伏せ」の操法を応用し、以下の❶〜❸の操法を順番に行います。

【やり方】

❶まずあお向けの姿勢をとり、足の指先を真上にした状態で片足ずつ押し込む動作を行います（68頁参照）。足裏の五つの部分（足裏全体、踵、小指側、親指側、足先）を壁に向かって、息をゆっくり吐きながら押し込みます。これらの動作が終わったら、次に指先を外側に向けた状態で行い（69頁参照）、そのあとは指先を内側に向けた状態で行います（70頁参照）。

これらの一連の動きが終わったら、仕上げとして両手の指を組み、手の平を頭の上で裏返して、踵を壁に押し込みながら、足先を足首から反らします（71頁参照）。その後で、手をバンザイする形にして、足先を伸ばして壁に押し込みます。そして息を大きく吸い込みながら、上に向かって気持ち良さを感じるまで背伸びをします。それぞれの動作の最後には、ハアッと息を吐き出し、からだ全体の力を抜いて一気に脱力します。

❷次に横向きの状態で、片足ずつ足裏の五つの部分を、息をゆっくり吐きながら押し込んでいきます（72頁参照）。最後に仕上げとして、足の踵を押し付けながら足首を反らします（73頁参照）。その際に上側の腕を真横に伸ばします。その後、つま先を壁に向かって押し込みながら、手を挙げて踵から足、背中、首にいたるまで、上方に向かって気持ち良く伸ばします。気持ち良さを味わった後、腰の力を抜いて一気にからだ全体を脱力します。なお、手を挙げるのがつらければ、下に向けて伸ばしてもよいでしょう。

❸うつ伏せの操法も膝にゆるみをもたせて行いますが、からだの前面、主におなかの部分に刺激が入っていきます。動きはあお向けの時と同じで、足先は真下と外側、内側の順で片足ずつ行い、壁に押し込むところは①足裏全体、②踵、③小指側、④親指側、⑤足先の5つとなります（74～76頁参照）。

最後は両方の足で押し込みます。まず、ゆっくりと息を吐きながら両方の足で足首を反らして踵を壁に押し込み、両手を組んで頭の上に上げ、手の平を裏返して全身を伸ばし、気持ち良さを味わいます。そのあと一気に息を吐き出してからだ全体を脱力します。次に、両足の足先を壁に押し込み、両手を挙げて全身を伸ばし、気持ち良さを味わいます。その感覚が抜けたところで、一気に息を吐き出して脱力します（77頁参照）。

注意点としては、動作の最後で瞬間脱力した際に膝が直接床面にすとんと落ちるため、膝の痛い人だと痛みを感じることがあります。その場合は無理せず、ゆっくり脱力します。次第に痛みを感じずに瞬間脱力ができるようになります。

❶あお向けで片足ずつ左右行う——その１（足の指先は真上）

あお向けの姿勢をとり、足先を真上にした状態で片足ずつ押し込む。
①足裏全体、②踵、③小指側、④親指側、⑤足先の順に行う。

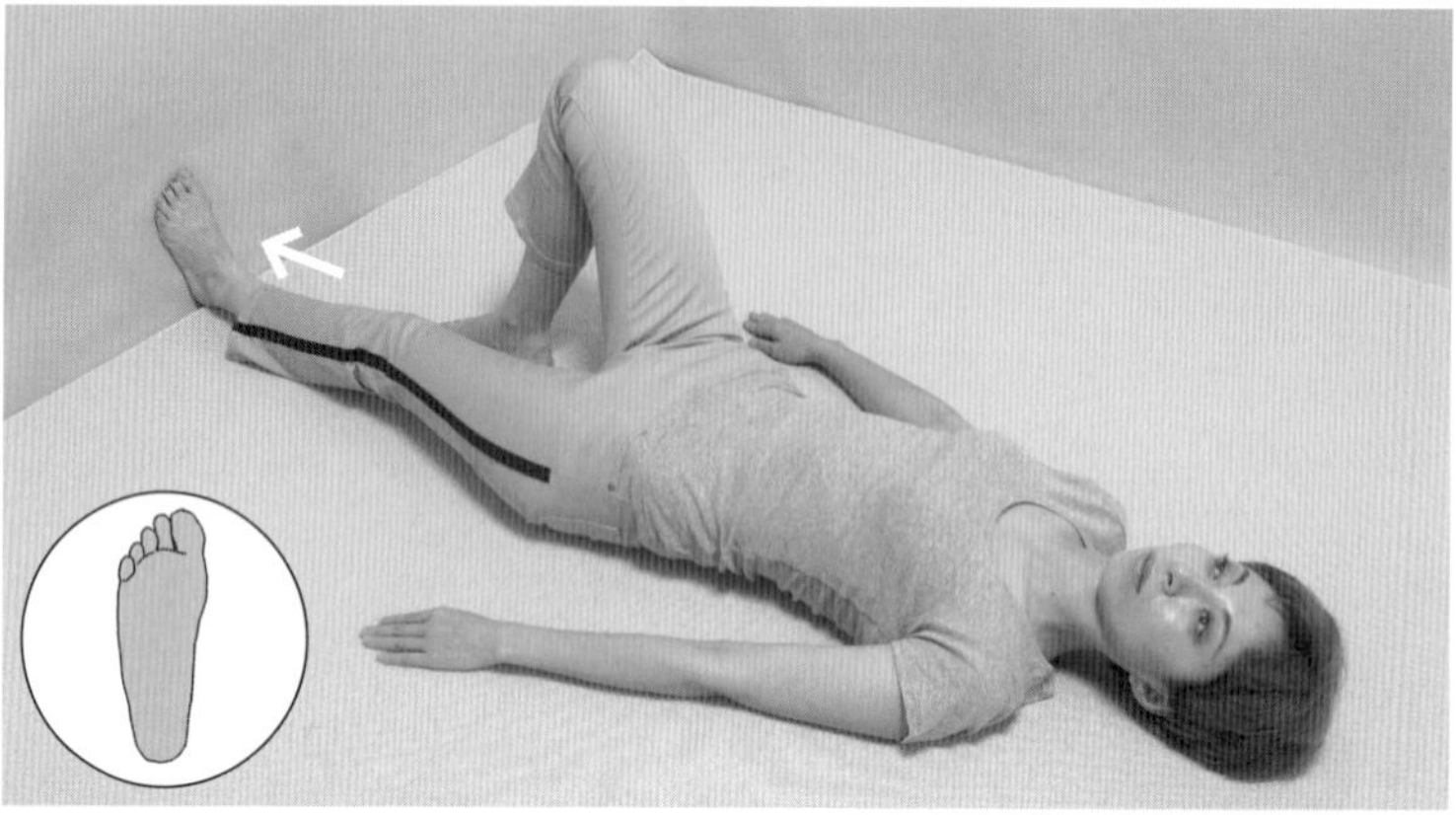

①足裏全体を壁に押し込む

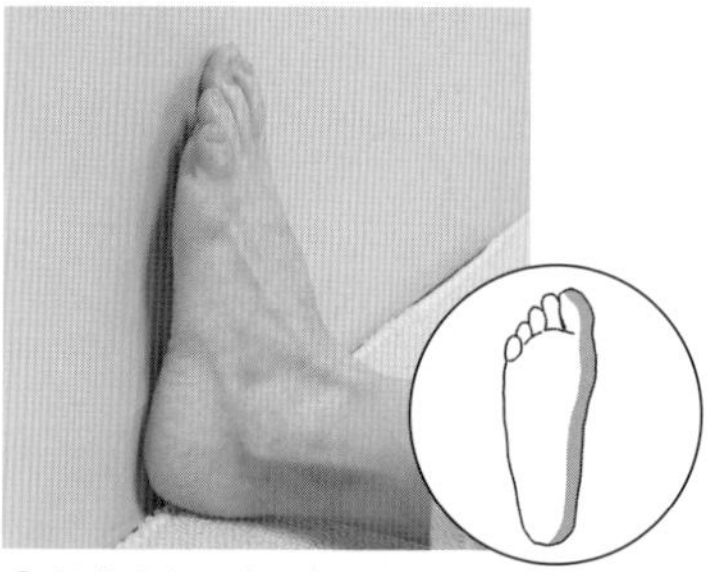

④親指側を壁に押し込む

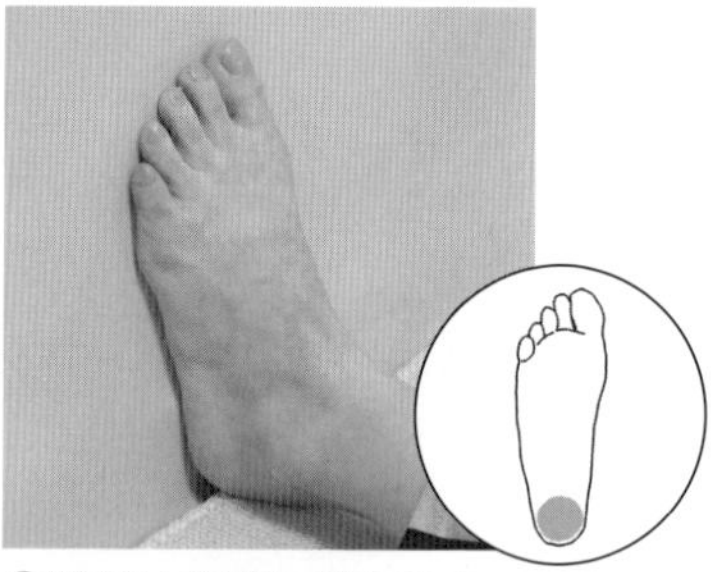

②踵だけを壁に押し込む。
足先は反らさない

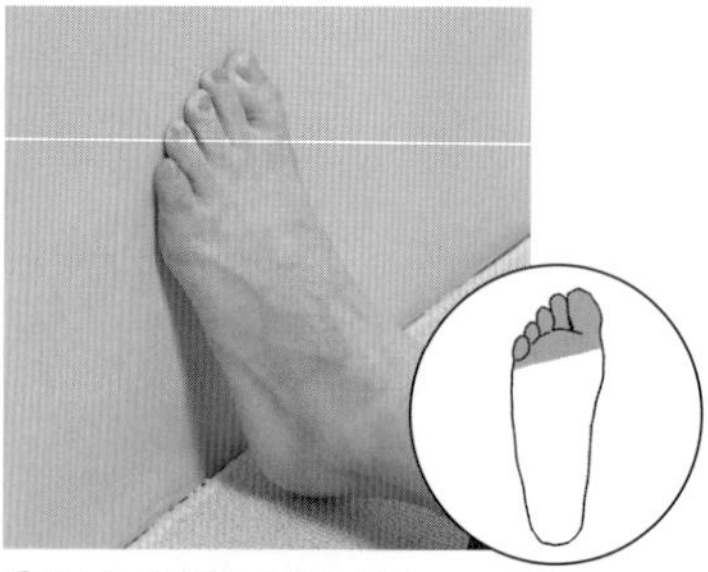

⑤足先を壁に押し込む

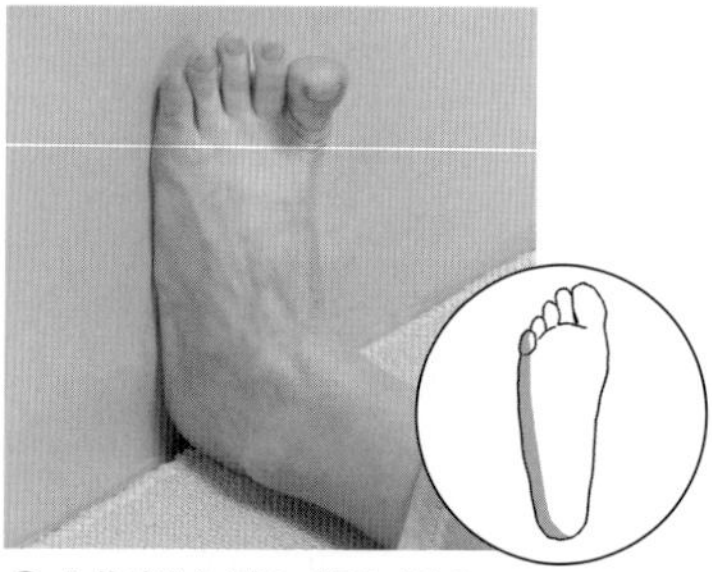

③小指側を壁に押し込む

❶あお向けで片足ずつ左右行う——その２（足の指先は外側）

あお向けの姿勢をとり、足の指先を外側に向けた状態で片足ずつ押し込む。
①足裏全体、②踵、③小指側、④親指側、⑤足先の順に行う。

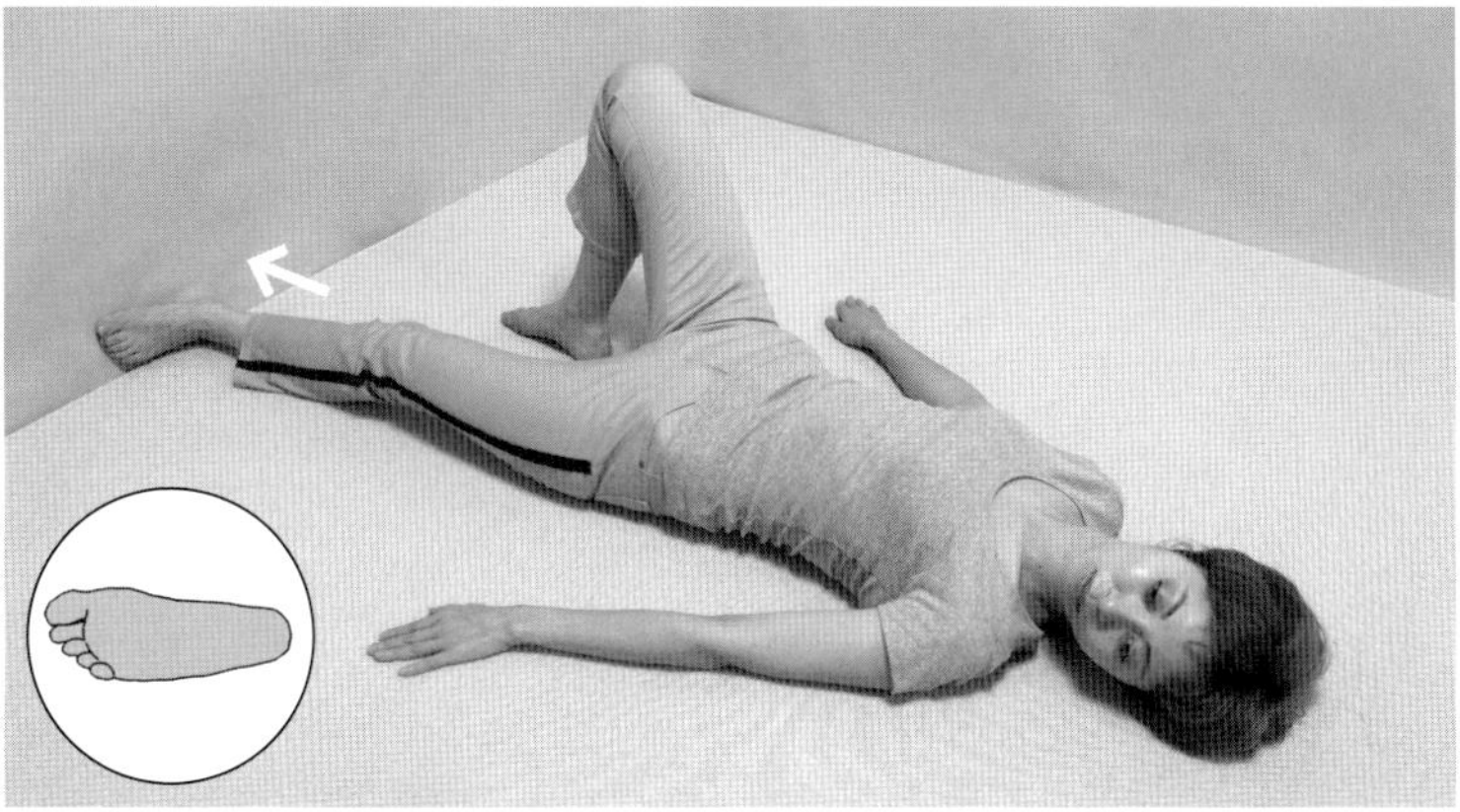

①足裏全体を壁に押し込む

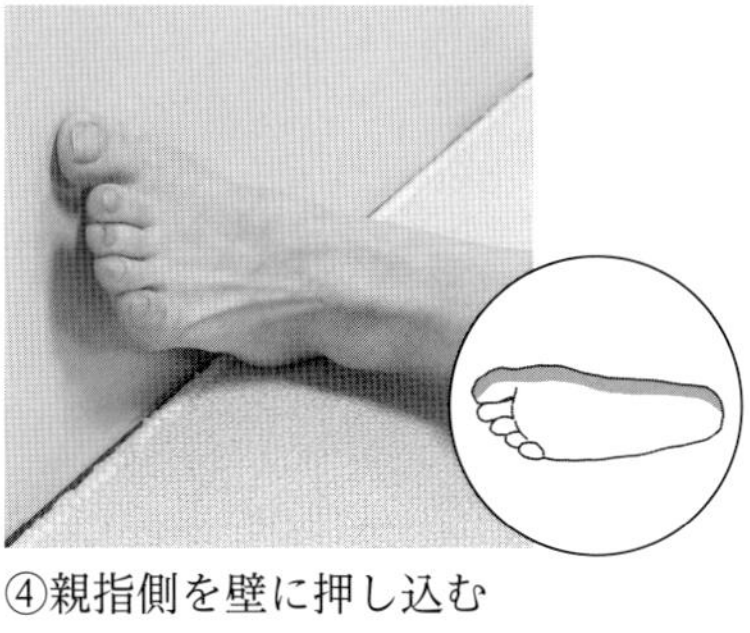

④親指側を壁に押し込む

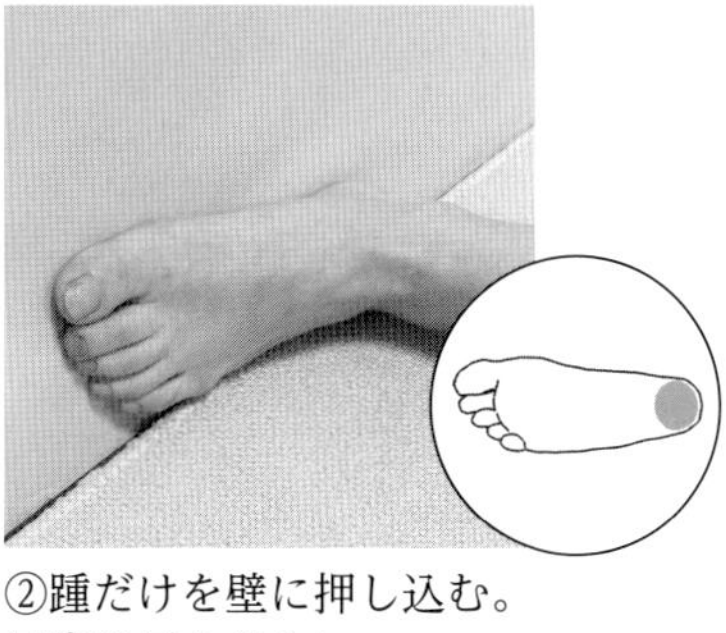

②踵だけを壁に押し込む。
足先は反らさない

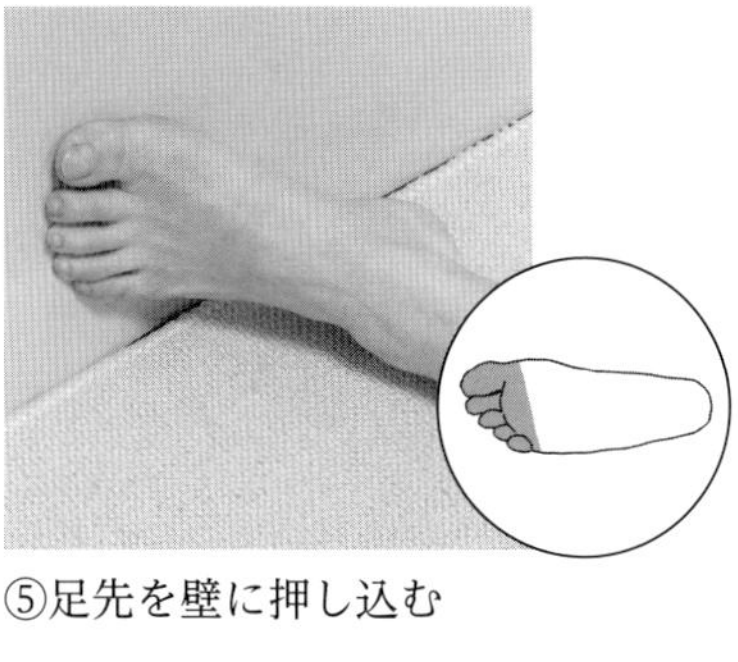

⑤足先を壁に押し込む

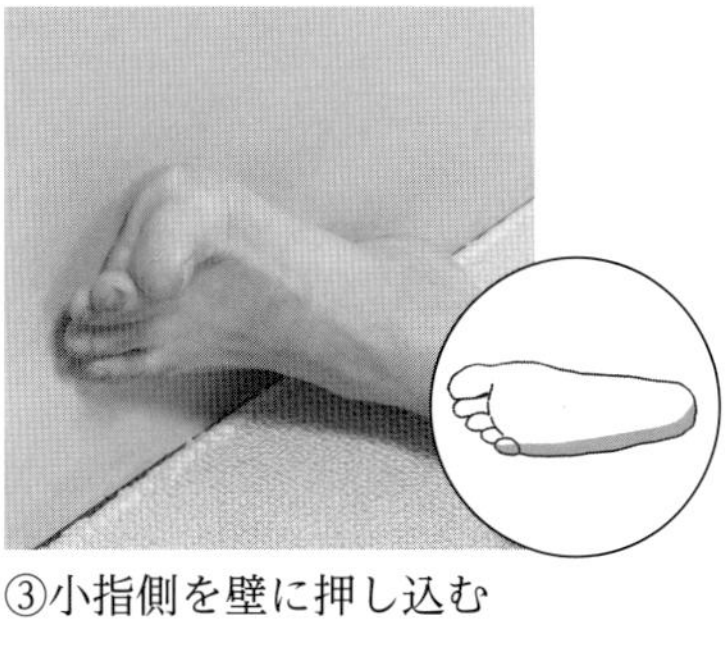

③小指側を壁に押し込む

❶あお向けで片足ずつ左右行う——その 3（足の指先は内側）

足の指先を外側に向けた状態で押し込む動作が終わったら、次に指先を内側に向けた状態で片足ずつ押し込む。①足裏全体、②踵、③小指側、④親指側、⑤足先の順に行う。

仕上げとして、71 頁の⑥、⑦の動作を行う。

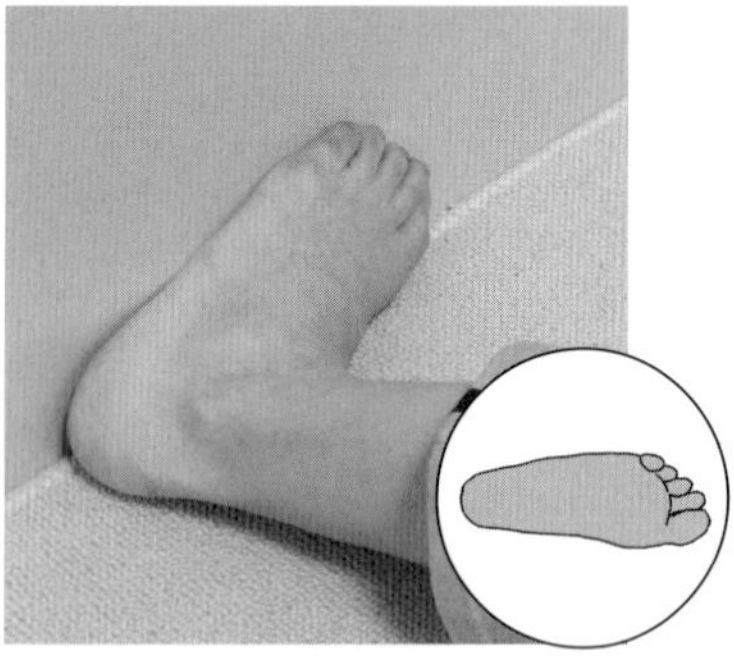
①足裏全体で押し込む

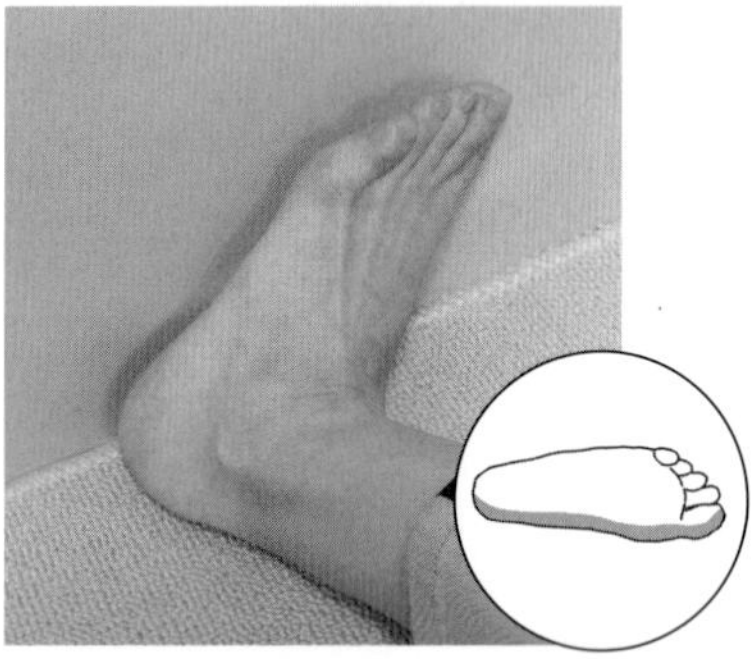
④親指側で押し込む

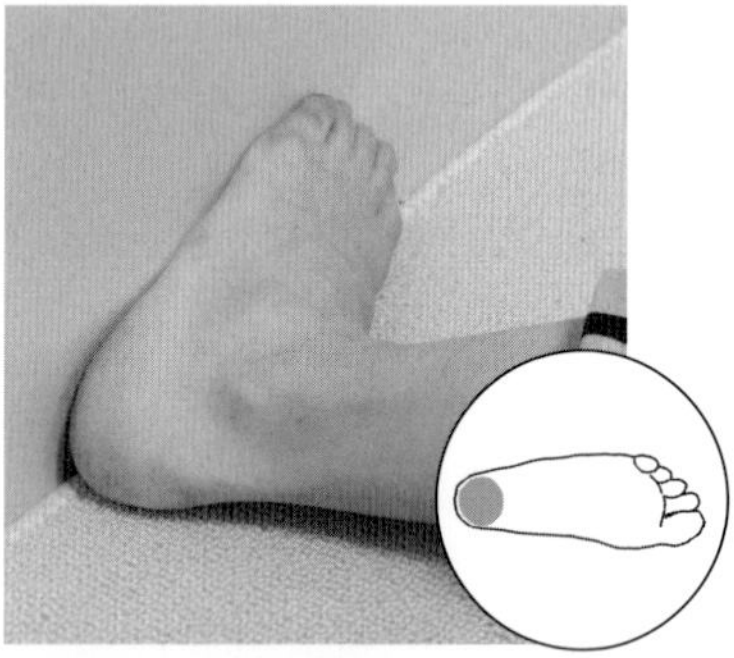
②踵だけで押し込む（足先は反らさない）

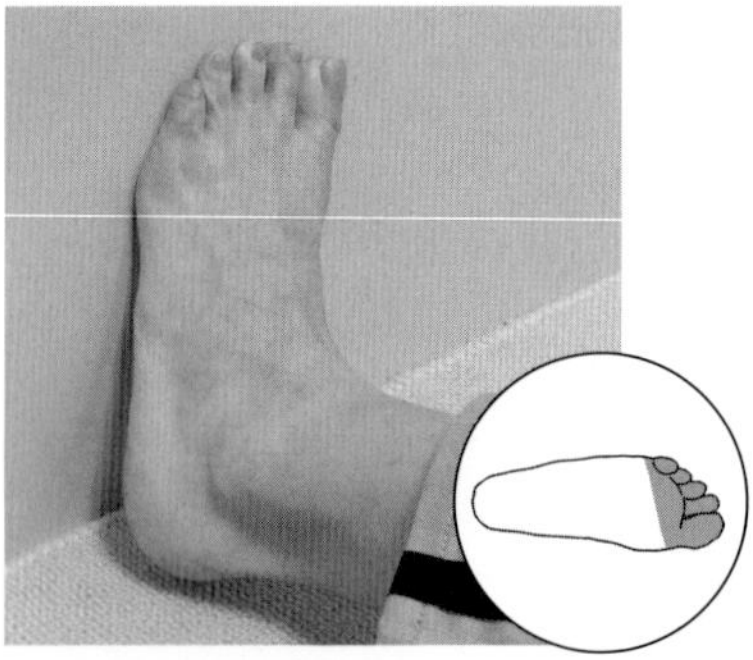
⑤足先で押し込む

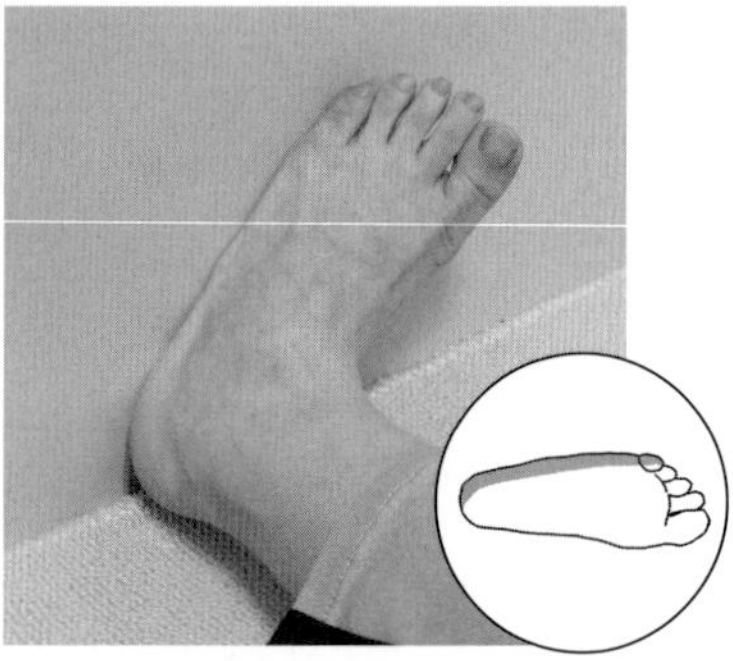
③小指側で押し込む

(仕上げの動作)

❶のその１～３の動作が終わったところで、仕上げに⑥、⑦の動作を行う。足先を真上に向けて押し込んだ後は、さらに足先を外側に向けて同様の動作を行うとよい。

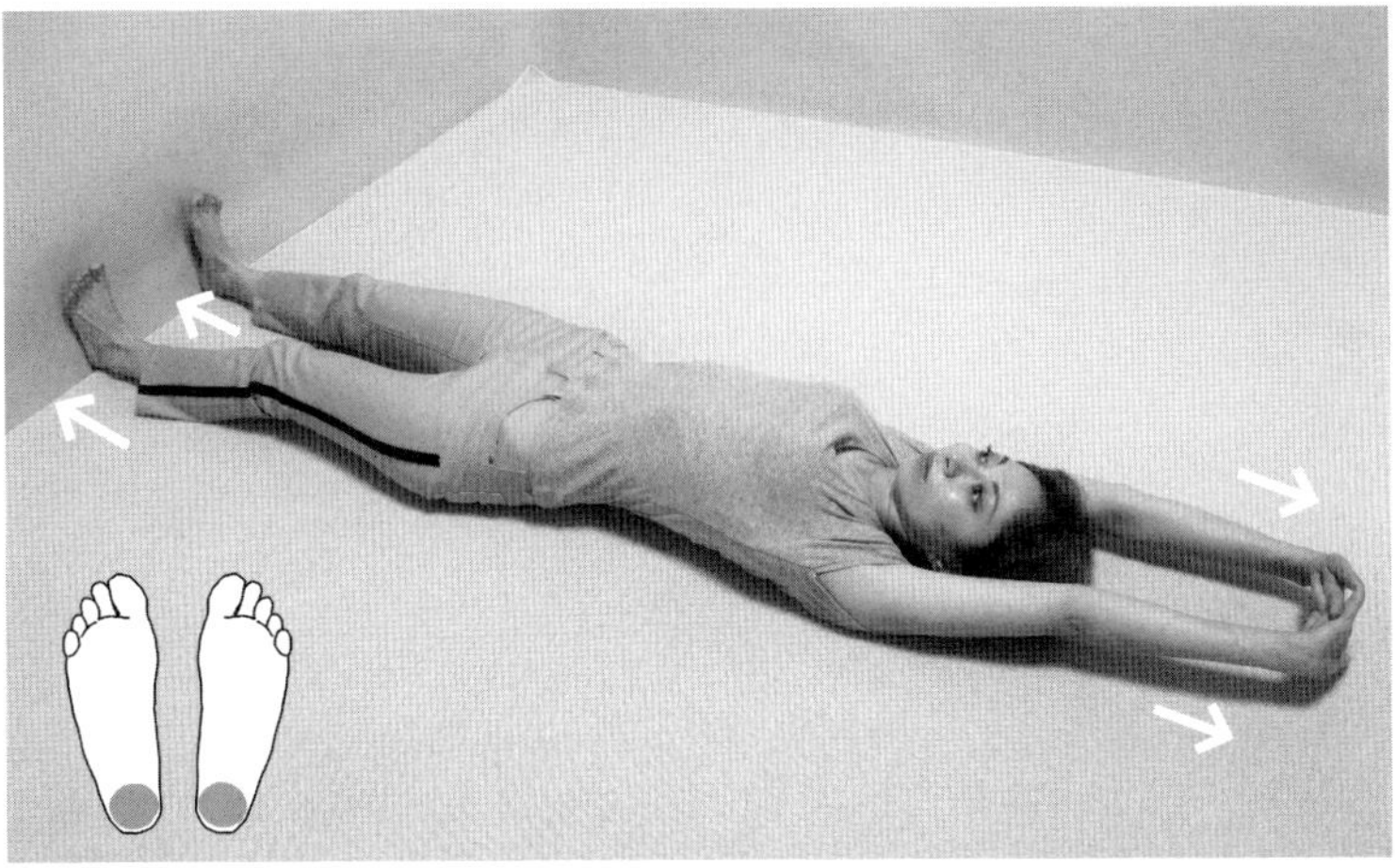

⑥踵を壁に押し込みながら、足先を足首から反らす。その際に、両手の指を組んで手の平を裏返し、頭の上に挙げながら気持ち良さを感じるまで背伸びをする（手を挙げると痛い場合は手を下げてもよい）

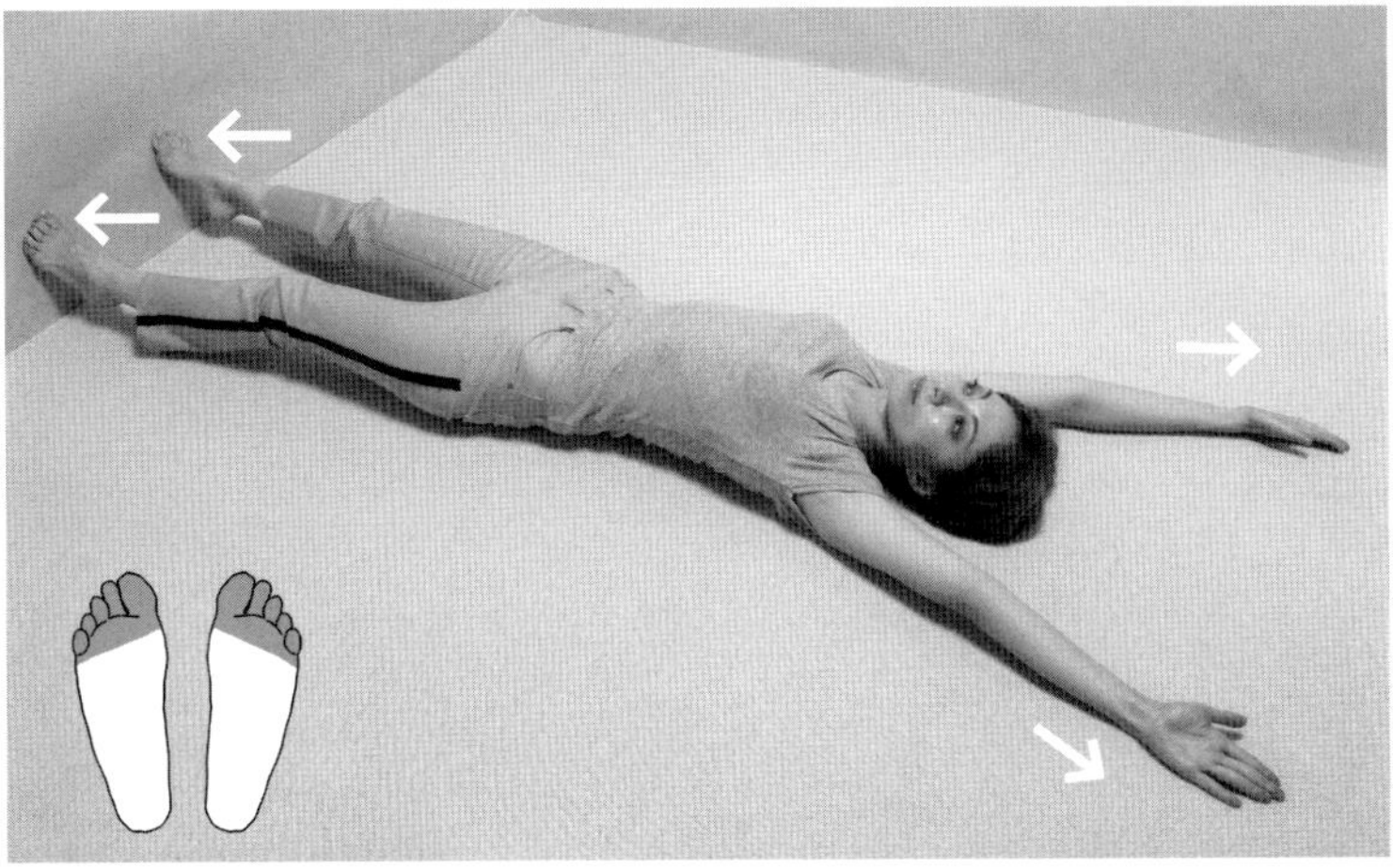

⑦両手をバンザイする形で上に向けて伸ばしながら、足先を伸ばして壁に押し込む。気持ち良さを感じるまで背伸びをする

❷横向きで片足ずつ左右行う

横向きの姿勢をとり、上側の足を膝にゆるみを持たせて上げ、片足ずつ押し込む。①足裏全体、②踵、③小指側、④親指側、⑤足先の順に行う。

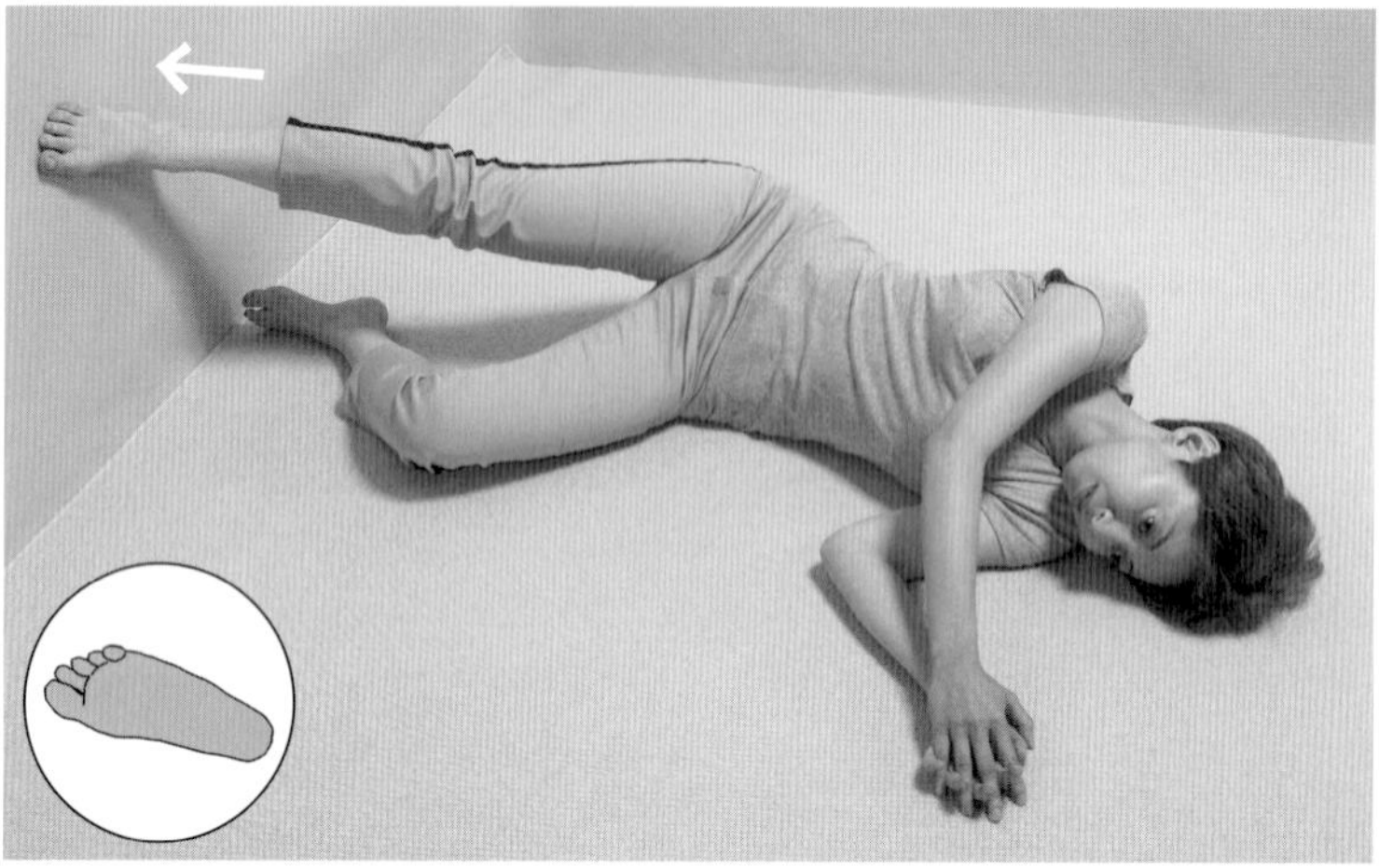

①足裏全体を壁に押し込む

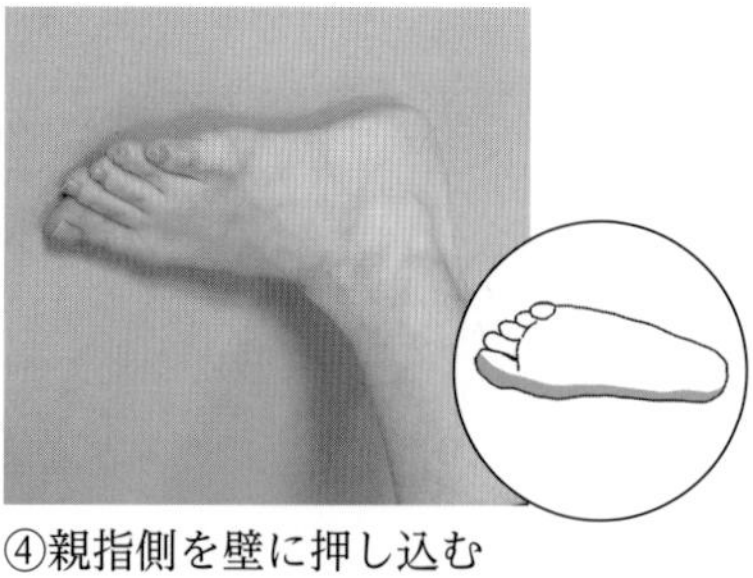

④親指側を壁に押し込む

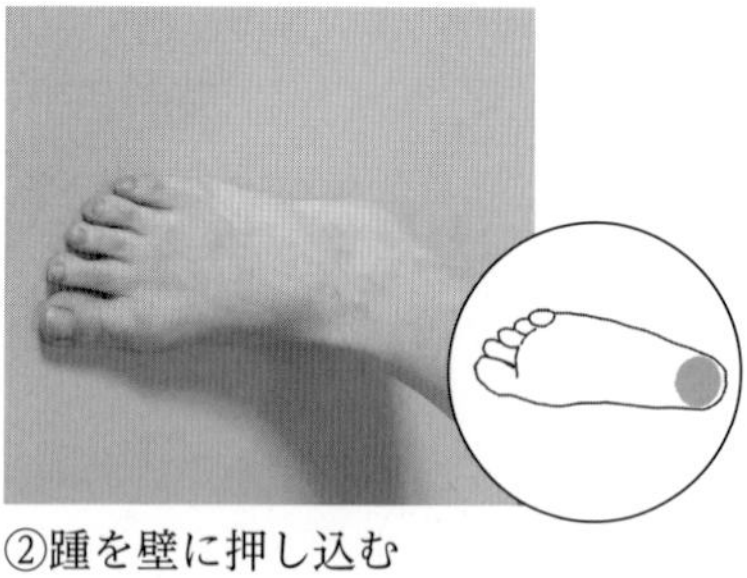

②踵を壁に押し込む

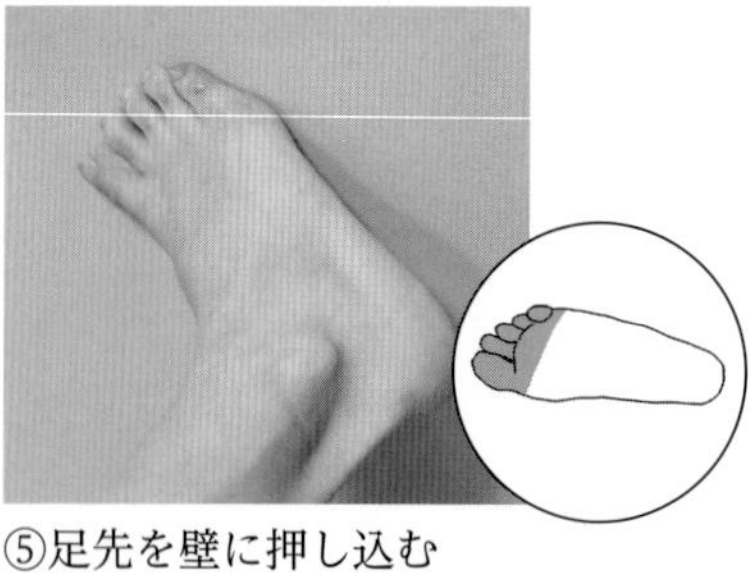

⑤足先を壁に押し込む

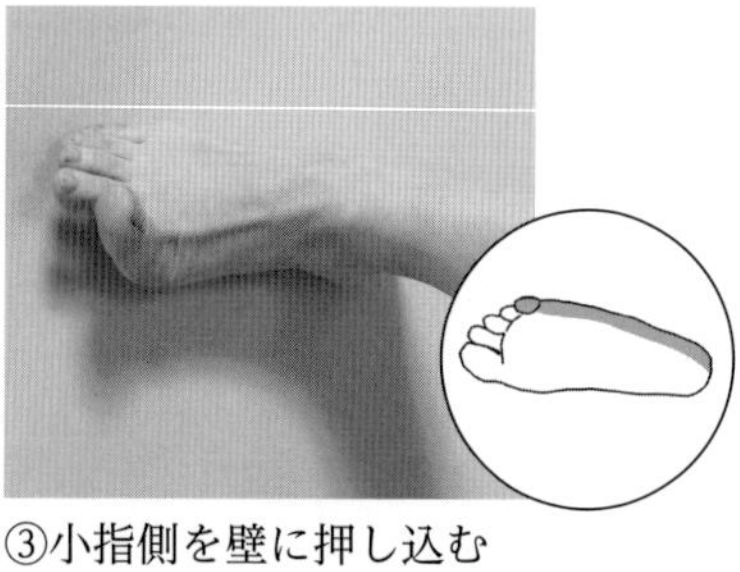

③小指側を壁に押し込む

(仕上げの動作)

仕上げに⑥、⑦の動作を行う。

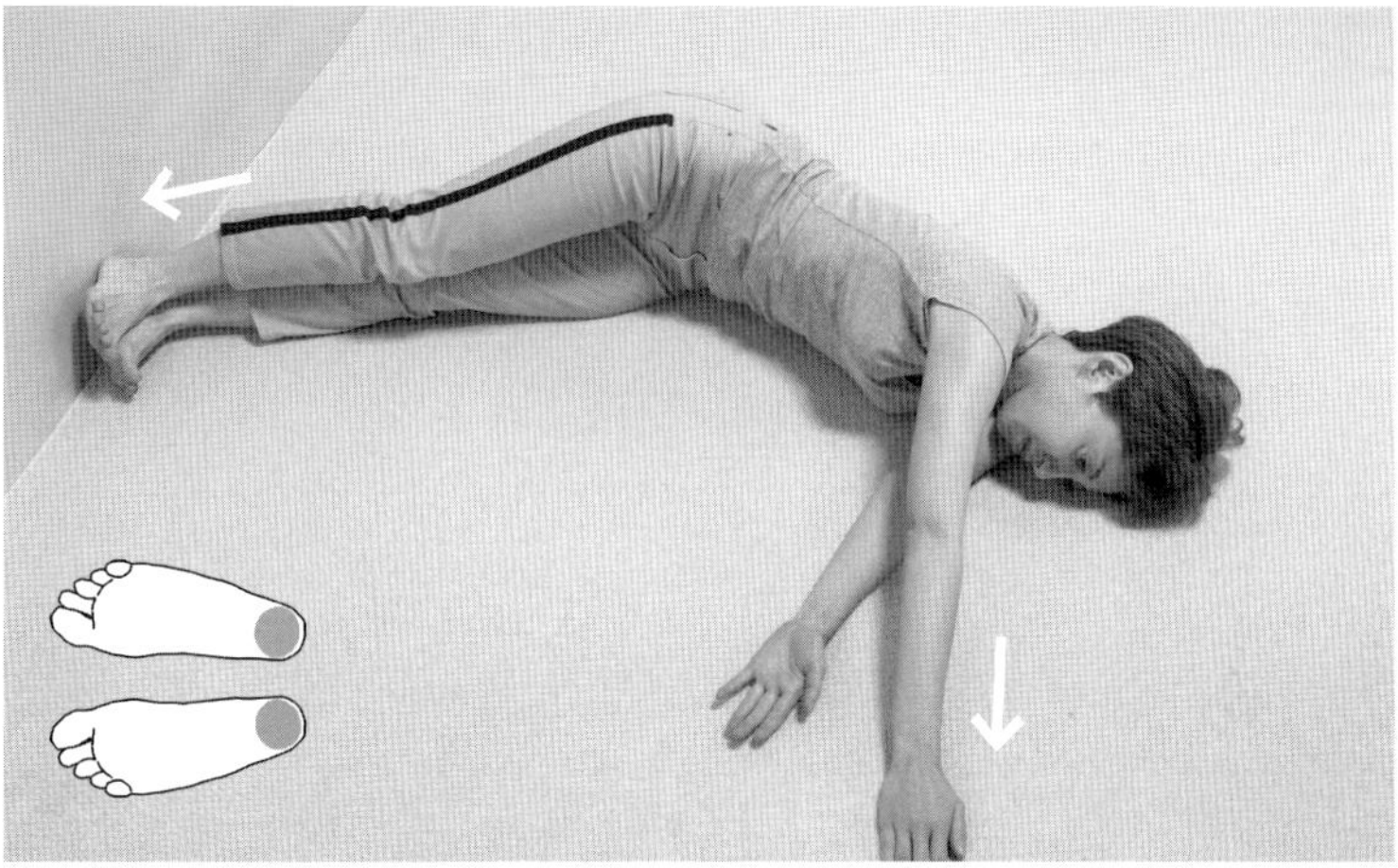

⑥両足を伸ばし、踵を壁に押し込みながら、足首を反らす。
その際に、上側の腕を横に伸ばす

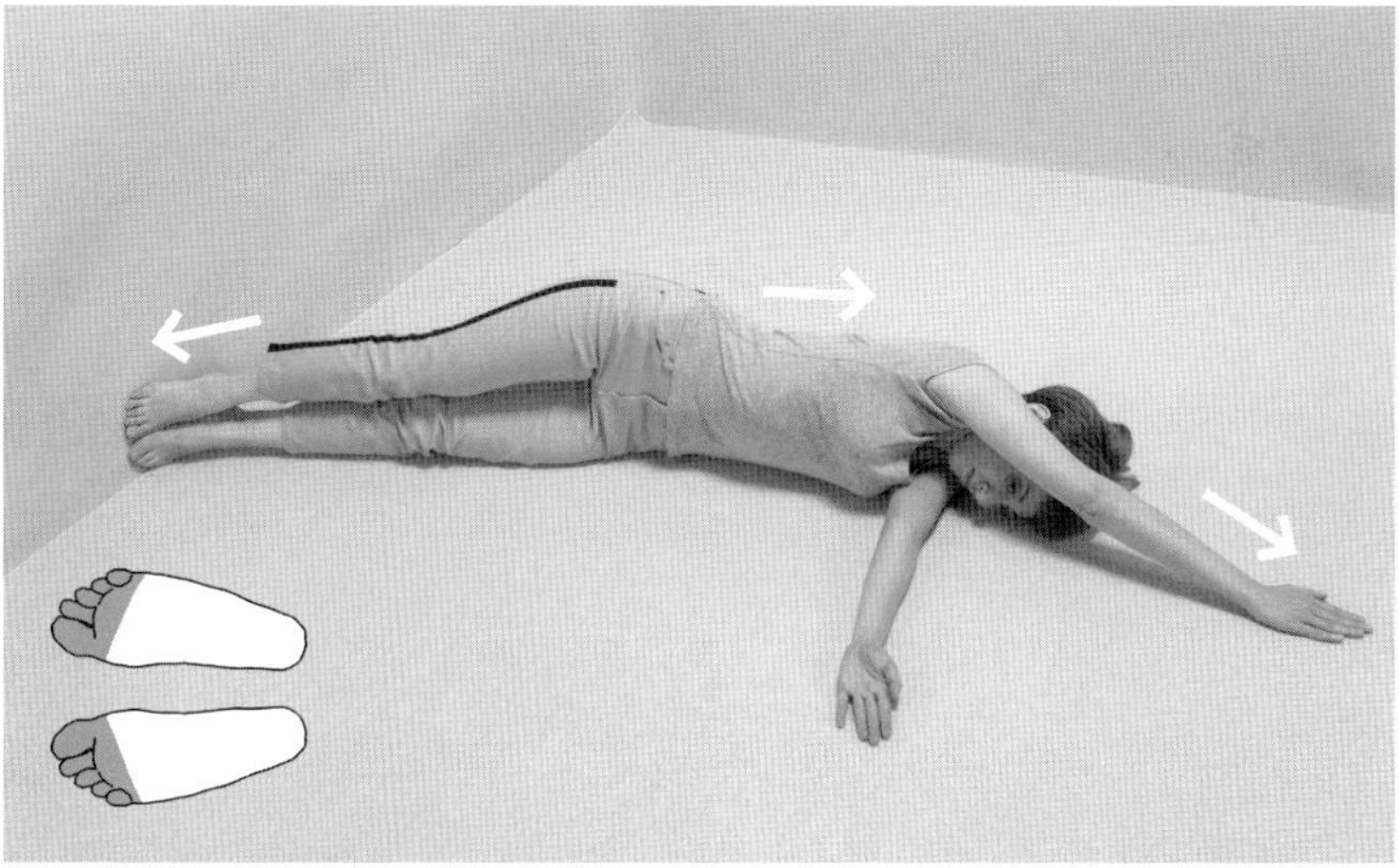

⑦両足を伸ばしながら、足先を壁に押し込む。その際に、上側の腕は上に挙げて、上方に向かって気持ち良くからだ全体を伸ばす

❸うつ伏せで片足ずつ左右行う――その１

うつ伏せの姿勢をとり、足先を下に向けた状態で片足ずつ押し込む。
①足裏全体、②踵、③小指側、④親指側、⑤足先の順に行う。

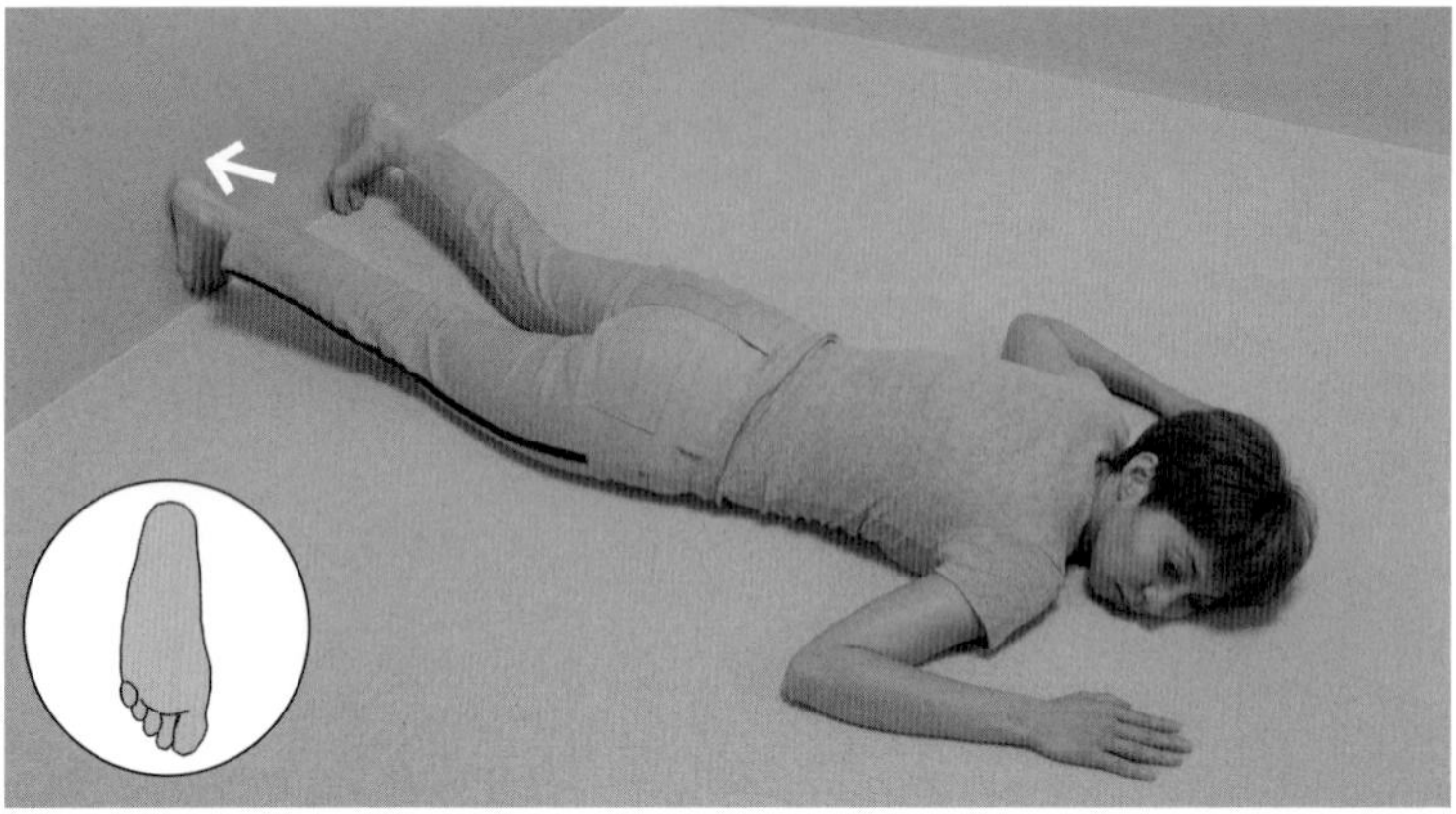

①足裏全体を壁に押し込む

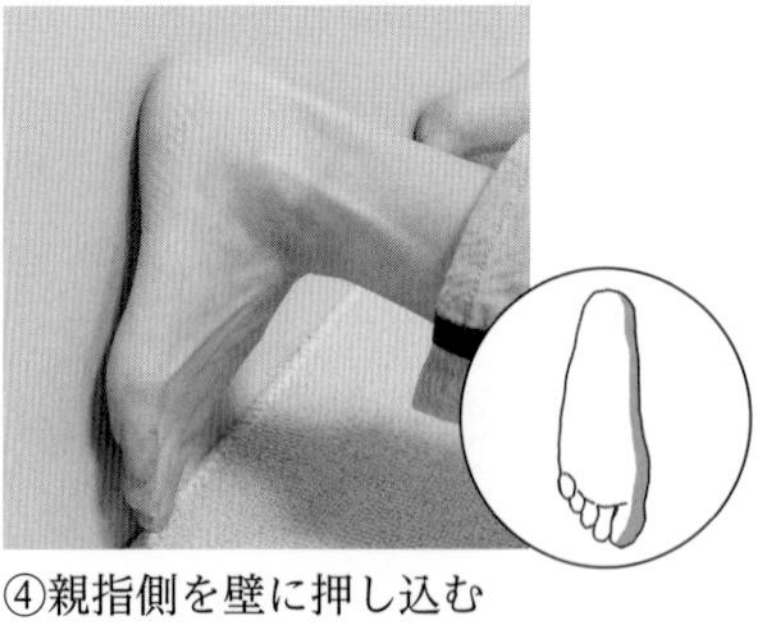

④親指側を壁に押し込む

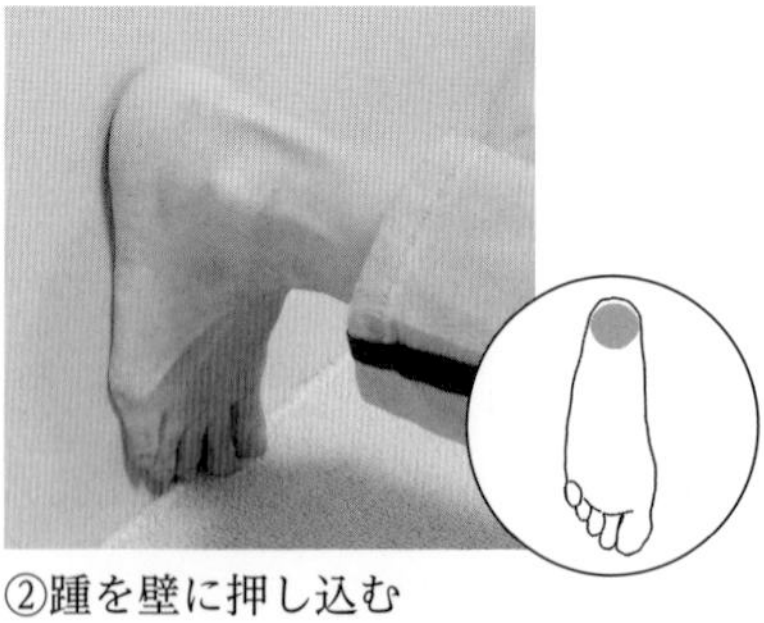

②踵を壁に押し込む

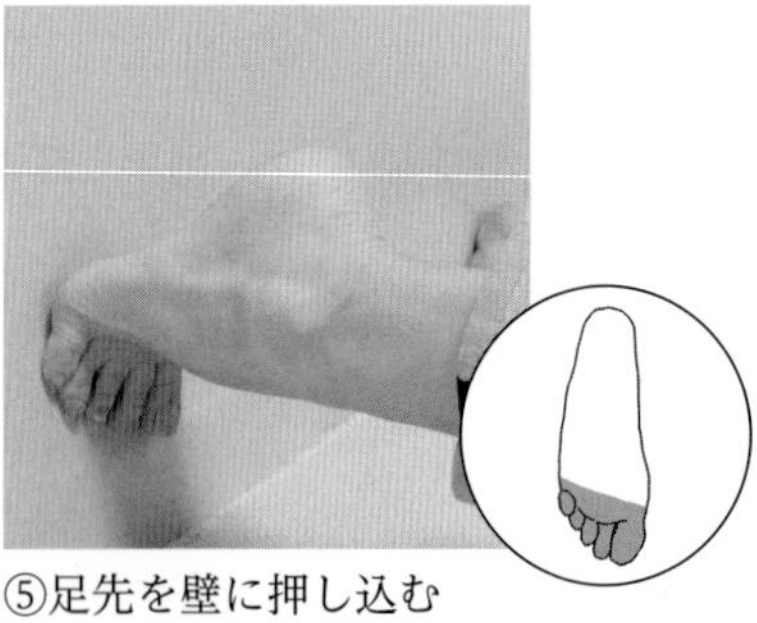

⑤足先を壁に押し込む

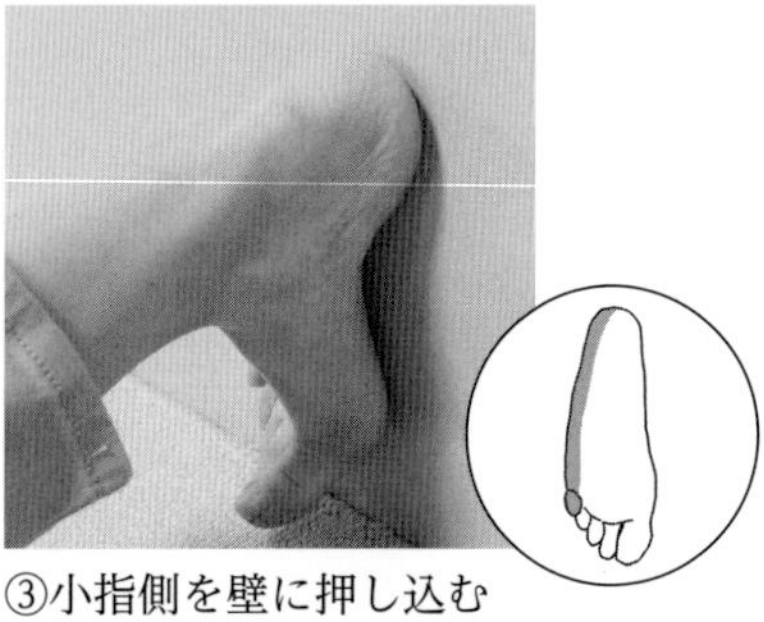

③小指側を壁に押し込む

❸うつ伏せで片足ずつ左右行う——その2

うつ伏せの姿勢をとり、足先を外側に向けた状態で片足ずつ押し込む。
①足裏全体、②踵、③小指側、④親指側、⑤足先の順に行う。

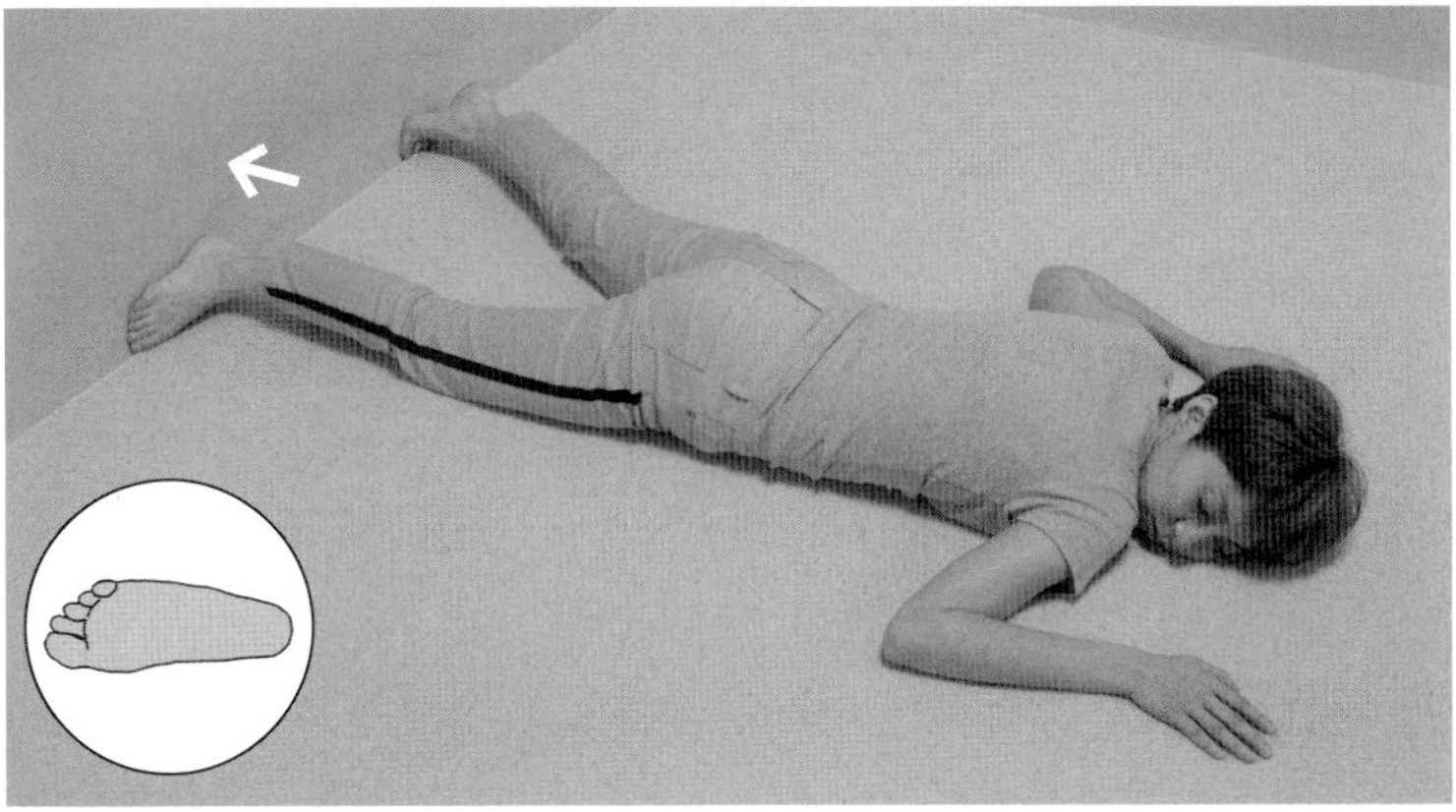

①足裏全体を壁に押し込む

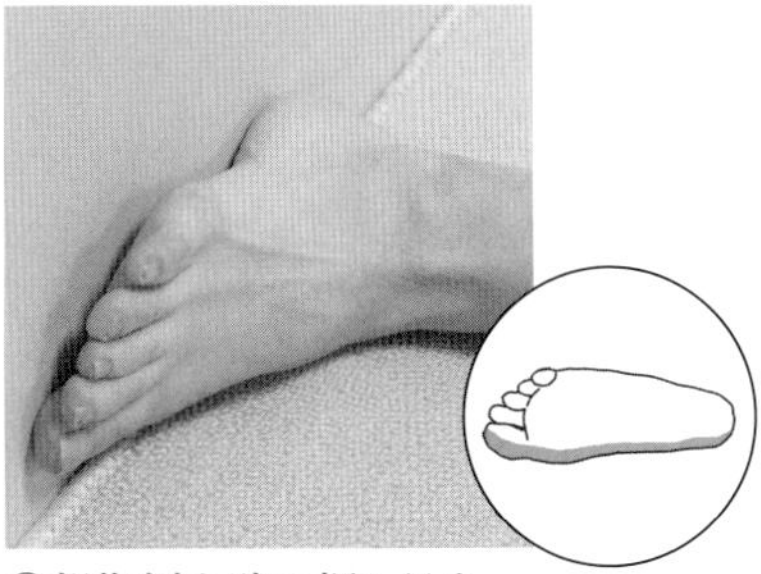

④親指側を壁に押し込む

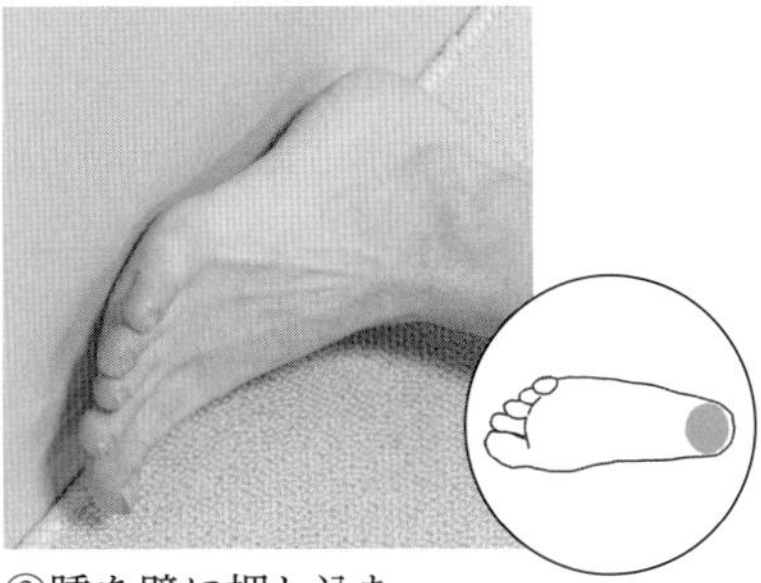

②踵を壁に押し込む

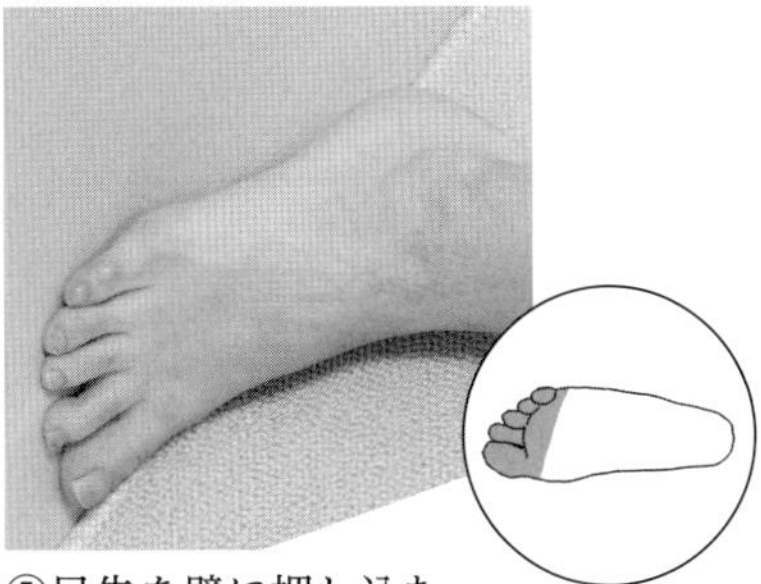

⑤足先を壁に押し込む

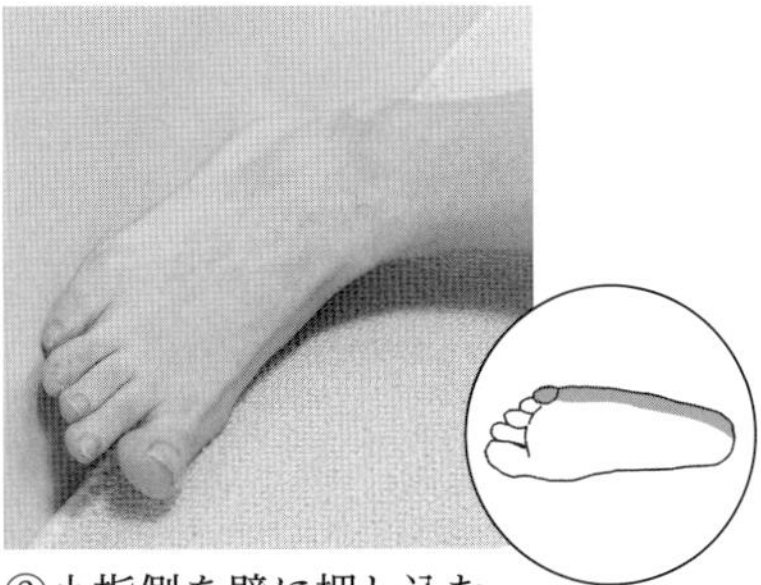

③小指側を壁に押し込む

❸うつ伏せで片足ずつ左右行う——その3

うつ伏せの姿勢をとり、足先を内側に向けた状態で片足ずつ押し込む。
①足裏全体、②踵、③小指側、④親指側、⑤足先の順に行う。

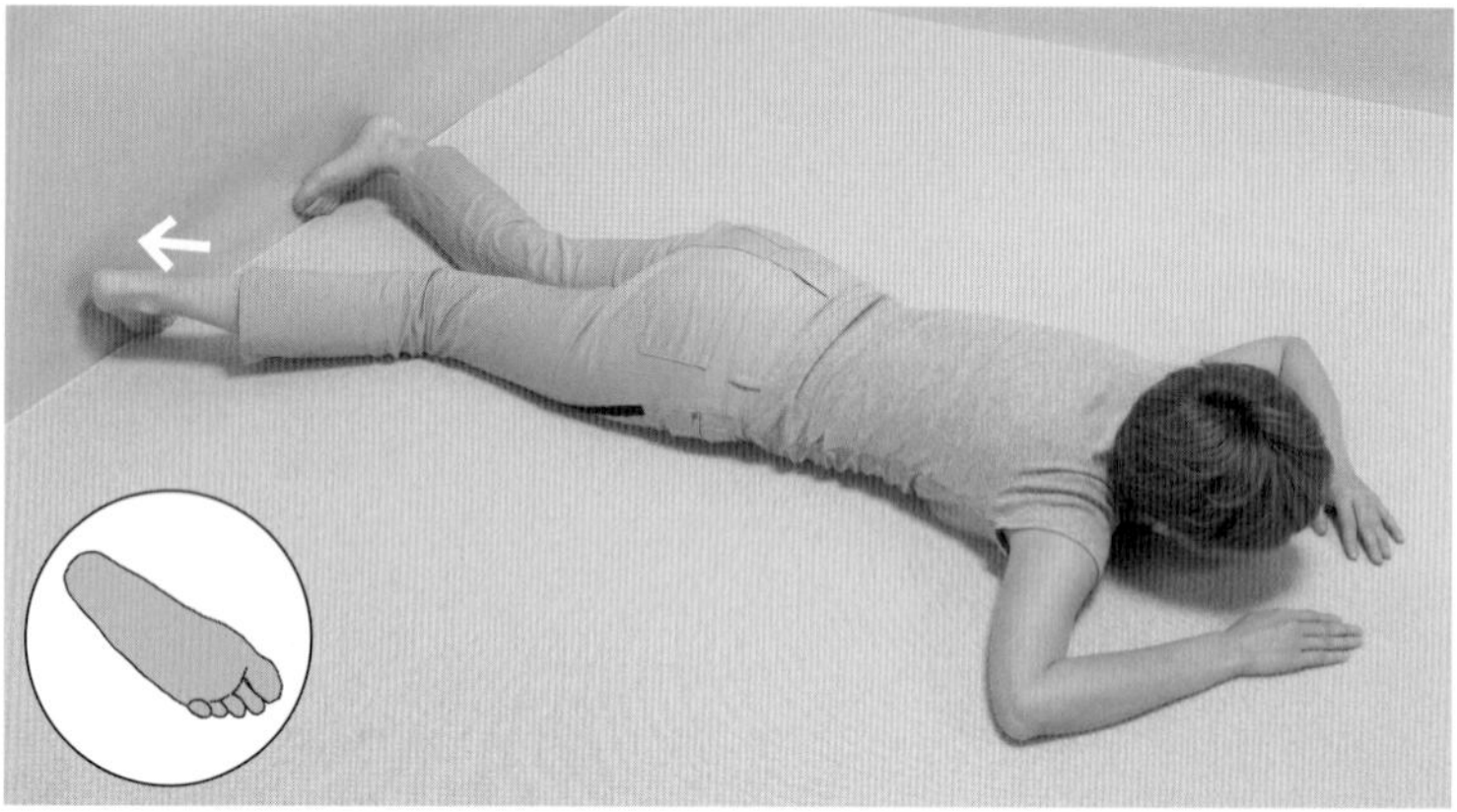

①足裏全体を壁に押し込む

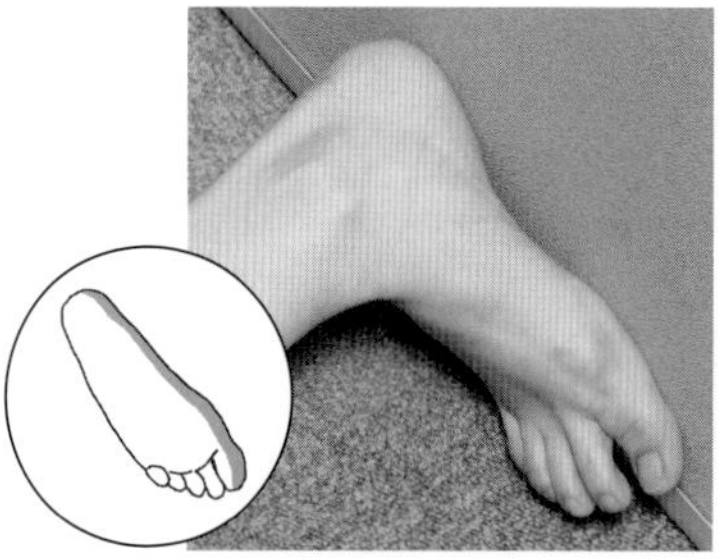

④親指側を壁に押し込む

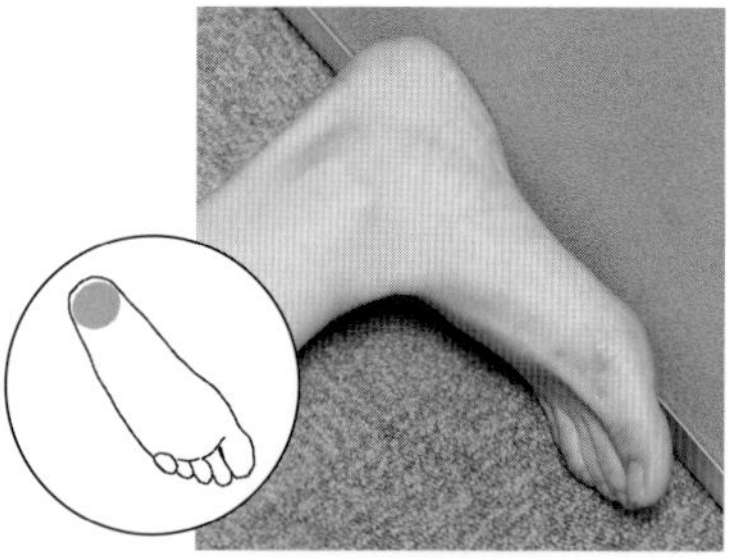

②踵だけを壁に押し込む。
足先は反らさない

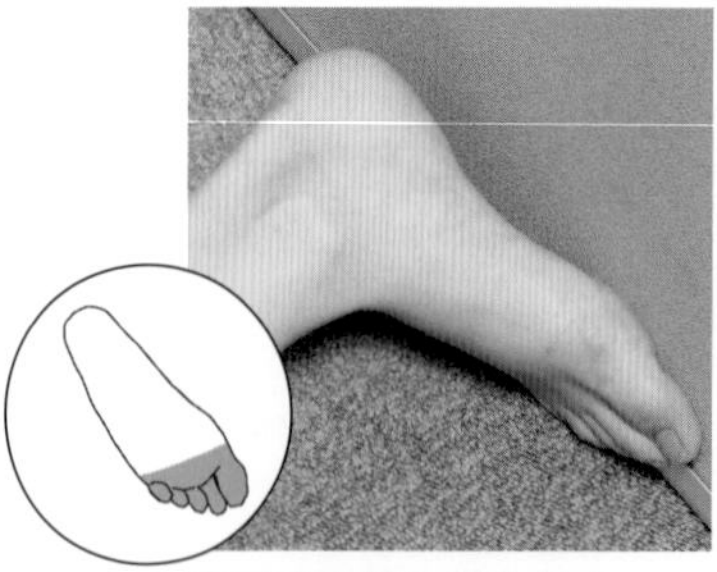

⑤足先を壁に押し込む

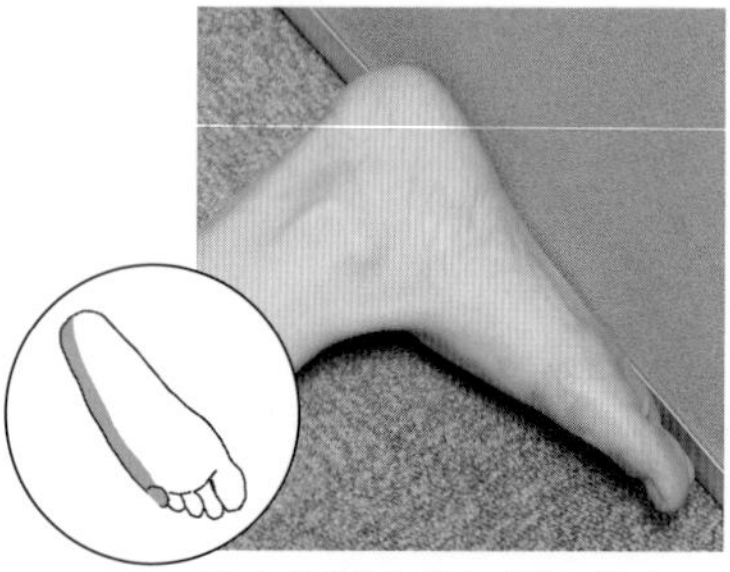

③小指側を壁に押し込む

(仕上げの動作)

❸のその１～３の動作が終わったところで、仕上げに⑥、⑦の動作を行う。

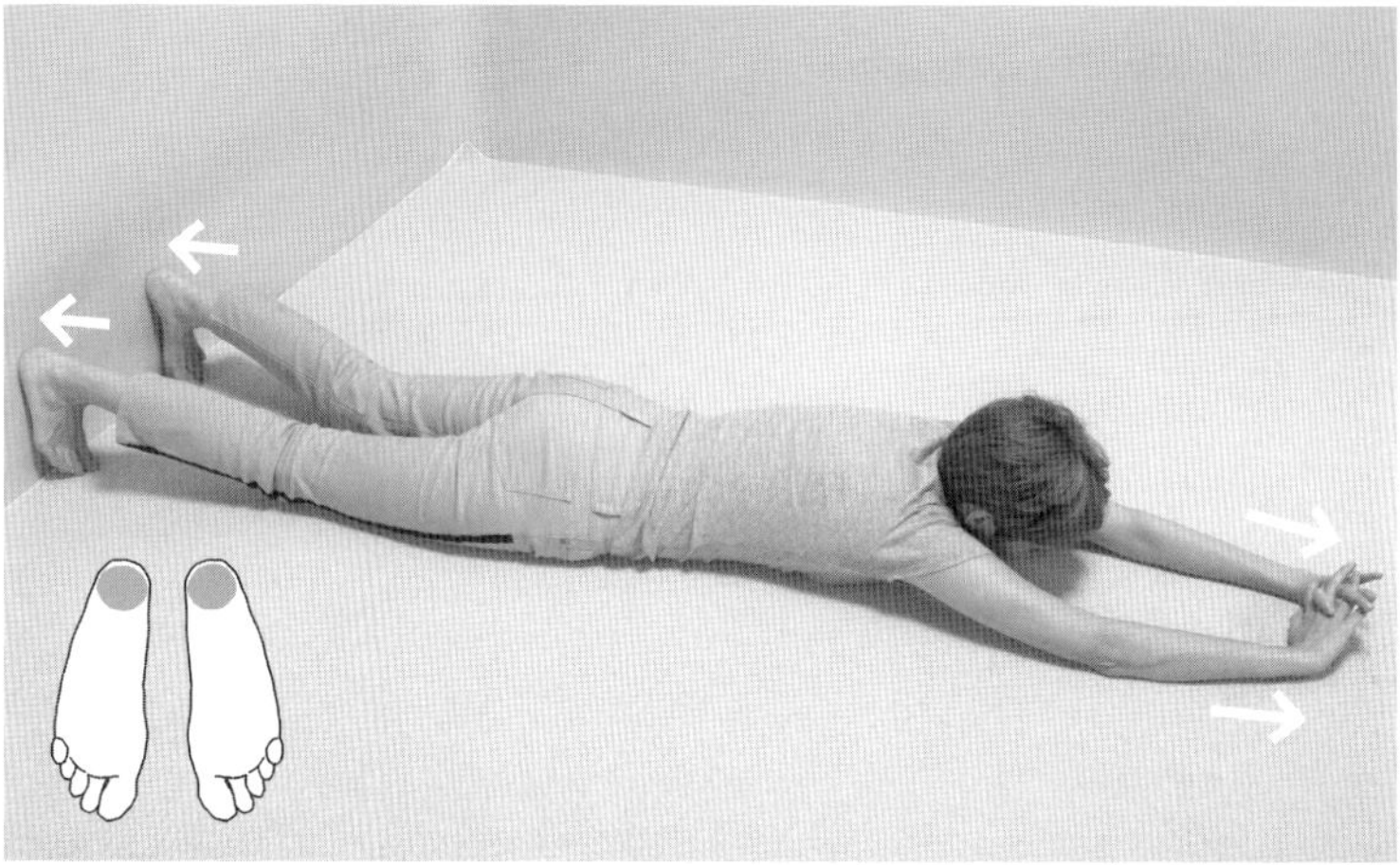

⑥両手の指を組み、頭の上で手の平を裏返して伸び上がり、踵を壁に押し込む（手を挙げると痛い場合は手を下げてもよい）

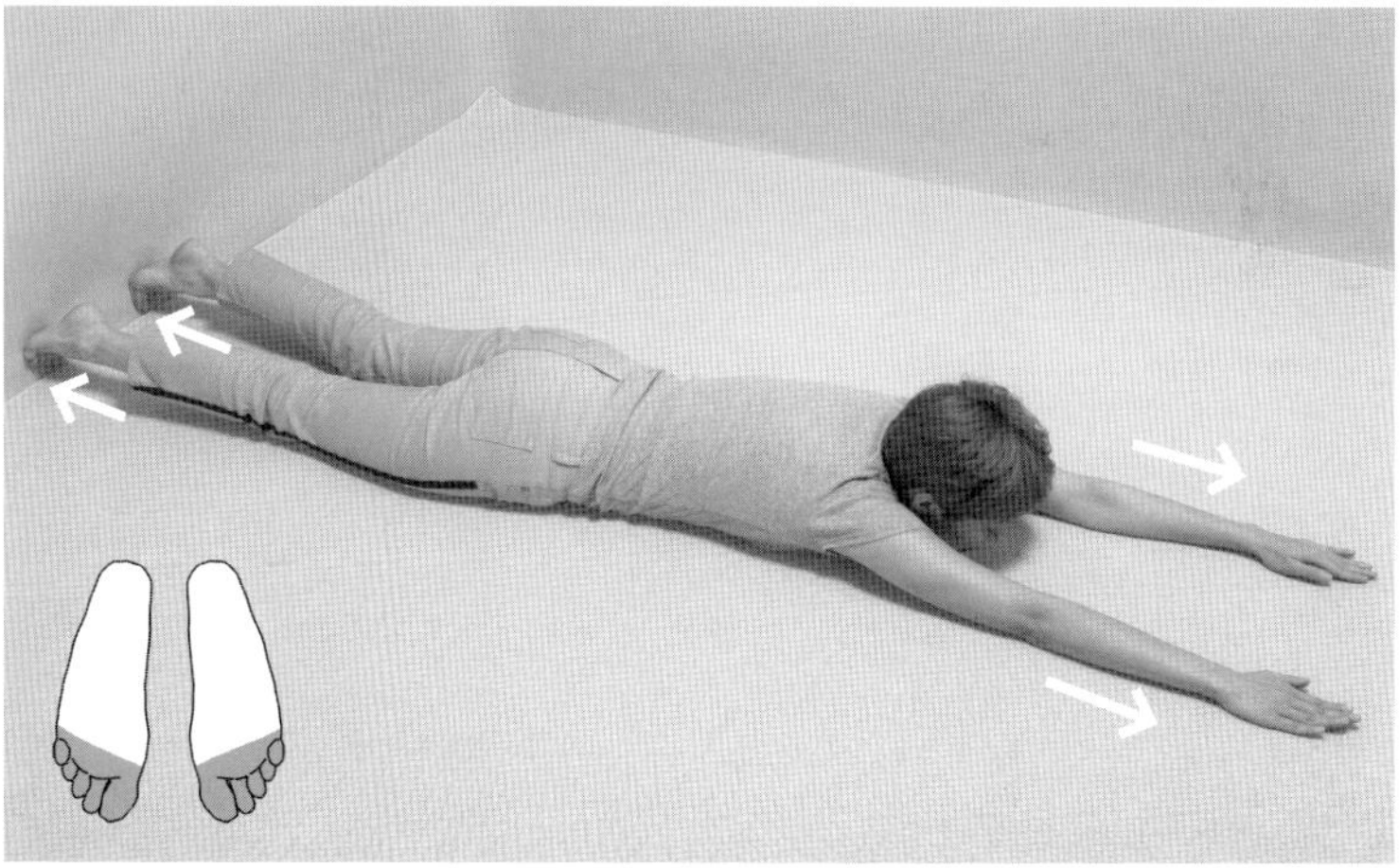

⑦両手をバンザイする形で頭の上に伸ばしながら、足先を壁に押し込む(手を挙げると痛い場合は手を下げて行ってもよい)。

日常動作の痛みを取る操法

掃除機をかける時に腰が痛い、顔を洗う時に腰が痛むといった前かがみの姿勢をとると腰が痛む症状は、同じ性質のものです。このような症状には、あお向け（仰臥位）の姿勢での操法を行うと効果があります。

まず、❶の写真のように両足を腰幅に平行に開いて膝を直角に折り、足裏全体をベタっと壁につけます。そして、①足裏の筋肉が伸びる分だけ上に向かって押し込んだ後、そのまま力を抜かずに、ゆっくりと息を吐きながら、②まっすぐ壁に向かって押し込みます（足裏の筋肉は非常に固いため、実際に伸びるのはほんのわずかです）。四、五秒ほど気持ち良さを味わった後で、息を吐き出すと同時に足や腰の力を抜いて一気にからだ全体を脱力させます。この動作を二、三回くり返すとその場で痛みが取れるでしょう。

さらに、両足の足先の向きを❷や❸のように内側や外側に向けて行う動作を合わせると、腰全体が伸びて顔を洗う動作などでも痛みが取れて一層すっきりします。これらの動作を行うと確実に痛みを取ることができるでしょう。

❶両足の足先を上に向けて押し込む

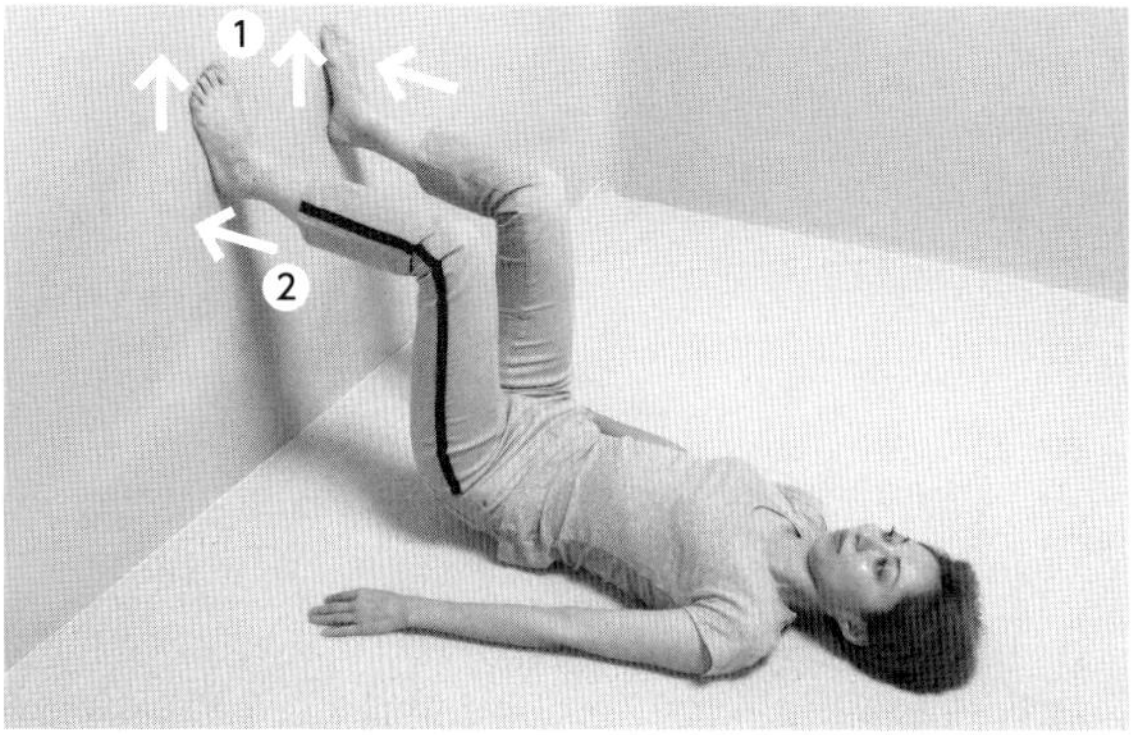

両足の足先を上に向け、足裏全体をベタっと壁につける。
①足裏の筋肉が伸びる分だけ上に向かって押し込んだ後、②そのまま力を抜かずにまっすぐ壁に押し込む

❷両足の足先を内側に向けて押し込む

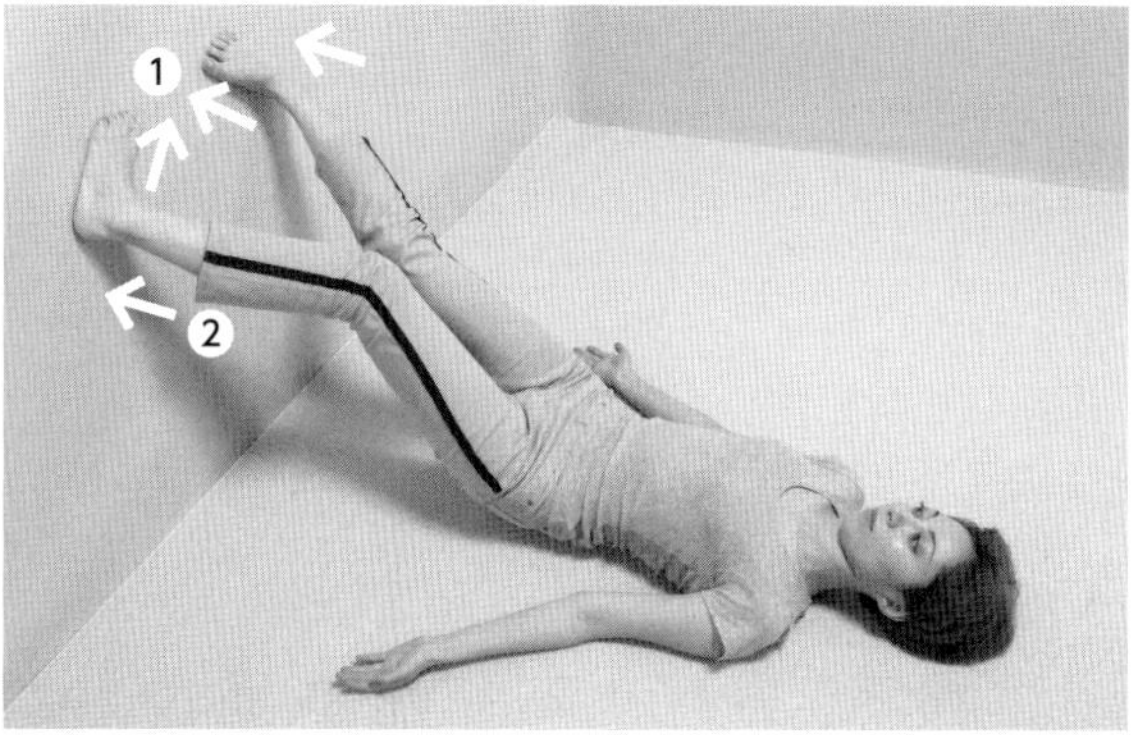

両足の足先を内側に向ける。
①足裏の筋肉が伸びる分だけ上に向かって押し込んだ後、②そのまま力を抜かずにまっすぐ壁に押し込む

❸両足の足先を外側に向けて押し込む

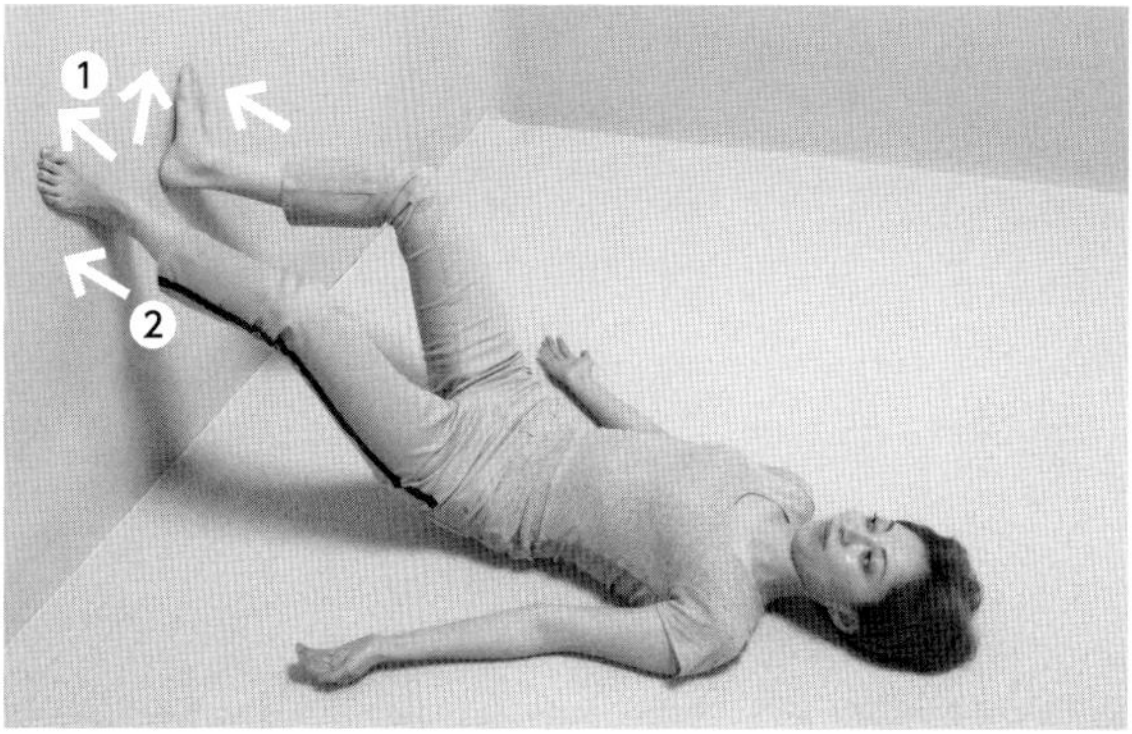

両足の足先を外側に向ける。
①足裏の筋肉が伸びる分だけ上に向かって押し込んだ後、②そのまま力を抜かずにまっすぐ壁に押し込む

肩こり・五十肩に効く操法

肩こりと簡単にいいますが、実はいろいろな症状が合わさったもので、からだの上半身の不都合な症状、たとえば首や肩、肩甲骨、鎖骨の違和感、のどや胸の痛みや目の疲れなどが集約されたものといえます。

また、肩の部分には筋肉も複雑に絡み合っているので、あらゆる方向や角度からの刺激が必要になります。そのため、肩こりや五十肩を解消するためには方法が何通りかあり、行う動作の数も多くなります。しかし、一度にすべてを行う必要はありません。少しずつ自分の状態に合わせてやってみて、気持ち良くできる動作を選んで行うとよいでしょう。

方法としては次の四つがあります。

❶ソファーの側面などを利用する方法（83〜87頁参照）
❷正座かあぐらをかいて、手を床に押し込む方法（88〜89頁参照）
❸正座かあぐらをかいて、手にからだをゆだねる方法（90〜91頁頁参照）
❹ひじのついた椅子に座って行う方法（92頁参照）

五十肩の場合、痛みが激しいところは腕の三角筋の停止部分（左図上の三角筋が上腕骨に付着する上腕骨頭部分）から手の三里までで、腕全体の痛みと気だるさと、肩の部分前面と後面すべてに痛みがあります。からだの歪みがひどいことが原因となるため、あお向けと横向き、うつ伏せの三つの操体をしっかり行うこと、またソファーの側面を使って手先の形と方向を変えて押し込む操法を行う必要があります。

この本に載っている動作をいろいろと試してみて、その中から気持ちの良い動作や痛くない動作を選んで行っているうちに、肩の部分の可動域が広がってきます。なお、痛い動作があったら痛みから逃げる動作を行ってみることも重要です。

◉五十肩の痛みの激しい部分

〈 胸側 〉

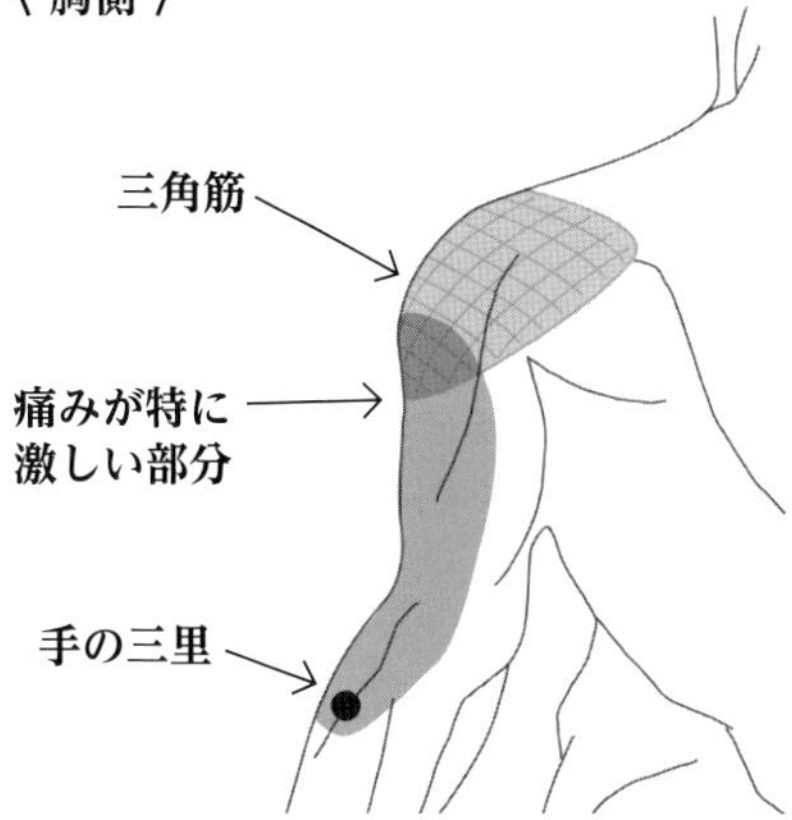

五十肩は三角筋の停止部分から手の三里にかけて激しい痛みが出る

〈 背側 〉

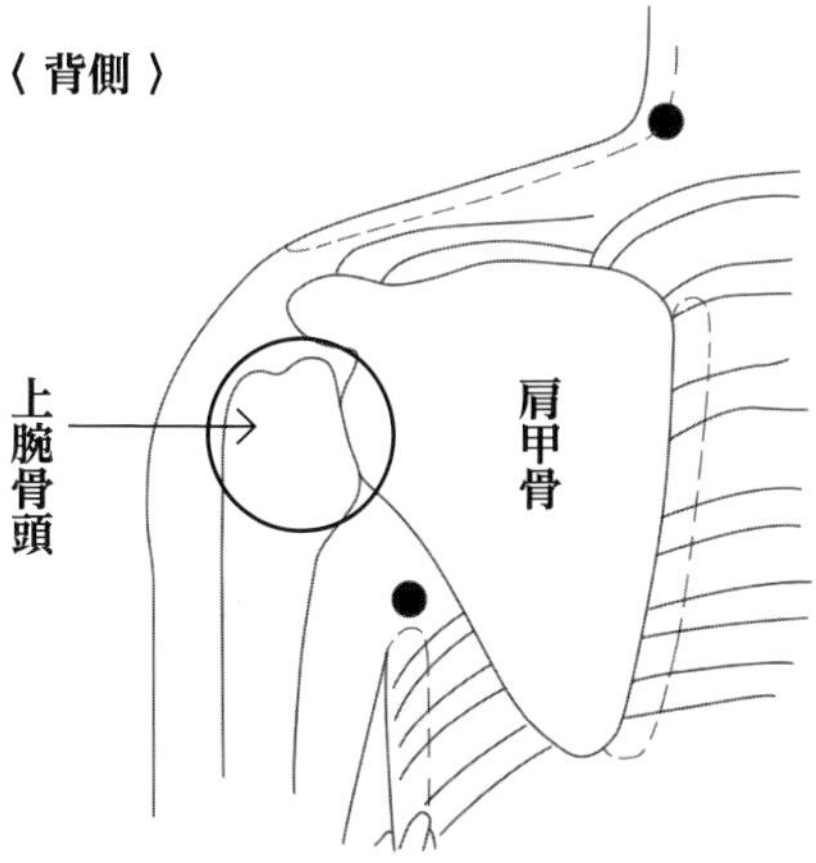

五十肩の痛みを取るには、上腕骨頭の向きを変えながら、手を下（床やソファー側面など）に向けて押し込むことがポイントとなる。上腕骨頭の向きを変えるには、押し込む時の手の形（82 頁参照）を変えたり、押し込みながら上腕骨頭を上下左右に動かしたりするとよい

以下の❶～❸の方法を行う際に床に押し込む手の形は四つ（左写真A～D）あります。

腕を脱力する際は腰と肘の部分を合わせて一気に脱力させることになります。

床に押し込むときの手の形

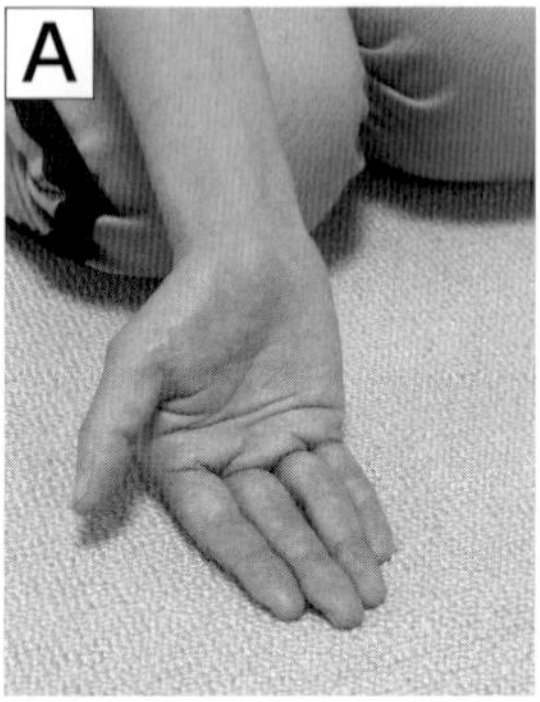

指を折り曲げ、指の付け根から指先まで押し込む

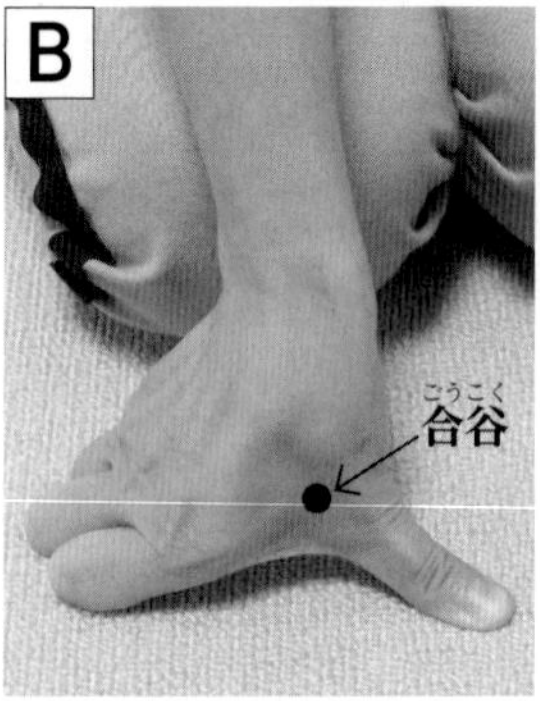

親指は伸ばし他の指を折り曲げ、その間をできるだけ広げて押し込む（合谷というツボも刺激される）

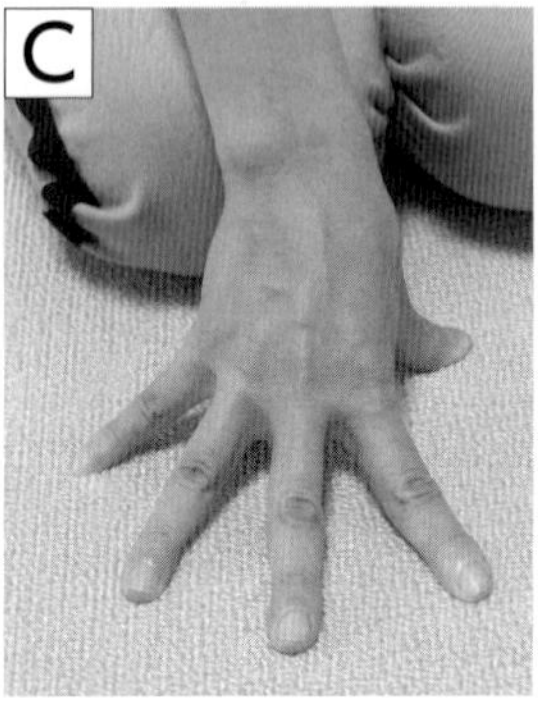

手の甲を上げ、指を開いて指先を押し込む

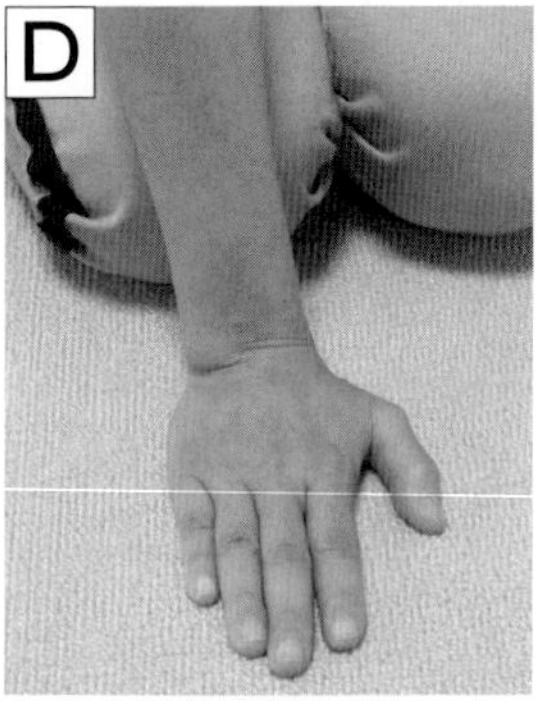

手の平全体で押し込む

❶ソファーの側面などを利用する方法

ソファーの側面など抵抗のあるものを利用して行う。

あお向け

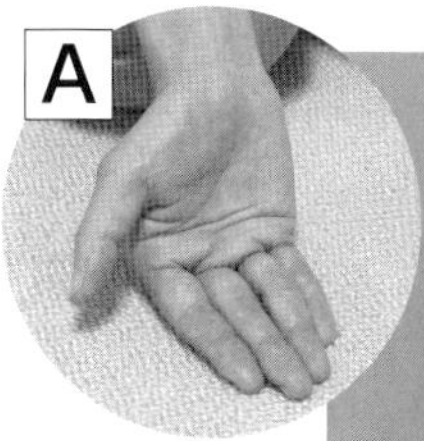

手の形はA
(82頁参照)

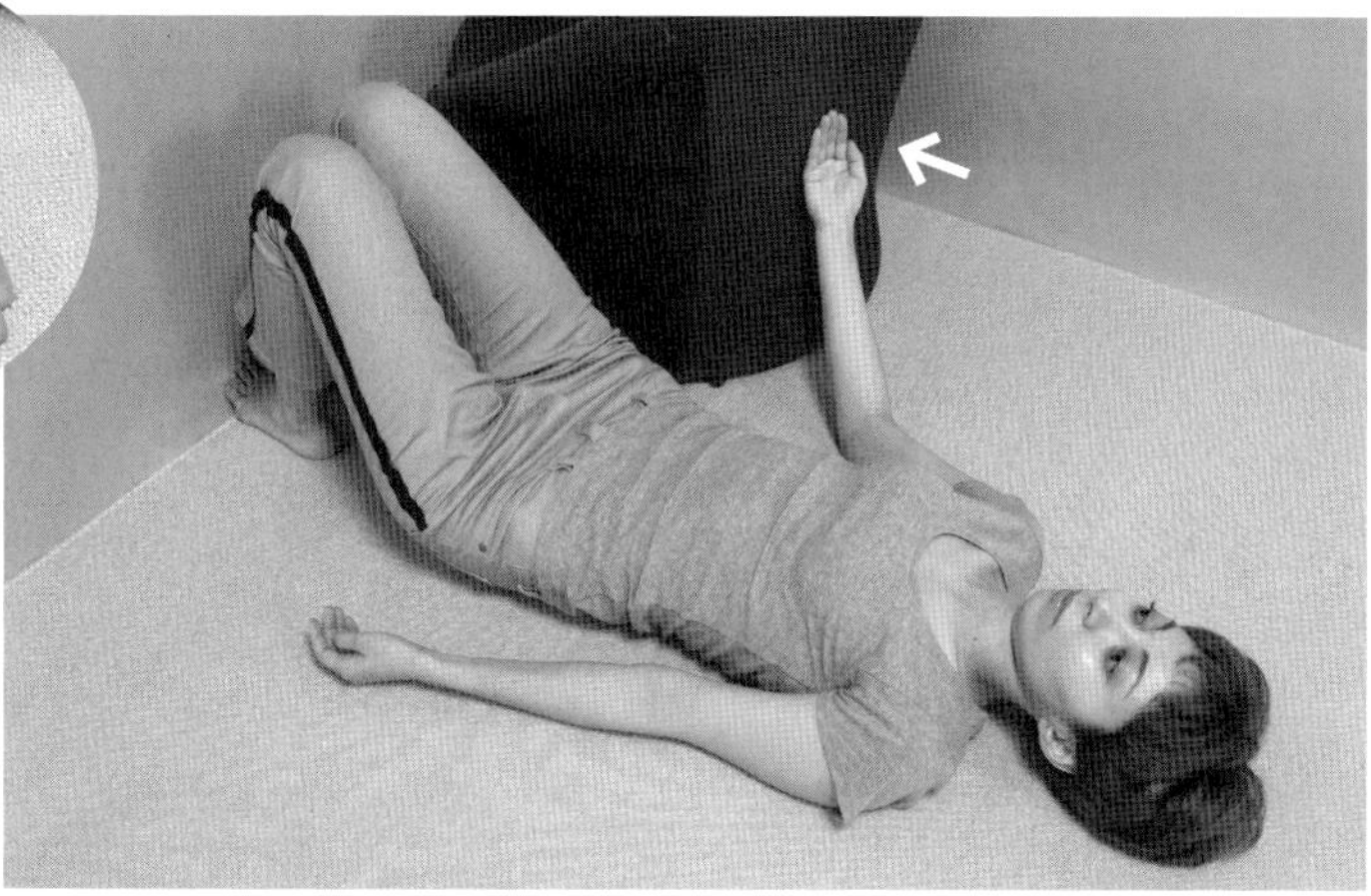

①あお向けに寝転び、指先を上に向けて押し込む

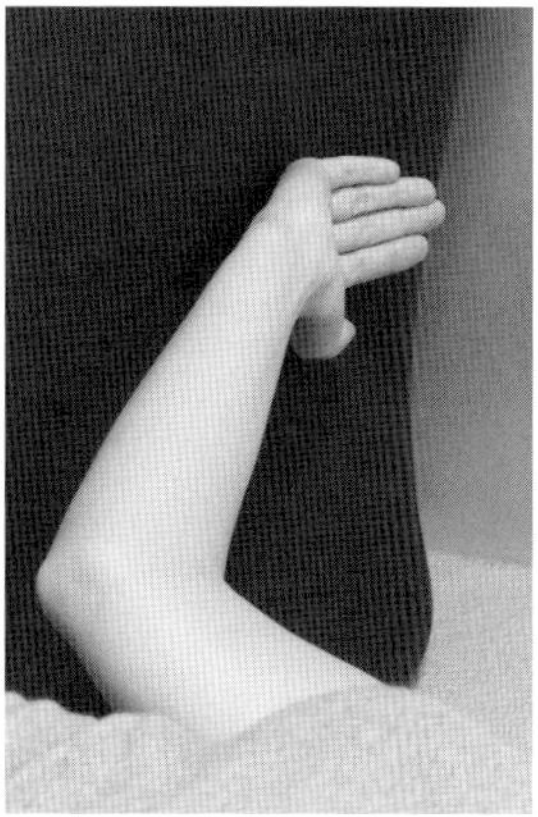

④指先を外側に向けた状態で押し込む

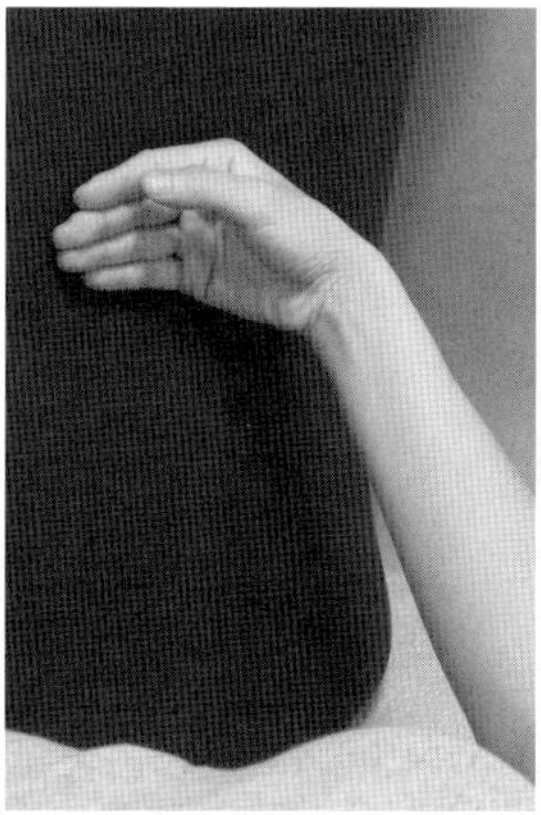

③指先を内側に向けた状態で押し込む

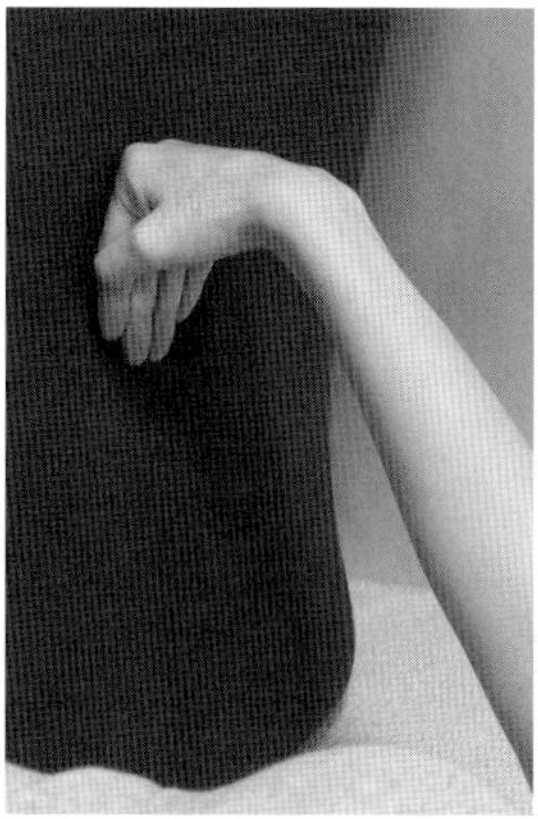

②指先を下に向けた状態で押し込む

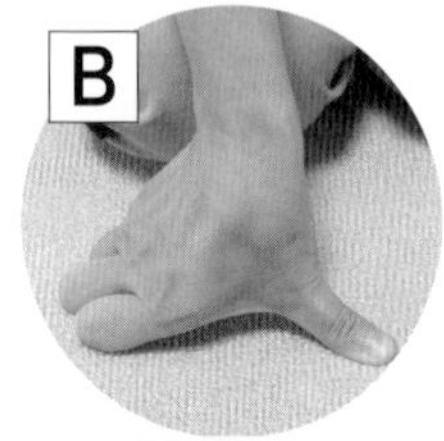

手の形はB
（82 頁参照）

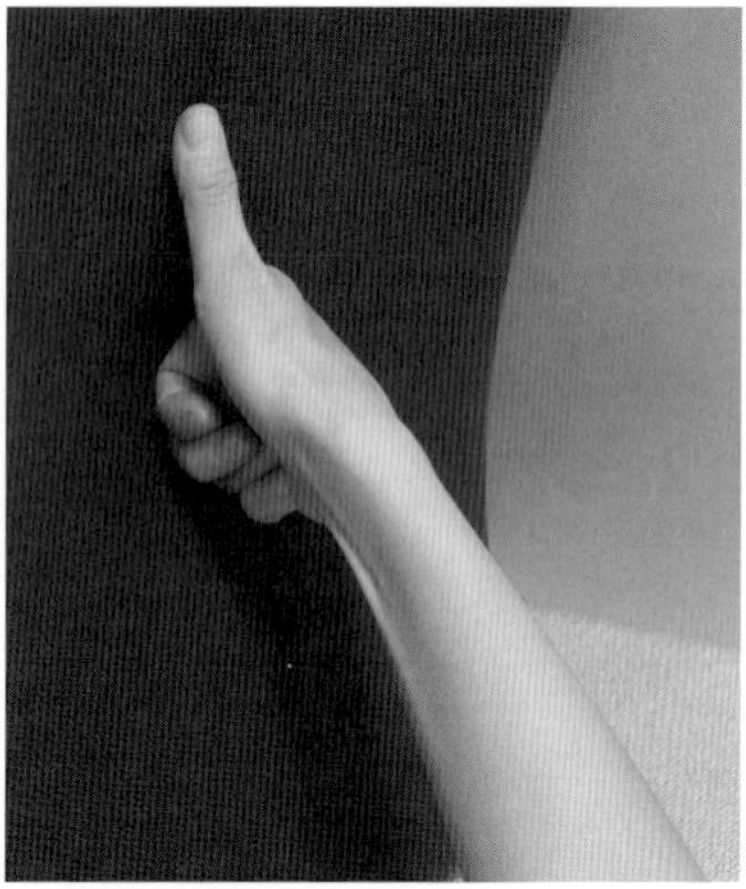

①親指を上に向けた状態で押し込む

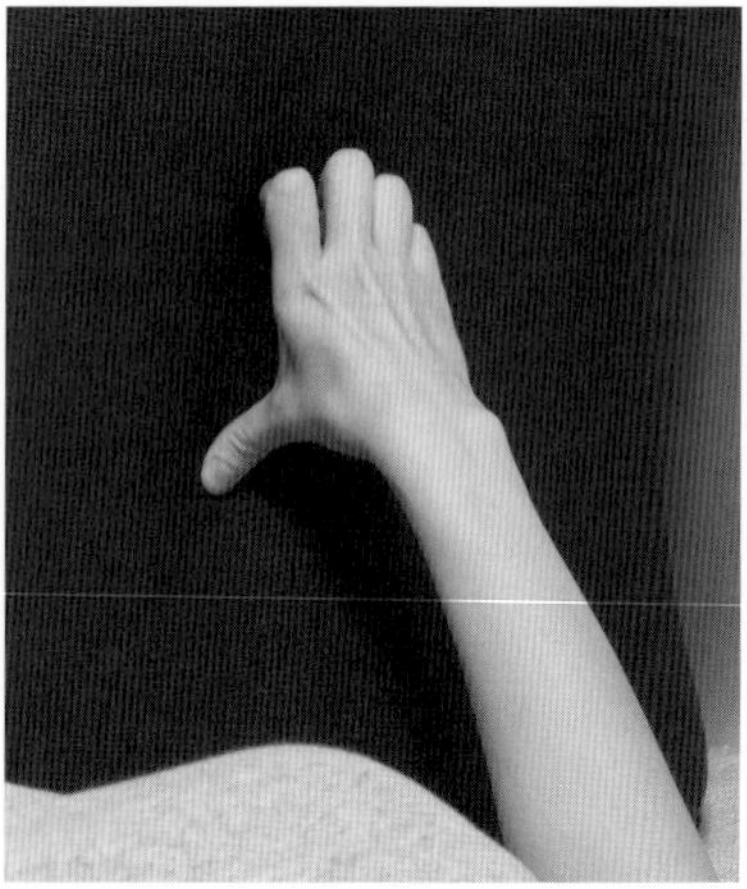

②親指を下に向けた状態で押し込む

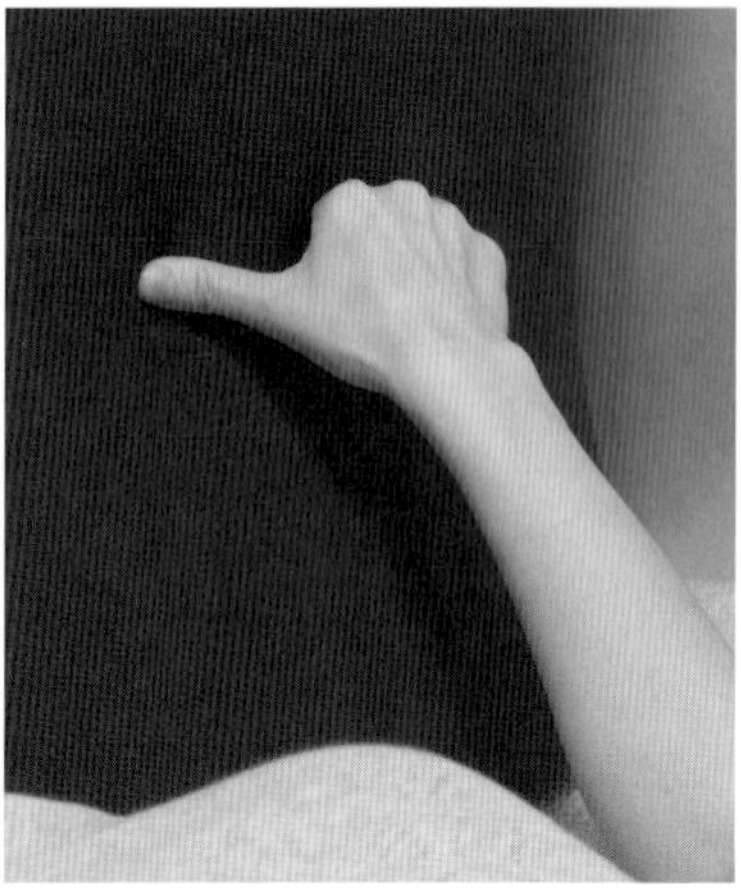

③親指をからだの方に向けた状態で押し込む

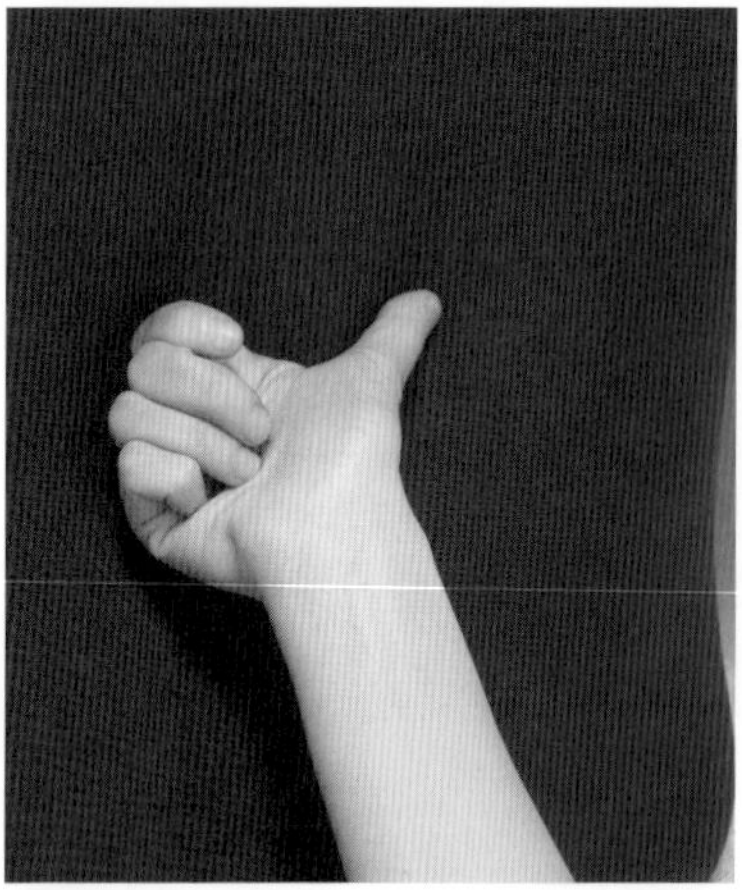

④親指をからだと反対側に向けた状態で押し込む

手の形はC
(82頁参照)

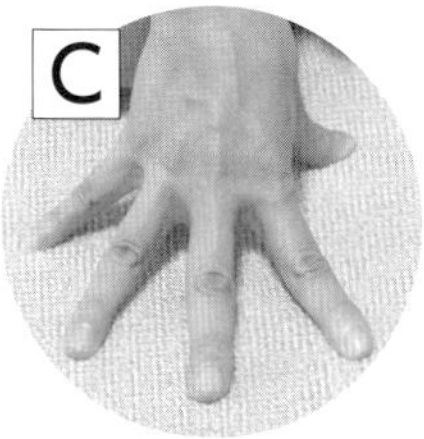

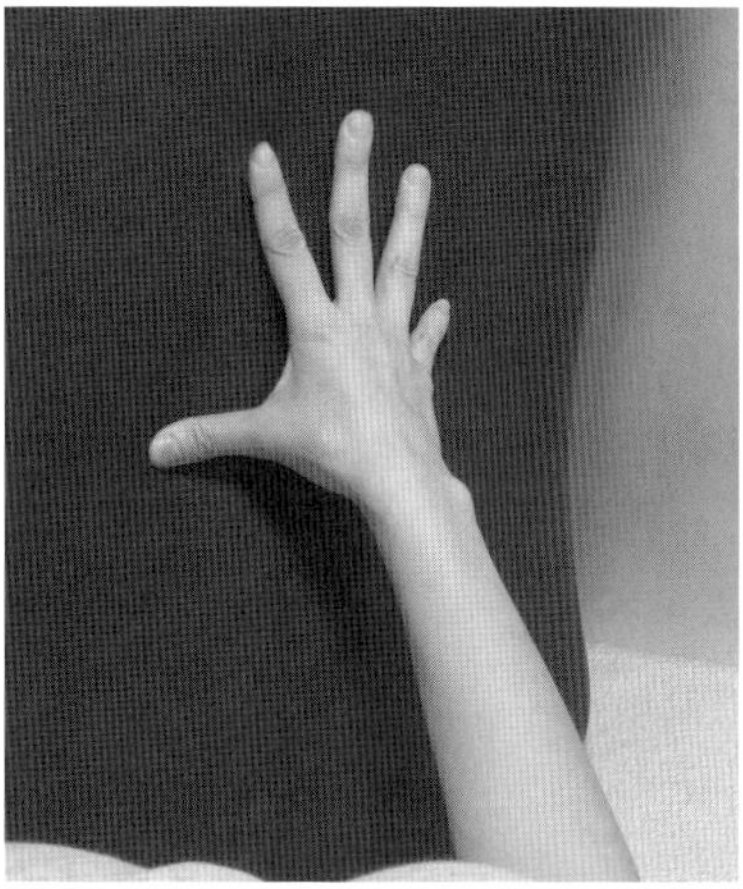

①指先を上に向けた状態で指先だけで押し込む

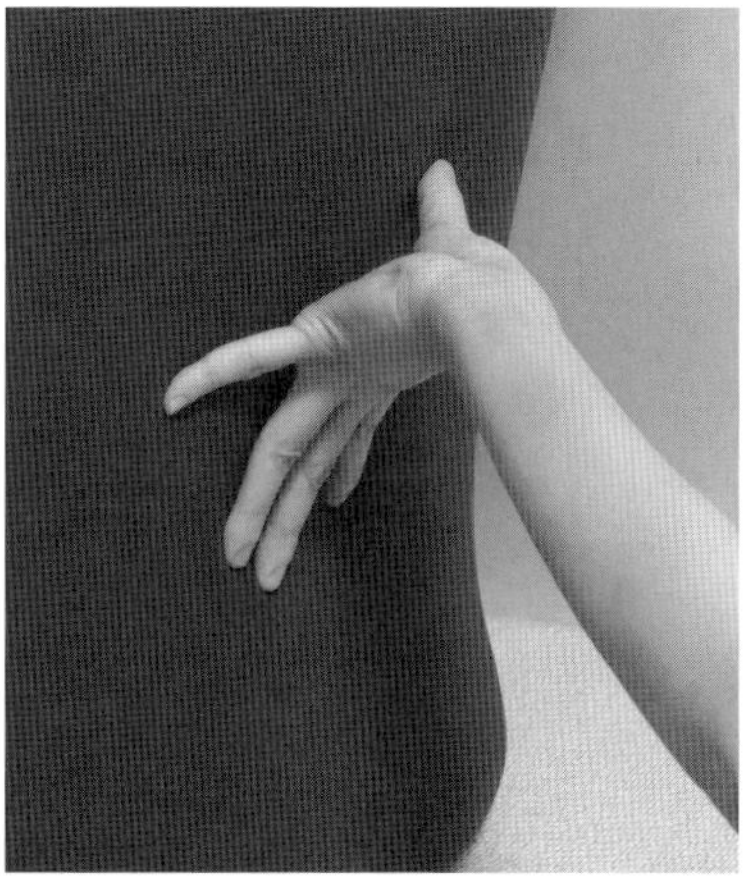

②指先を下に向けた状態で指先だけで押し込む

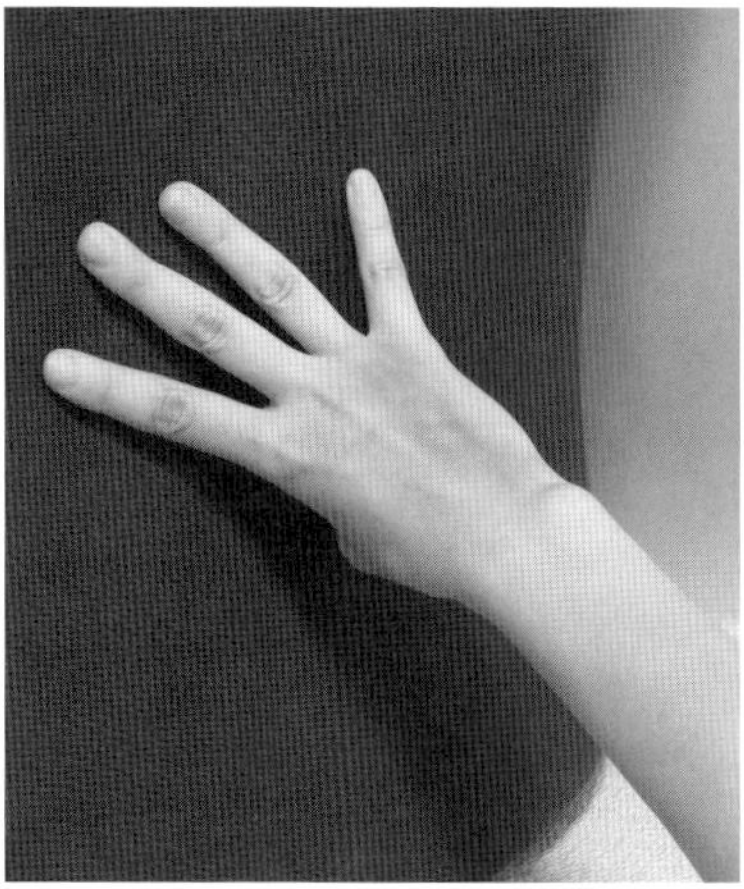

③指先をからだの方に向けた状態で指先だけで押し込む

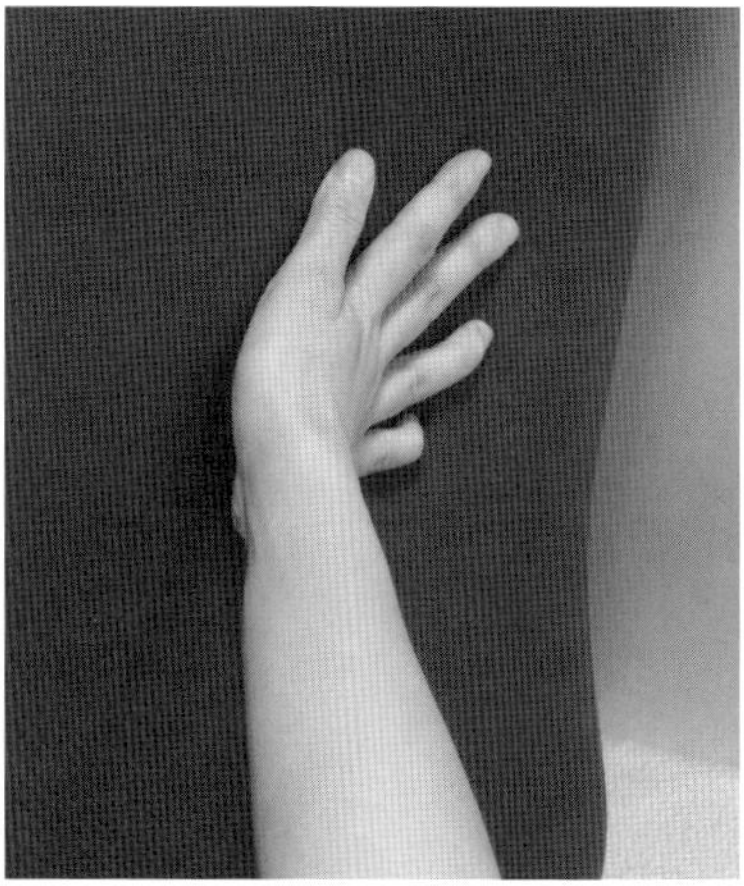

④指先をからだと反対側に向けた状態で指先だけで押し込む

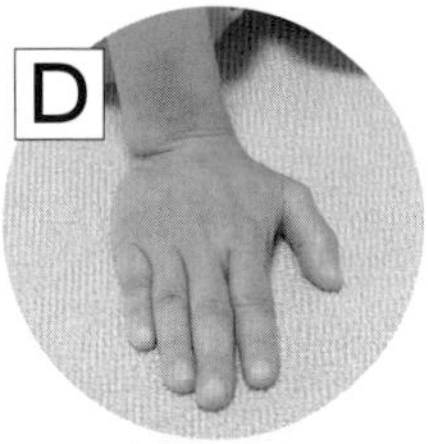

手の形はD
(82頁参照)

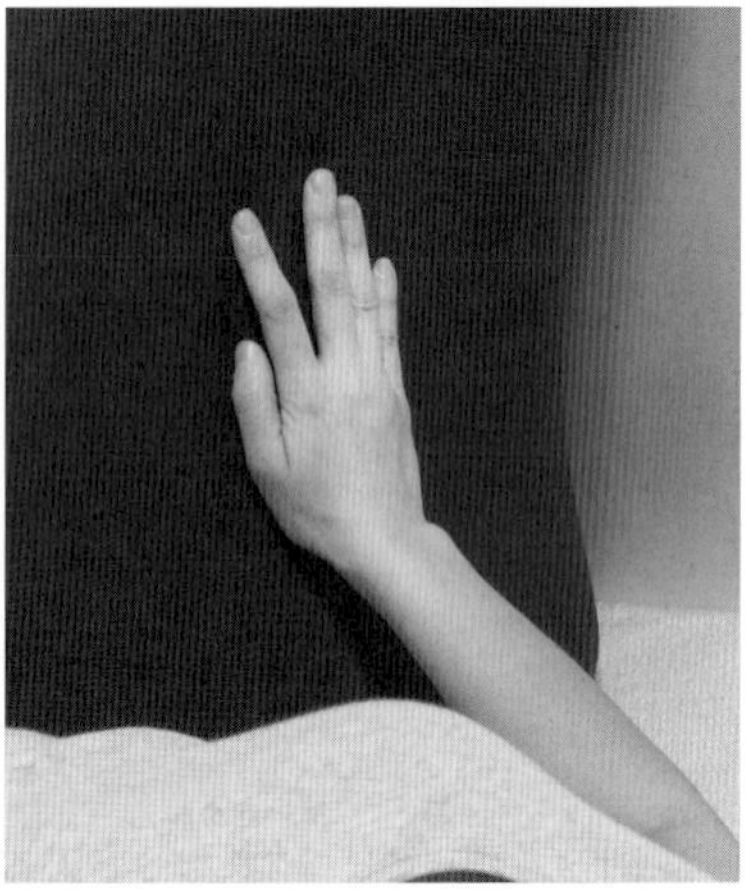

①指先を上に向けた状態で押し込む

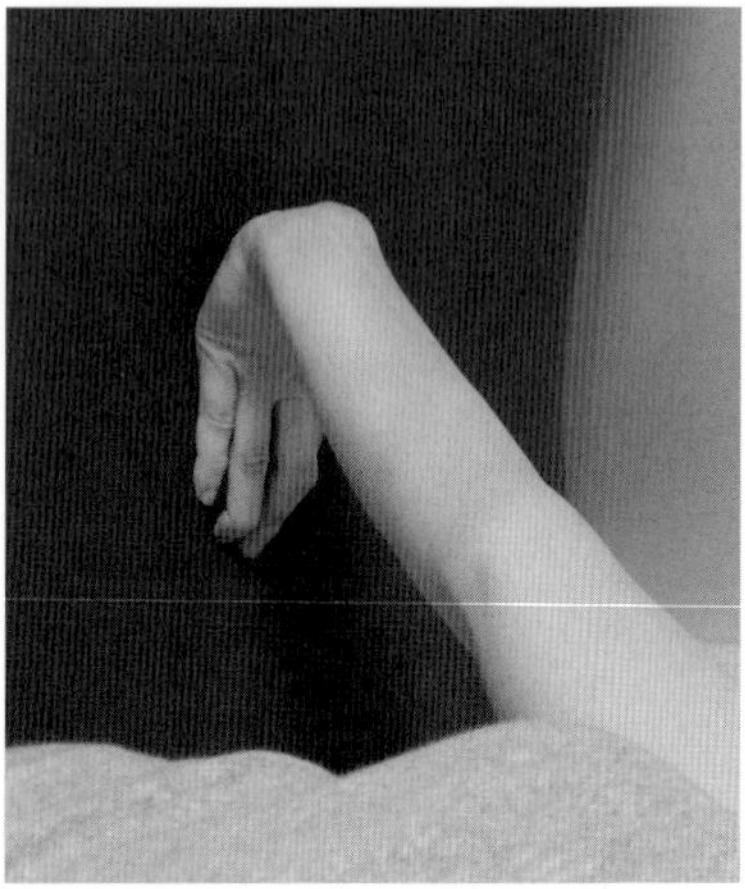

②指先を下に向けた状態で押し込む

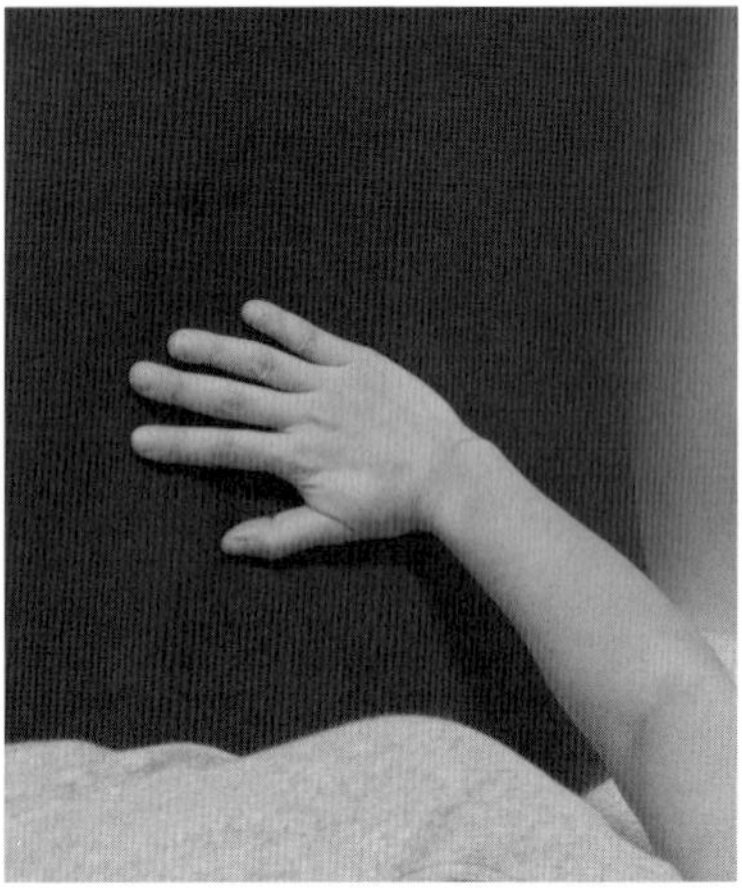

③指先をからだの方に向けた状態で押し込む

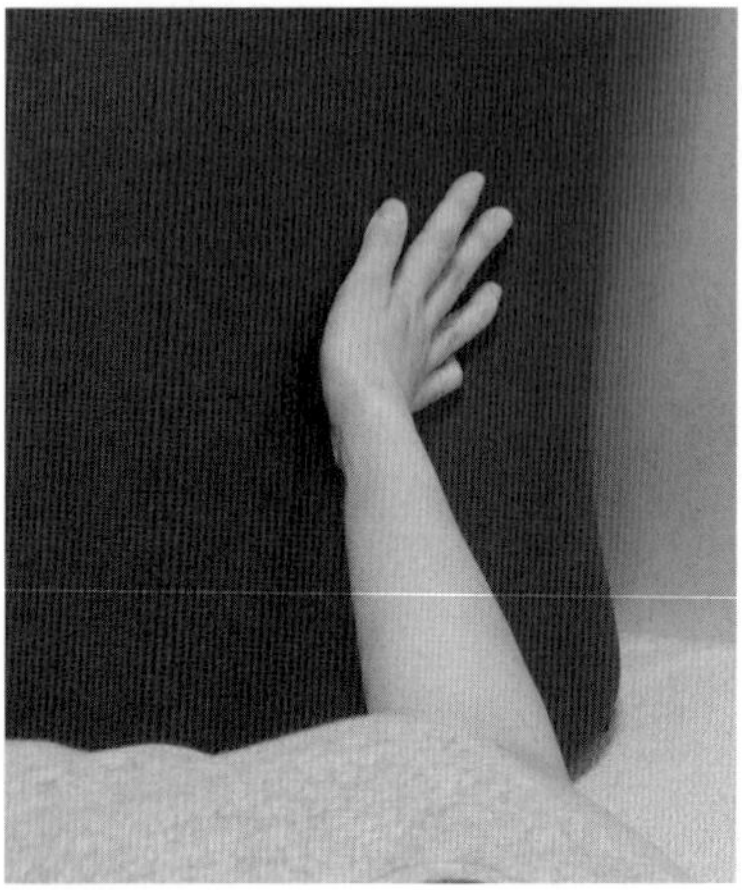

④指先をからだと反対側に向けた状態で押し込む

横向き

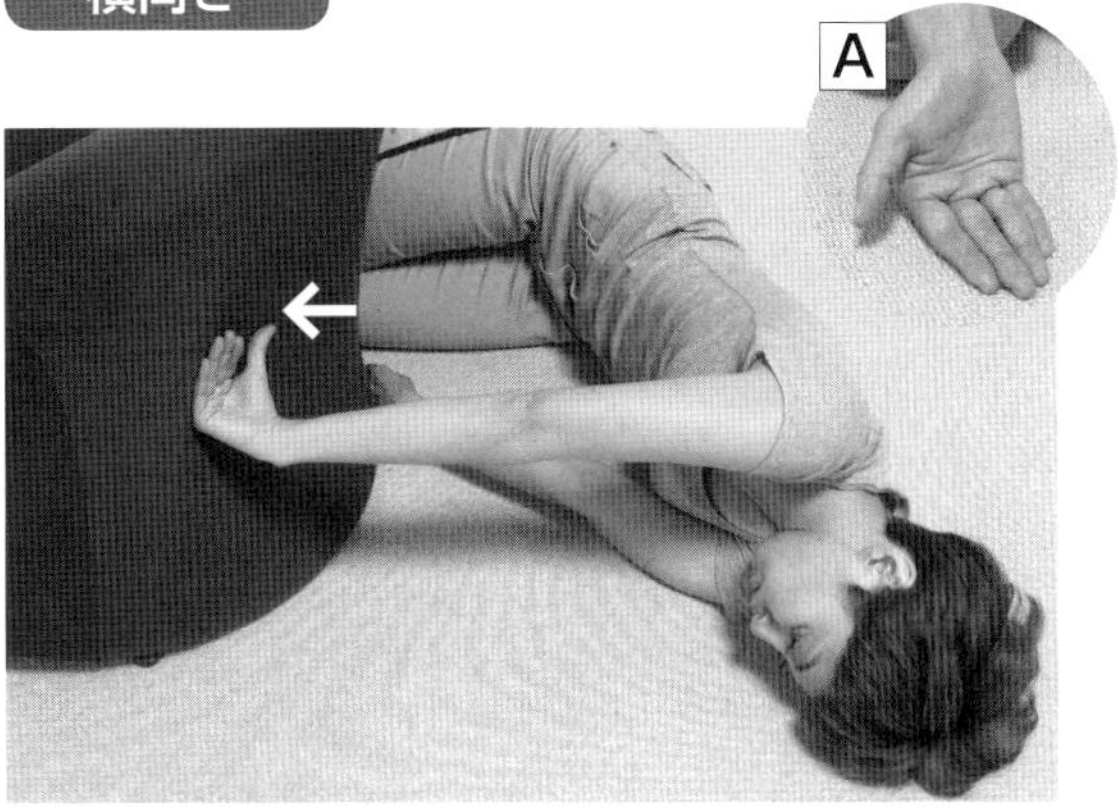

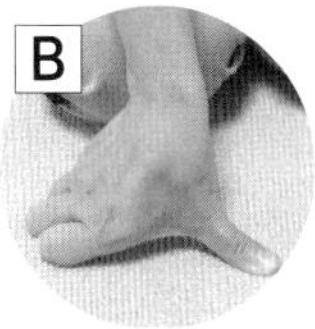

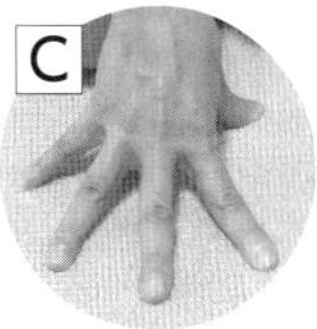

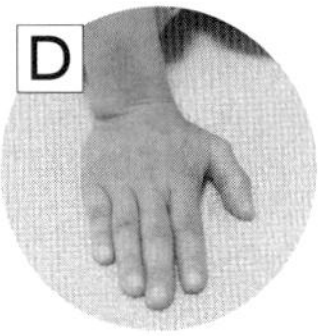

横向きに寝転び、ソファーの側面など抵抗のあるものにＡの手の形で手を当てて、指先を上下、内側、外側に向けて押し込む。Ａが終わったら、Ｂ～Ｄの手の形で同じように行う
（手の形は 82 頁参照）

うつ伏せ

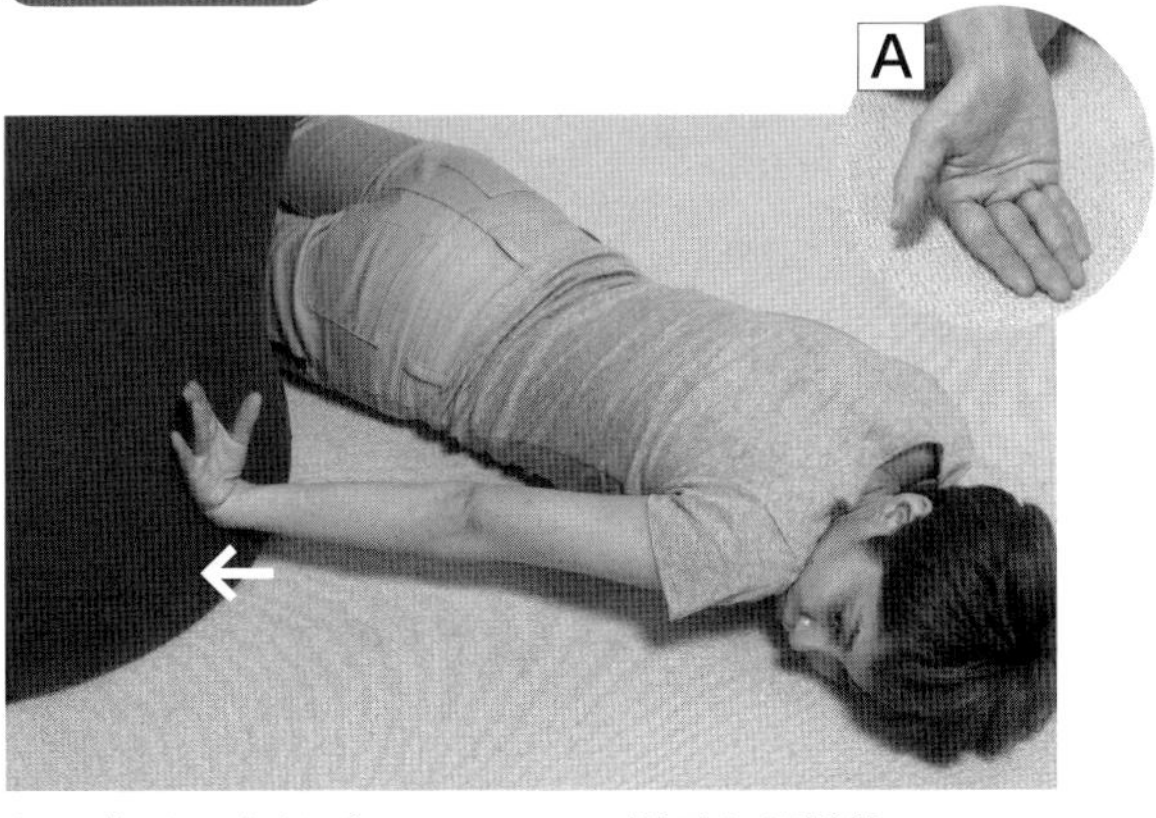

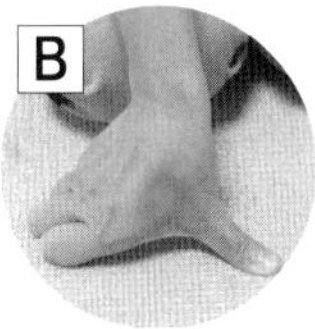

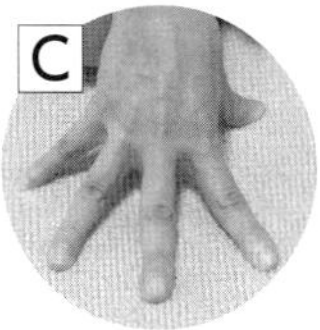

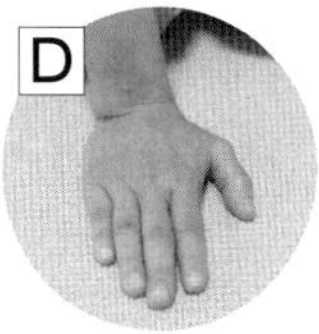

うつ伏せに寝転び、ソファーの側面など抵抗のあるものにＡの手の形で手を当てて、指先を上下、内側、外側に向けて押し込む。Ａが終わったら、Ｂ～Ｄの手の形で同じように行う
（手の形は 82 頁参照）

❷正座かあぐらをかいて、手を床に押し込む方法

両手

正座かあぐらをかいた状態で両手を使って行う。
❶と同じく床に当てる手の形（A ~ D、82 頁参照）を変えて①～④の動作を繰り返す。

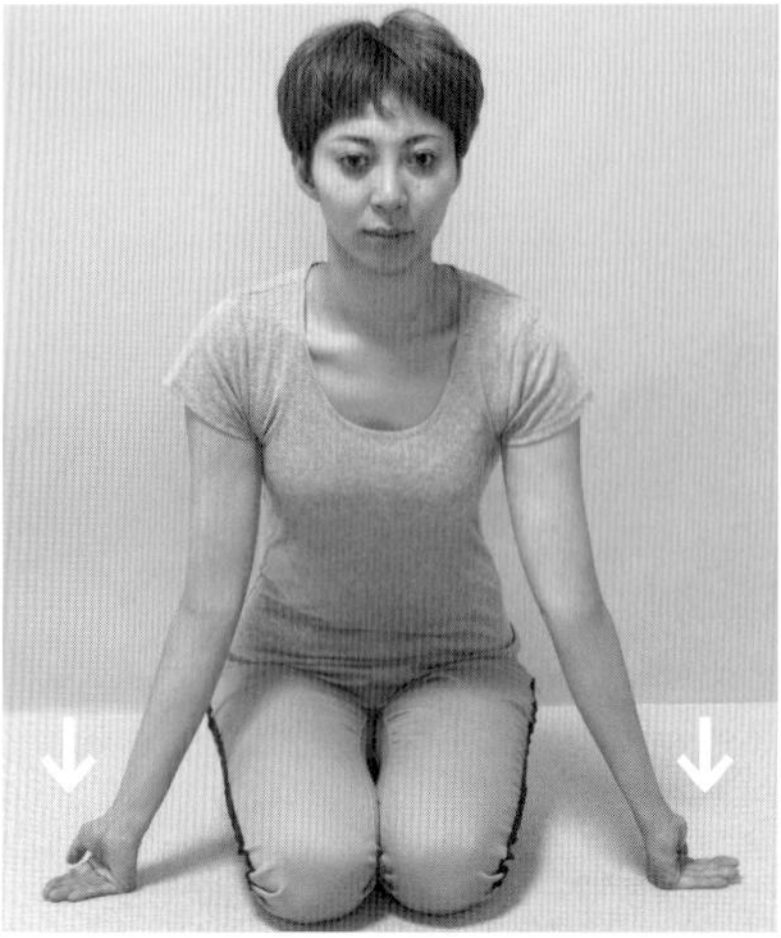

③両手の指先をからだの外側に向け、指の付け根から指先までを床につけて押す

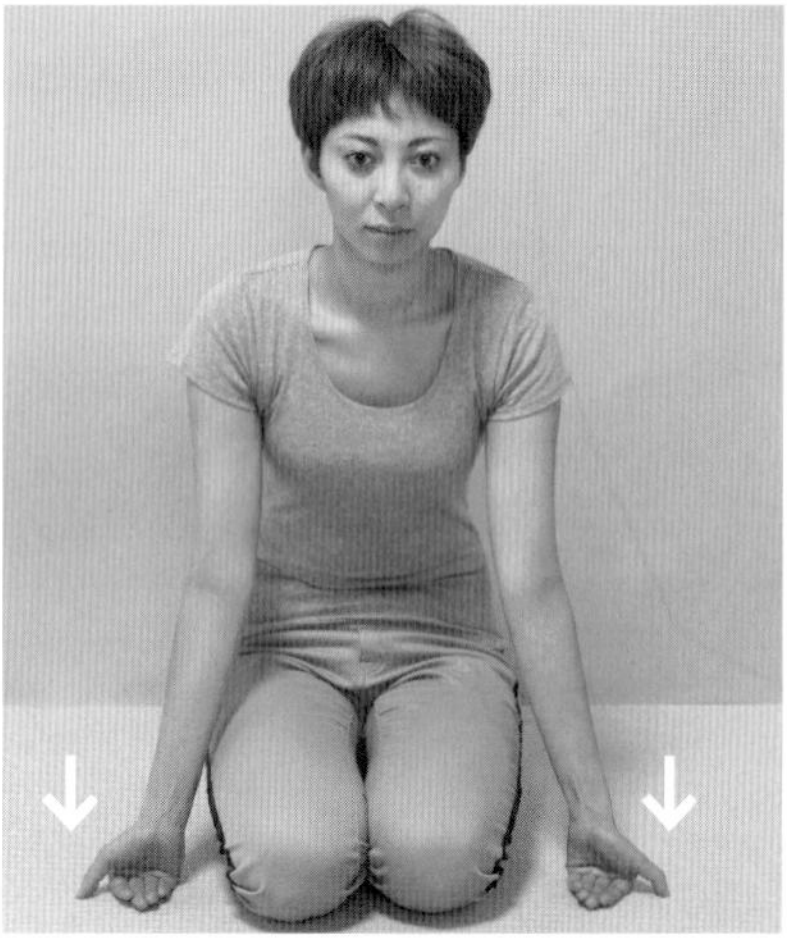

①両手の指先をからだの前側に向け、指の付け根から指先までを床につけて押す

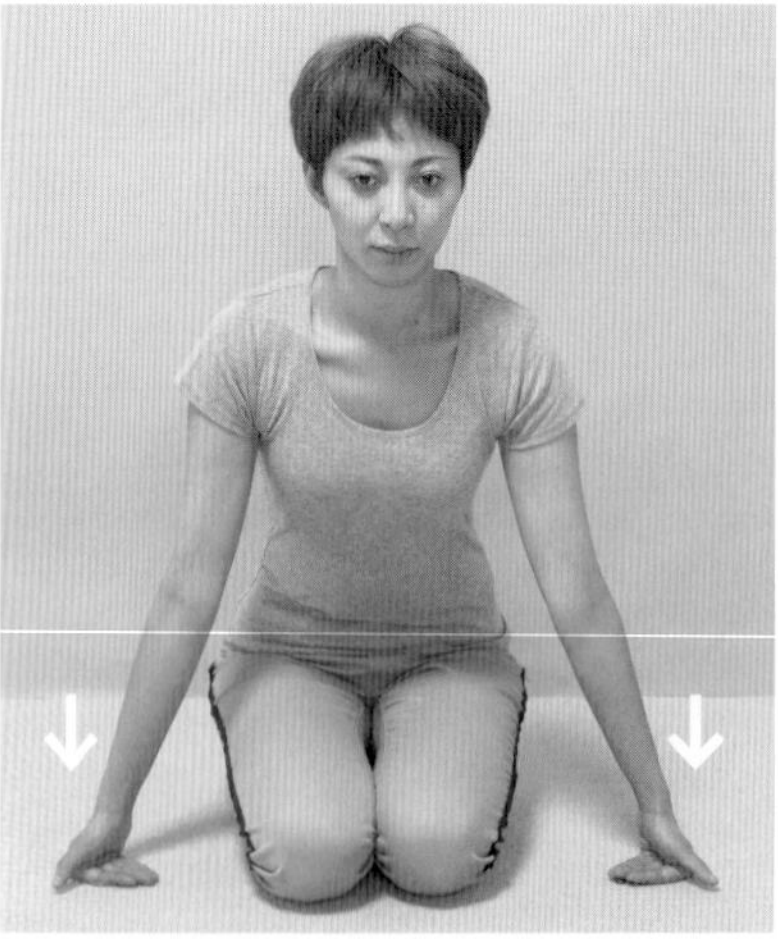

④両手の指先をからだの内側に向け、指の付け根から指先までを床につけて押す

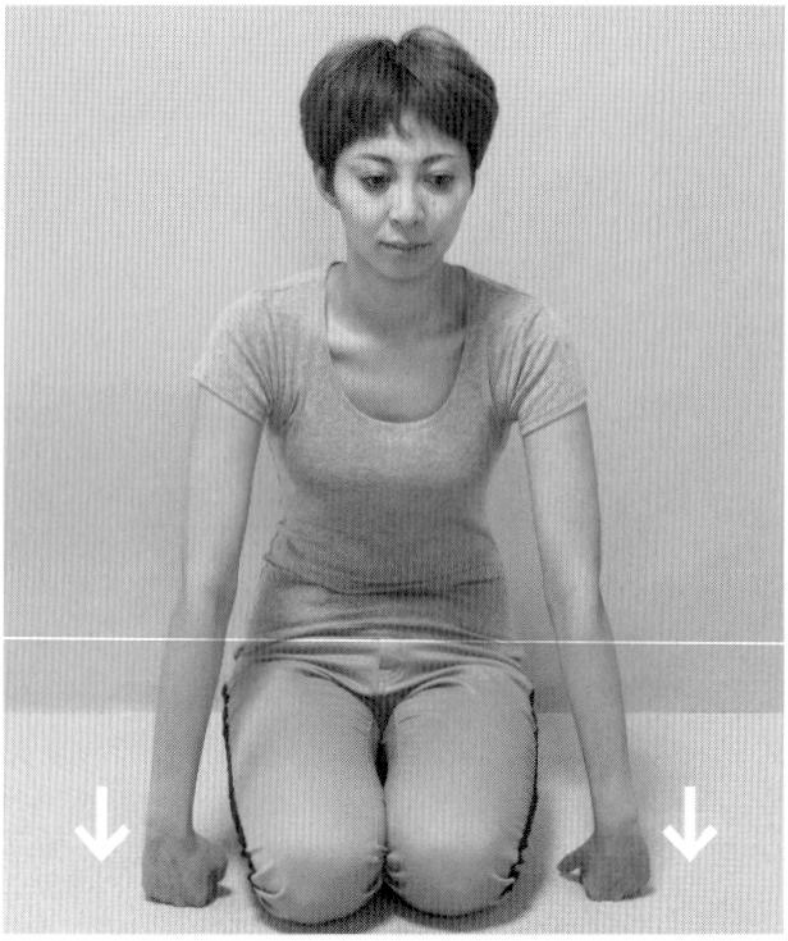

②指先をからだの後ろ側に向け、指の付け根から指先までを床につけて押す

正座かあぐらをかいた状態で左右の片手を使って行う。

片手

❶と同じく床に当てる手の形（手の形は 82 頁参照）を変えて①～④の動作を繰り返す。

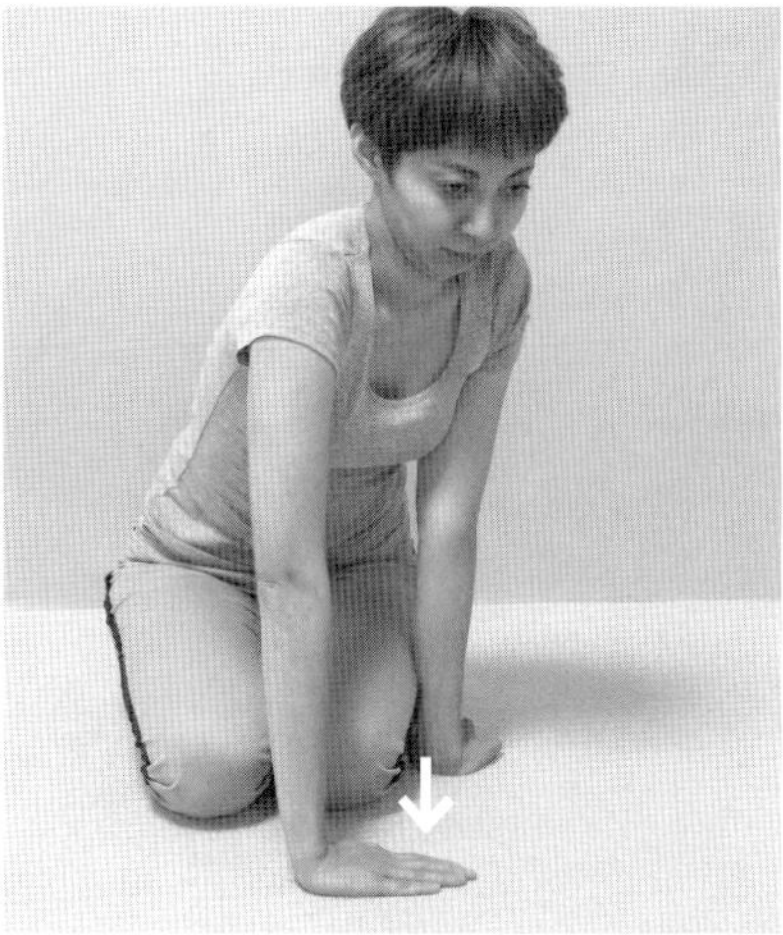

③指先を左側に向け、手の平全体を床に押し込む

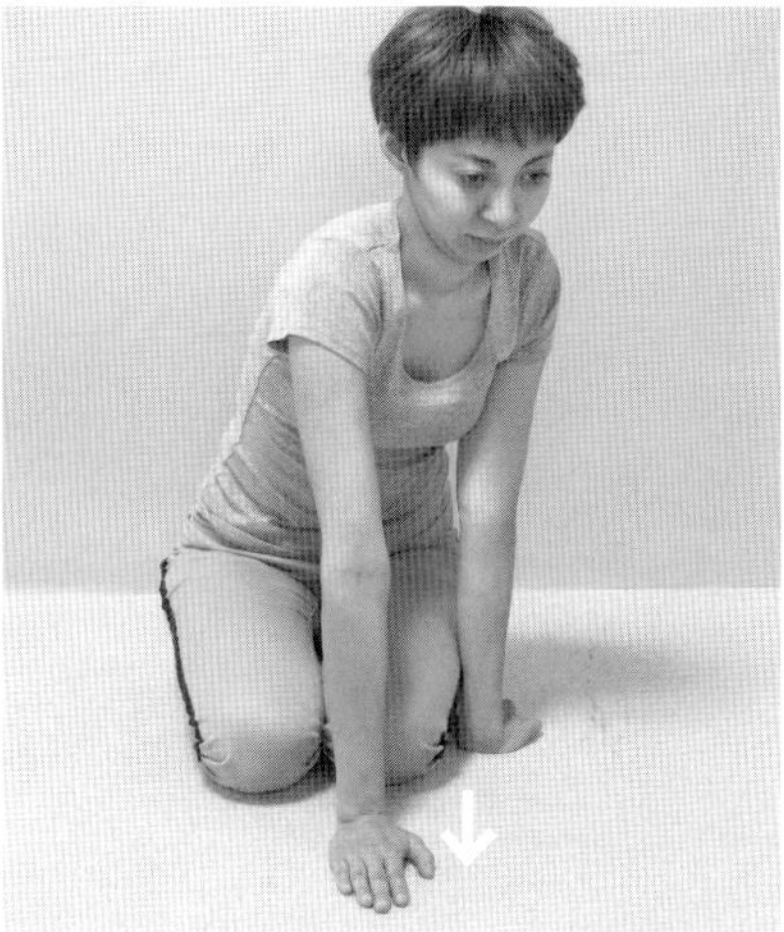

①指先を前側に向け、手の平全体を床に押し込む

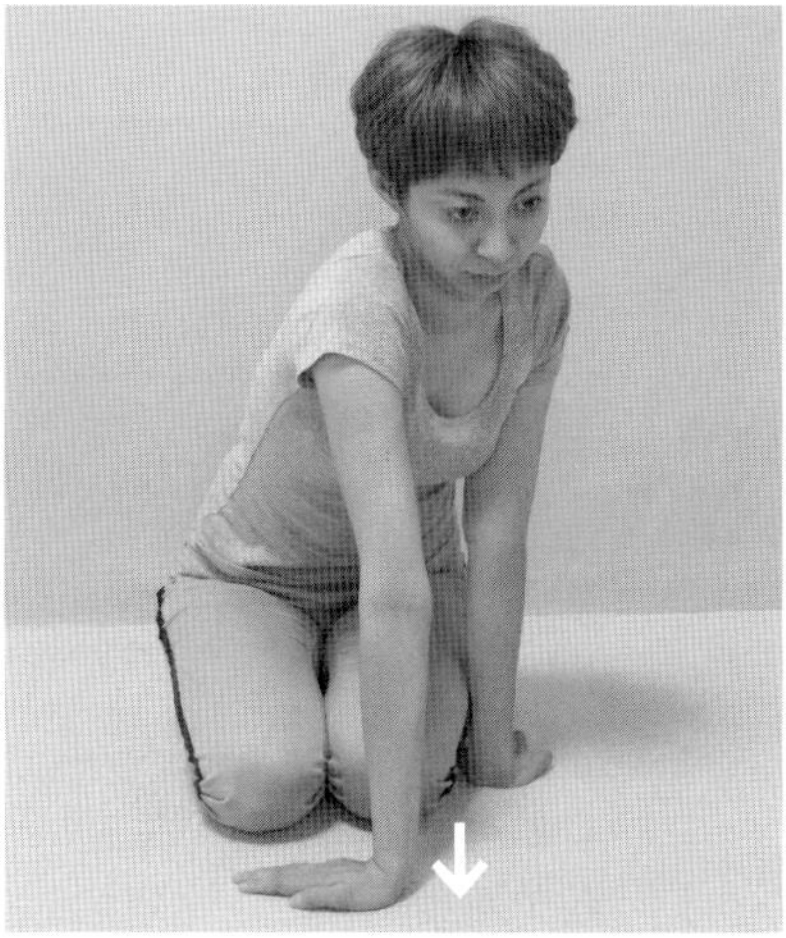

④指先を右側に向け、手の平全体を床に押し込む

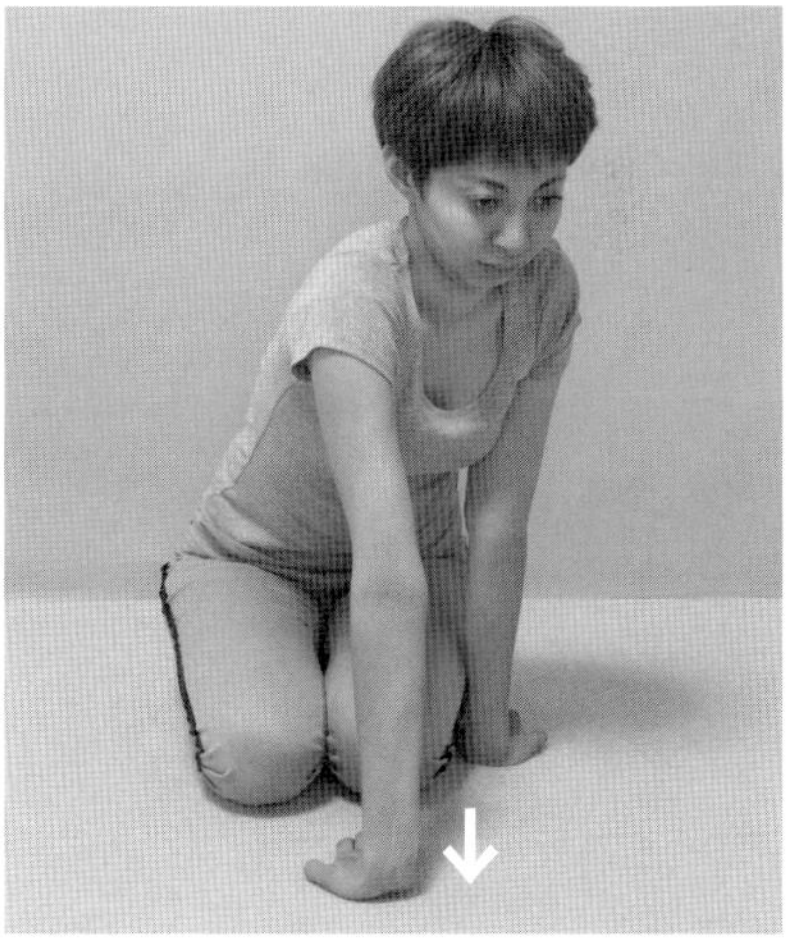

②指先を後ろ側に向け、手の平全体を床に押し込む

❸正座かあぐらをかいて、手にからだをゆだねる方法

肩の症状に効く次のような方法もあります。正座かあぐらの姿勢で、肩の力を抜いた状態にして手を床につけ、前、後、左、右、左捻り、右捻りでからだを軽く手にあずけるようにして、息をゆっくり吐きながらからだの上半身の重心を移動します。押さえる手の方向もそれぞれ変えて、その際の肩の感じをよく受け止め、気持ちの良い方向を見つけます。その方向が決まったら、その気持ちの良い方向にあんばいよくからだをゆだねながら、その気持ち良さを四、五秒ほど味わって、その後で腰と肘の力を抜いて一気に脱力します。五十肩に限らず、からだの上半身の不快な症状の部分に対して刺激が連動して働くため、肩の症状も改善することができます。

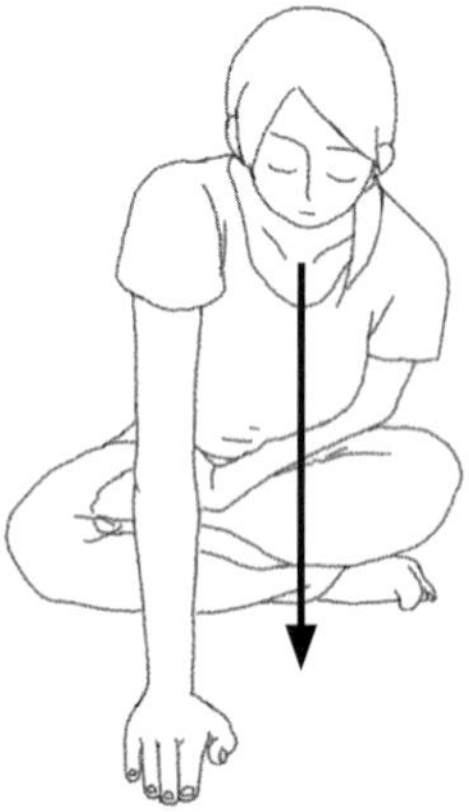

①からだを前に倒す
右肩を肩甲骨とともに突き出し、軽く手にからだをゆだねる

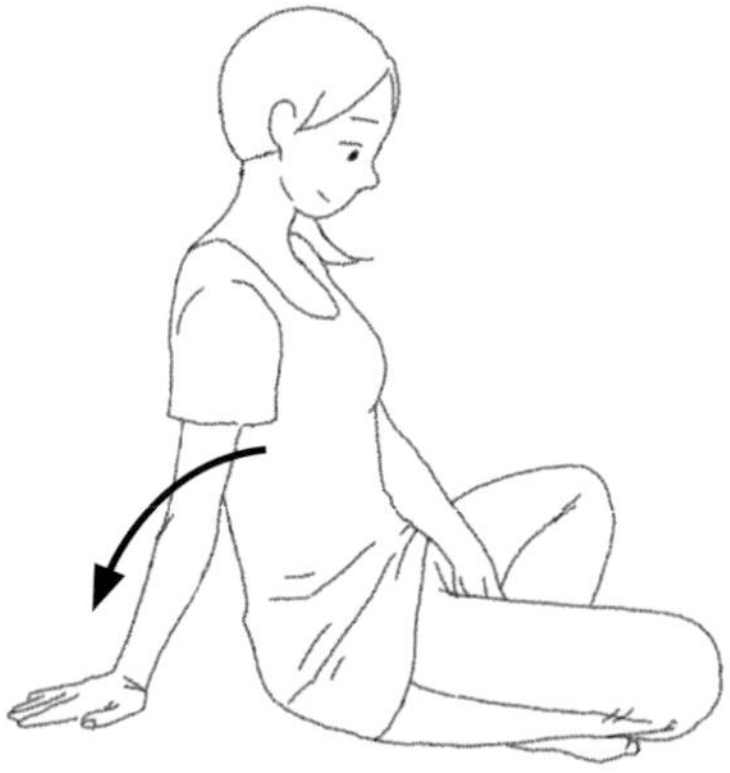

②からだを後ろに倒す
右肩を後ろのほうに持っていき、軽く手にからだをゆだねる

正座かあぐらをかいた状態で片手を使って行う。
❶と同じく床に当てる手の形（手の形は82頁参照）を変えて①～⑥の動作を繰り返す。

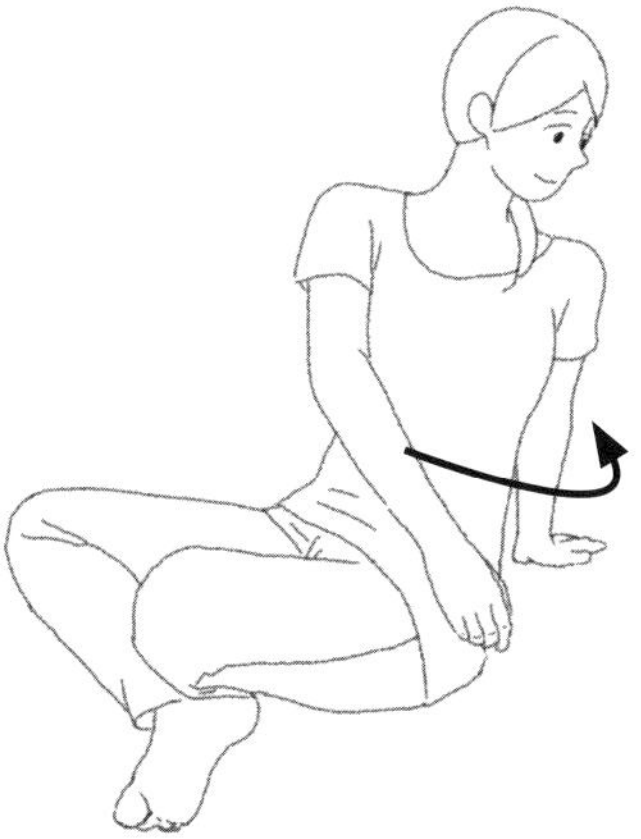

⑤からだを左に捻る
からだを左に捻り、軽く手にからだをゆだねる

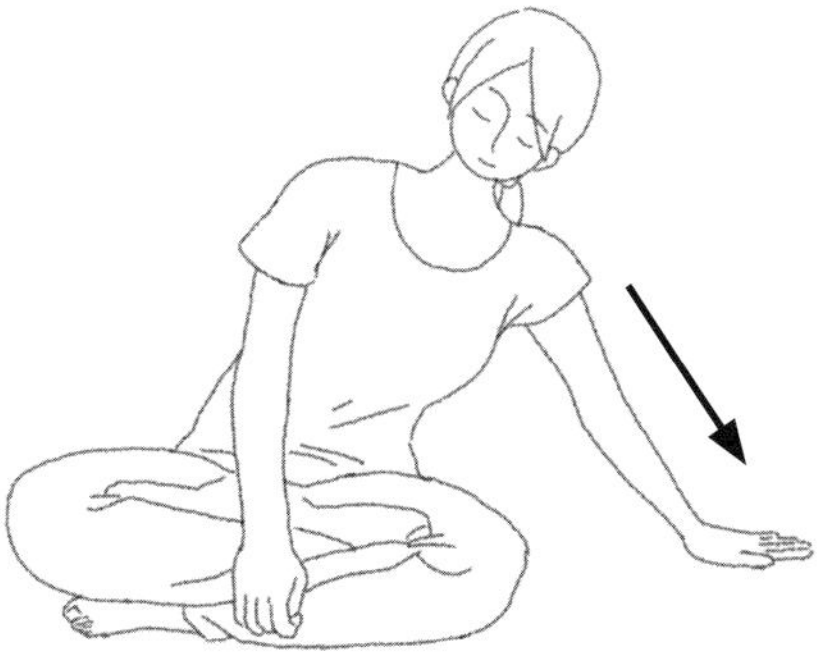

③からだを左に倒す
からだを左に持っていき、軽く手にからだをゆだねる

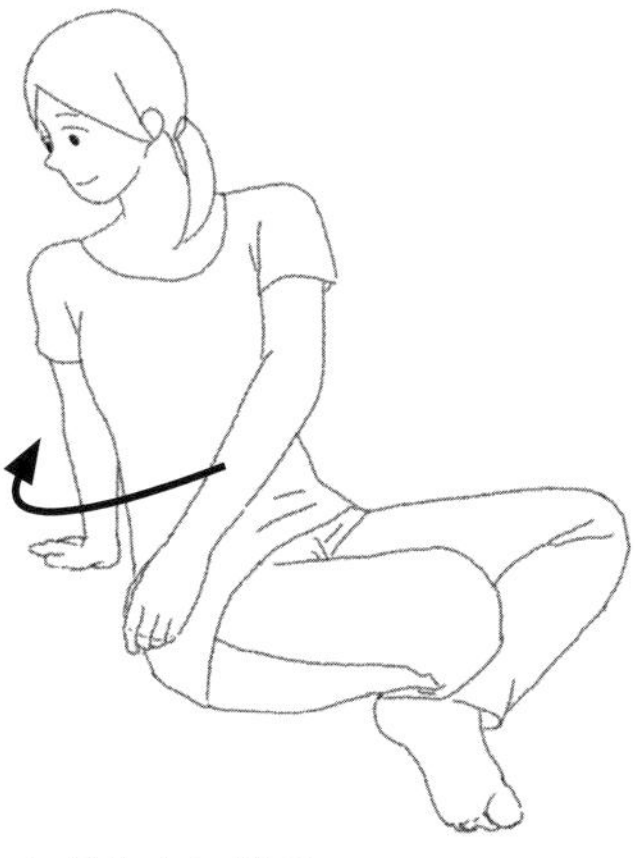

⑥からだを右に捻る
からだを右に捻り、軽く手にからだをゆだねる

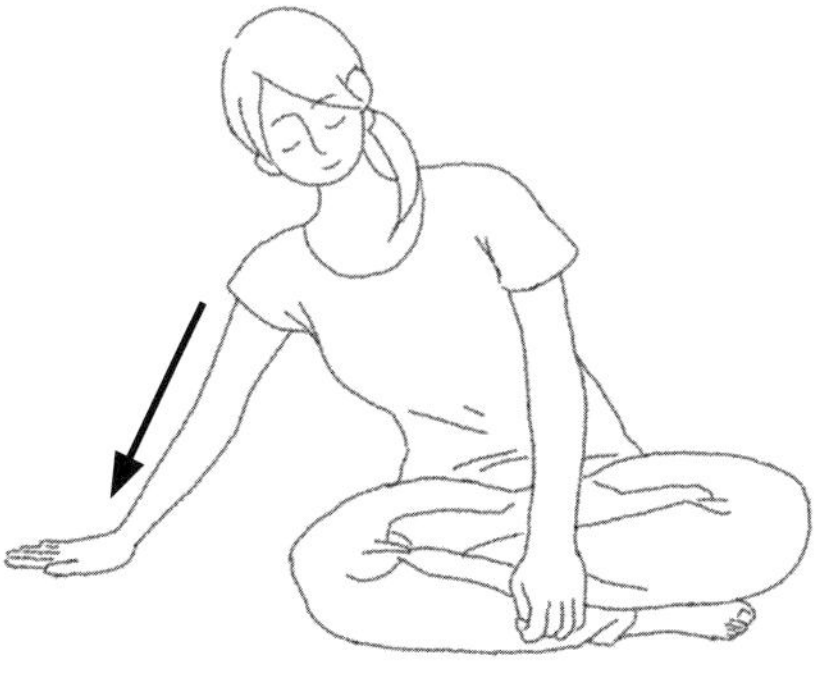

④からだを右に倒す
からだを右に持っていき、軽く手にからだをゆだねる

❹ひじのついた椅子に座って行う方法

イラストのようにイスに座り、手の平を上に向け肘をゆっくりふわーっと肘当てに押し込みます。次に肘部分の筋肉が伸びる分だけ後ろに引き、逆に肩全体を前にもってきます。その際に、肘がイスの肘当てに密着するように、長袖の場合は袖を肘の上までまくっておくと良いでしょう。

自分に気持ち良い動作を、からだの内なる声に聞いて行うことが大切です。私自身も含め、この方法によって長く続いていた肩こりが一気に解消し、楽になったという人がたくさんいます。ただし、からだの歪みがきつい場合や根本的に肩こりを解消したい場合には、やはり足からの操法を行う必要があります。からだ全体を足先から整えると肩こりはなくなります。

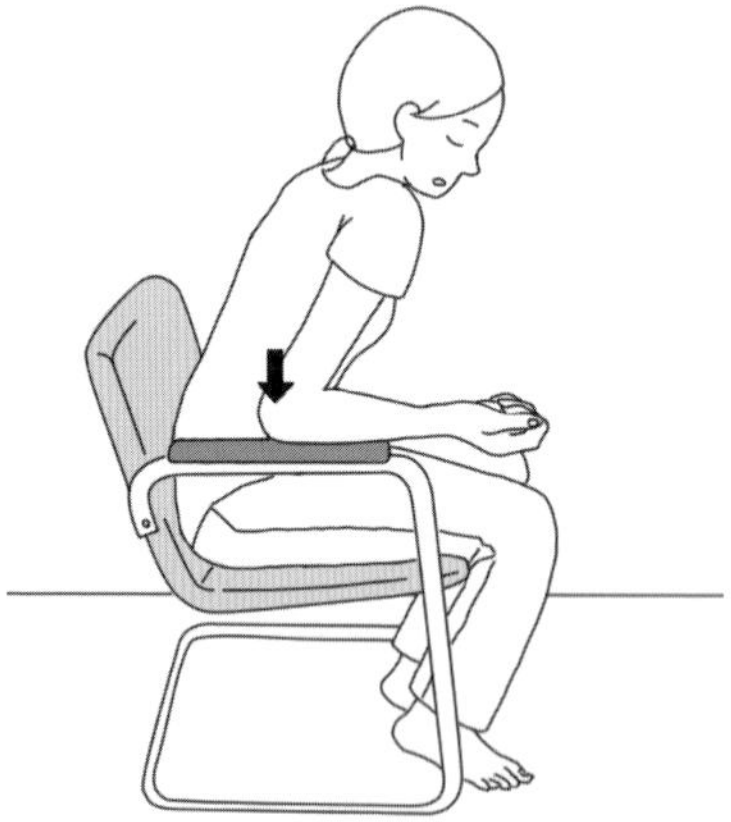

①手の平を上に向けて肘を肘当てに押し込む

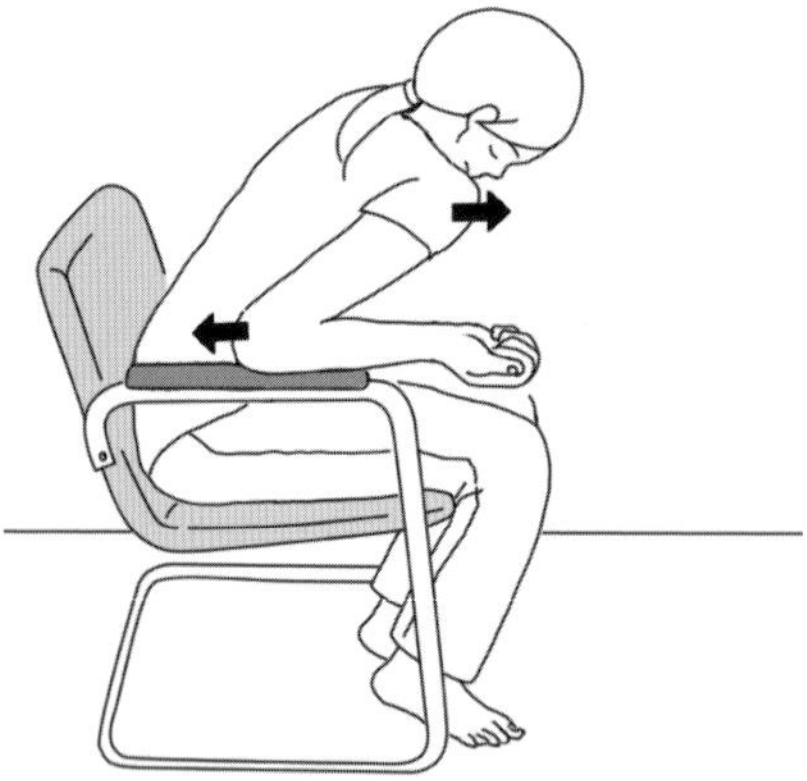

②肘部分の筋肉が伸びる分だけ後ろに引き、肩を前にもってくる

>>> コラム

とっておきの疲労回復法

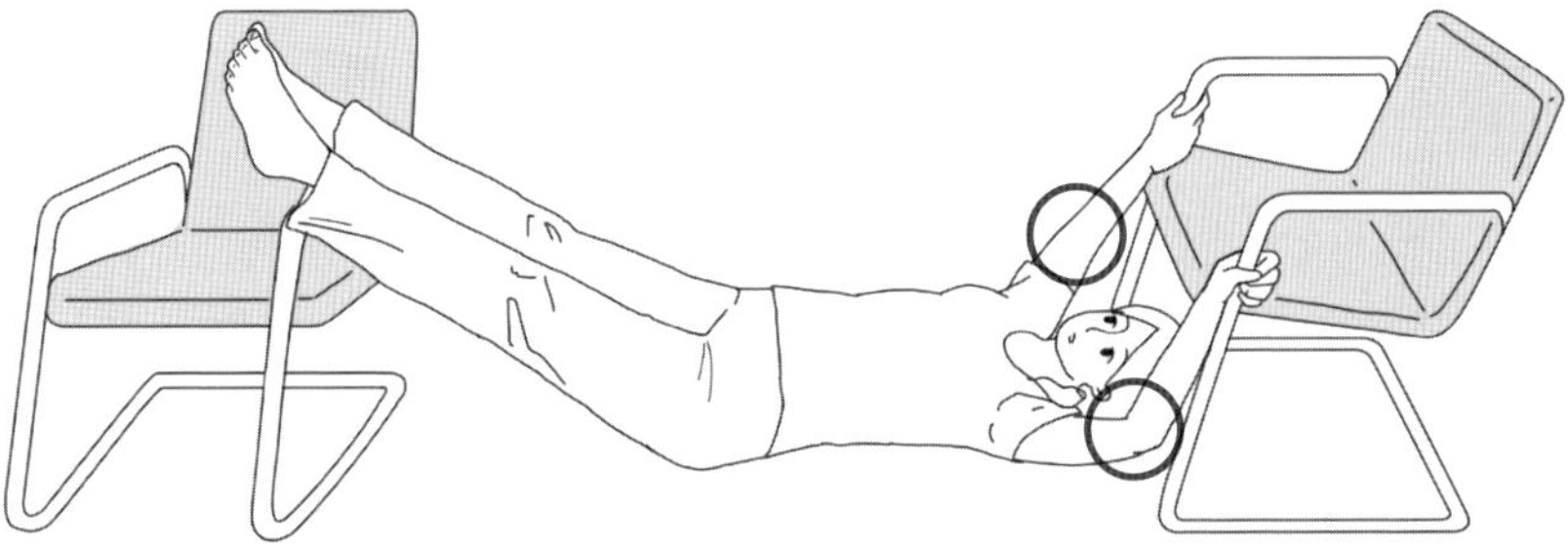

手も足も心臓より上にもっていき、20 ～ 40 分そのままの状態でいる。
両方の肘にはゆるみをもたせる（図の丸印部分）

疲れてどうしようもない時には、イラストのような姿勢がおすすめです。私自身、何十年もこの姿勢をとることで疲れから解放され、救われてきました。操体の動きとはまったく関係ありませんが、ものすごく疲れた時にこの動作をすると手っ取り早く疲れを取ることができます。

イラストのように、イスを二つ用意して、あお向けになり、手も足も心臓より高い位置に上げます。からだの上にタオルケットや毛布をかけて二〇～四〇分ほど行ってみてください。気持ち良くなって寝てしまうこともあります。

なお、この動作を行ってみて手や足、腰に痛みを感じる場合は、行わないでください。

座骨神経痛、仙腸関節の痛みを取る操法

座骨神経痛は腰からお尻、太ももの裏側へと足の下側に向かって痛みが走り、痛さといったら大変なものです。この痛みを取るには、あお向け（仰臥位）の姿勢で行う動作が有効ですが、行うと痛みが何カ所か出てくるので、痛みから逃げるようにして、左の写真のような動作を行います。何年も病んでいる人は少し長めにかかるでしょうが、まだ初期の段階であれば早くに痛みを取ることができます。

座骨神経痛も仙腸関節の痛みも同じ動作になります。足裏の押し込むところや足先の方向などを変え、からだの感覚に聞きながらゆっくりと息を吐きながら動き、気持ち良い動作をすることを心がけましょう。特にあお向けの動作を行う際に、痛みや嫌な感じが所々に出てきます。なるべく痛くない動作を選んで、気持ち良さを四、五秒ほど味わってから、腰の力を一気に抜いてストンと脱力します。

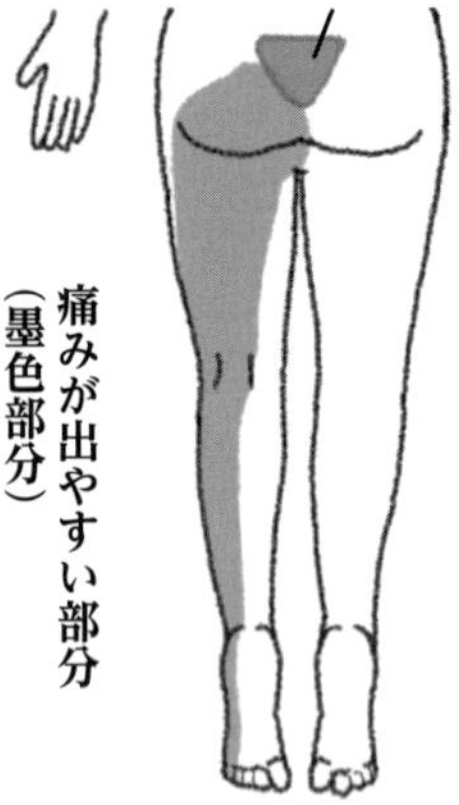

痛みが出やすい部分
（墨色部分）

寝ていても起きていても座骨神経痛は嫌な痛みがあり、病院では退院までに一～三カ月かかることも少なくありませんが、この操法によってずっと早く良くなるでしょう。

①右足は力を抜いてまっすぐ伸ばし、左足を床にそって上げて右膝の近くまで持ってくる（以上は左足側が座骨神経痛の場合で、右側の場合は逆側の足で行う）

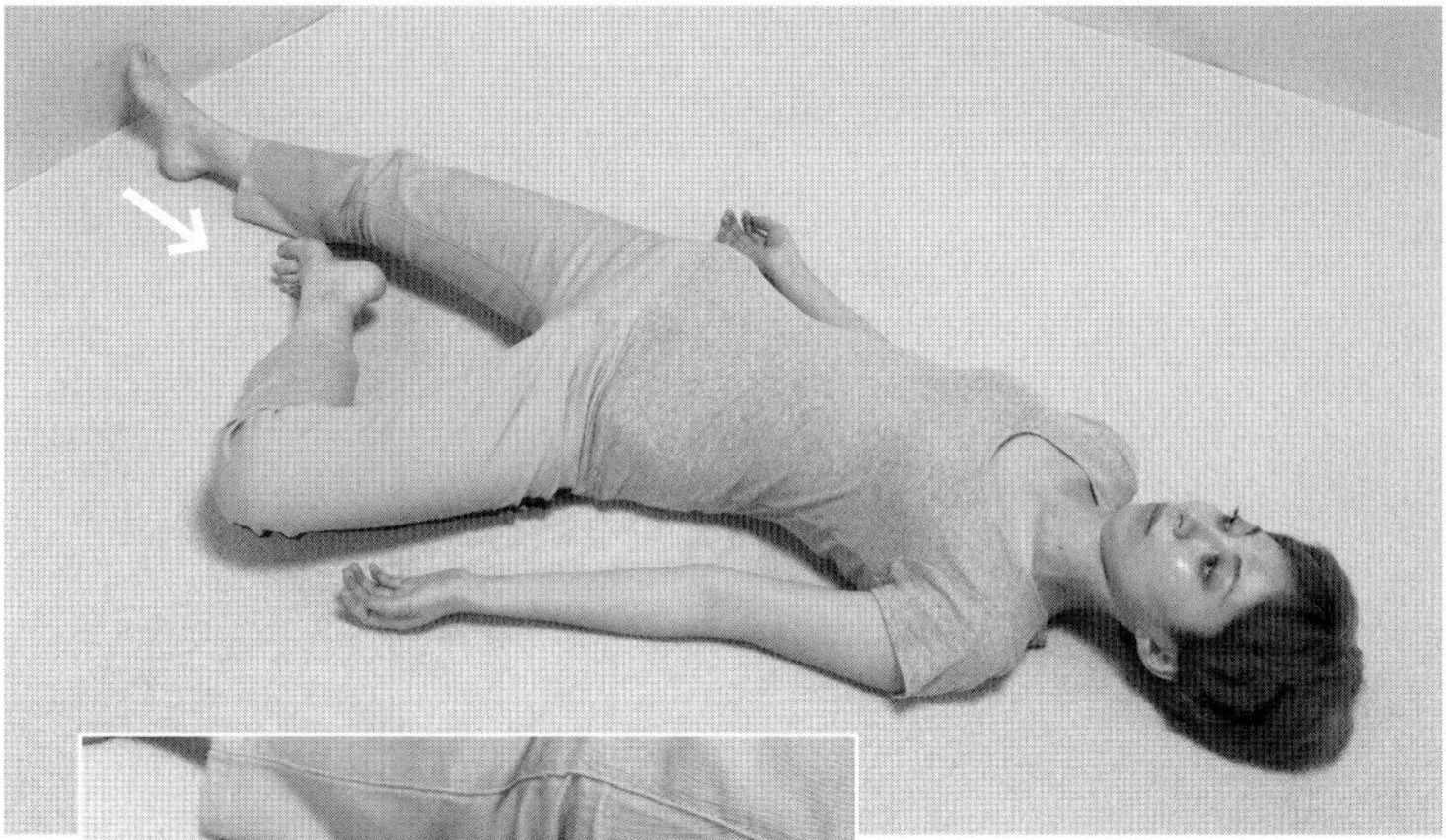

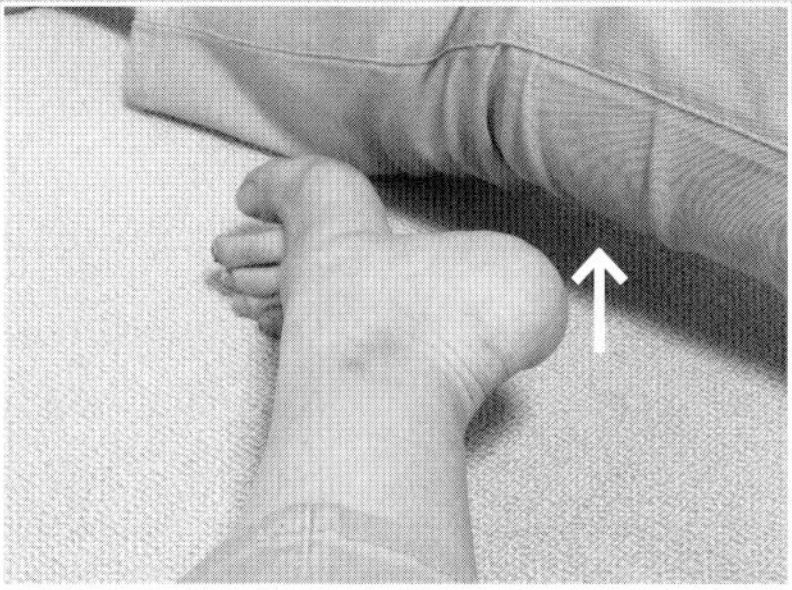

②その際に左足の小指側の足先をつけて踵を上げる。その後、腰と足をストンと落として瞬間脱力する

③右足は力を抜いておき、左足を壁の上部に上げて、上に向かって踵を上げる。その後、腰と足全体の力を一気に抜いて脱力する。（これは左足側が座骨神経痛の場合で、右側の場合は逆側の足で行う）

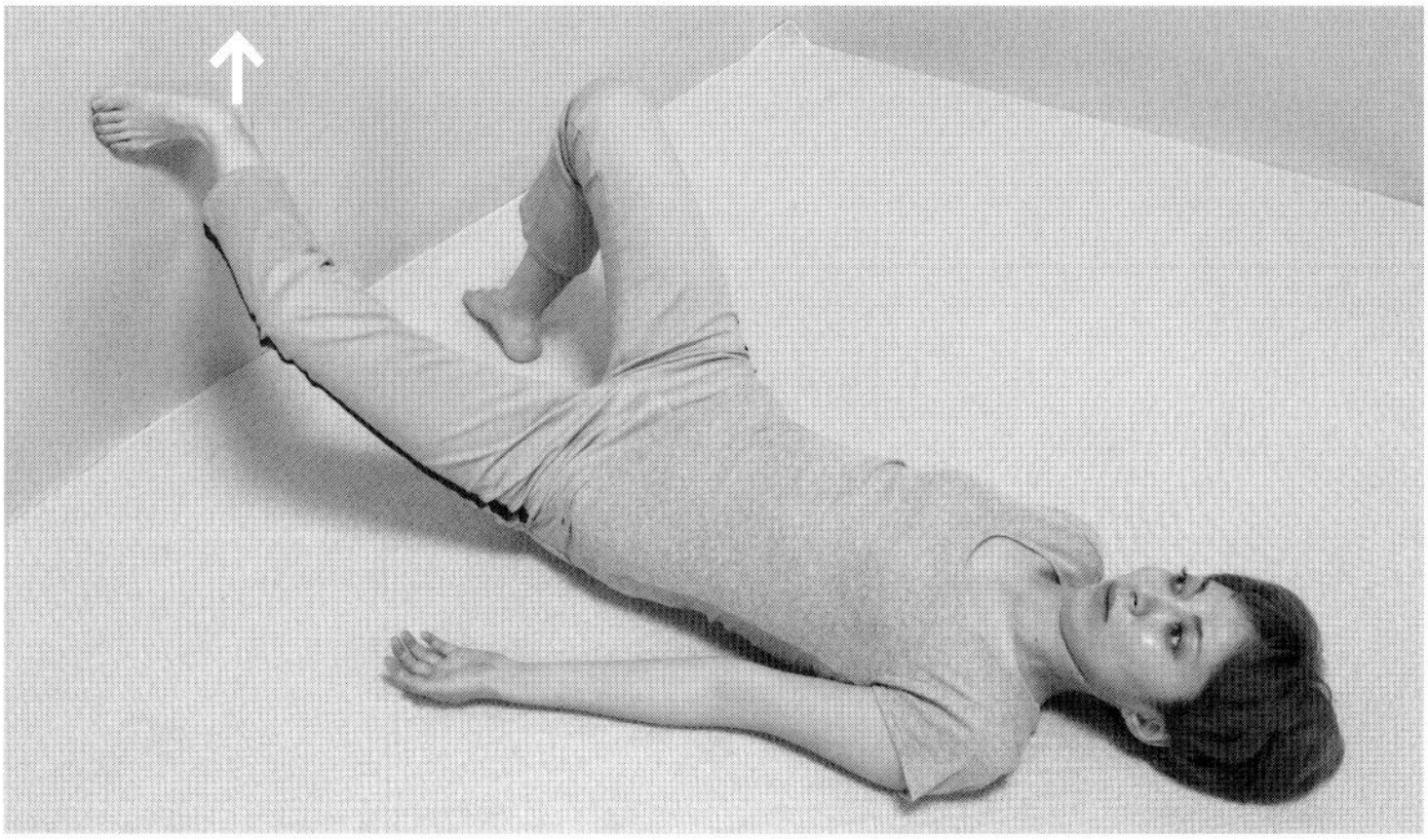

腰や膝の痛みを取る操法

腰と膝の痛みはそれぞれ別々のものではなく、たいていは連動して発生しています。したがってその操法もそれぞれ別々にあるのではなく、同じ操法が双方の痛みに対して連動して効いてきます。

長い間、痛みの取り方は、痛い部分を中心に注目し、そこを刺激して痛みを取る処方を行ってきた面もあります。一方、操体法では、からだを「動く建物」（26頁の図参照）と見て処方を考えます。その「建物」を支える土台は足であり、そこに突っ張りや腫れ、痛み、しびれなど、いろいろな症状が出てくることに注目します。そして、足から刺激を与えて、その刺激を全身に連動させ、からだ全体の歪みを正しながら、痛みを取っていきます。

からだを支えるための中心は腰にあり、またからだの中で特に酷使する部位が膝です。からだ全体をバランスのとれた方向に戻していくために、腰と膝に足からの刺激を連動させて与えていくのが操体法の基本的な考え方になります。

【やり方】

初めに行うことは、とにかく痛みから逃げることです。腰の場合も膝の場合も、左足側か右足側かどちらかに痛みが出てくることが多いので、両足で行なう操法よりも先に、片足ずつの操法を行います。

❶まずあお向けの姿勢で、片足ずつ壁に向かって足裏を押し込みます。基本となる足の向き（上向き、左倒し、右倒しの三つ）や、押すところ（足裏全体、踵、小指側、親指側、指先、足指の付け根、足先の七つ）を変えながら行います（100〜105頁参照）。

❷そのあとは、同じあお向けの状態で主に両足を使ったバリエーションのある動作をいくつか行います（106〜116頁参照）。

❸それに続いて横向きの動作（117〜118頁参照）、そしてうつ伏せで行う動作（119〜127頁参照）と移っていきます。

❹これらの動きに加えて、形を変えた動作や手を使った動作（コラム128〜129頁参照）を行ってもよいでしょう。

各関節は、前、後、左、右、左捻り、右捻り、引っぱり、押っつけの八方向に動きます（19頁の図参照）。この動きが、あお向け、横向き、うつ伏せで行う以上の動作の中にほとんど含まれることになります。したがって、この一連の動作を行うことで、各関節に対して連動した刺激が行きわたり、からだ全体のバランスを整えることになります。また、足先を左側や右側に向けた状態で押し込む動作は、腰や膝の痛みに効くだけでなく、各関節の痛みを取るのにも効果があります。

【注意点】

ゆっくり、ふわーっと壁に足を押し込むのですが、痛みを感じる動作があれば、足先の向きを変えたり、壁に押し当てる足裏の部分を変えたりして、気持ちの良い動作を見つけてください。その気持ち良く押し込む動作を、ゆっくりと息を吐きながら行います。そして四、五秒ほど気持ち良さを味わって、一気に全身の力を抜いて瞬間脱力します。この際に痛みを感じることがあれば、二、三回ほどゆっくりと力を抜くようにします。そうすると、瞬間脱力しても痛みを感じないようになります。

また、うつ伏せで行なう動作は、特に首と顔の向きに注意してください。右向きか、左向きか、正面向きかなど、人によって適する方向に違いがあります。首を動かしてみて、必ず気持ちの良い方向を探してから行ってください。

こうした動作を行う際に、胸やのどに圧迫感や苦しさを感じる人がいます。それは、生活習慣病や高血圧、肺や心臓、気管支系を患ったり、首が痛かったりする人たちです。その場合には、呼吸を横隔膜のあたりで浅く軽く行うと楽になります。

なお、膝の痛みが長く続くと、膝裏が伸びづらくなって固まってしまうことが多くなります。その場合には、足先の方向を変えたりして、変化を持たせながら操法を行うと次第に膝裏の筋肉がゆるんできます。

とっておきの方法は、深めの浴槽に入り、浴槽の縁に手をかけて立ったり、しゃがんだりすることです。すると固まった膝でも膝を折ってしゃがむことができるようになります。浴槽の中だと浮力があるため、楽に動作ができ、これを続けることによって膝裏も改善できます。ぜひお試しください。

以上、腰や膝の痛みを取る場合の基本となる操法について解説してきましたが、要はこの本に載っていない動きでもよいのです。動作に際して、自分のからだの内なる声に素直に耳を傾け、痛くない気持ちの良い感覚を求めて動くことが大事なのです。普段から気持ちの良い動作を心掛けていれば、からだを壊すことはまずありません。このことを肝に銘じながら生活することが大切です。

あお向け　片足を伸ばして、足先を上に向けて押し込む

あお向けに寝転び、伸ばした足の足裏を壁につけて押し込む。
足先を上に向けた状態で足裏の押し込む場所を変え、左右片足ずつ行う。

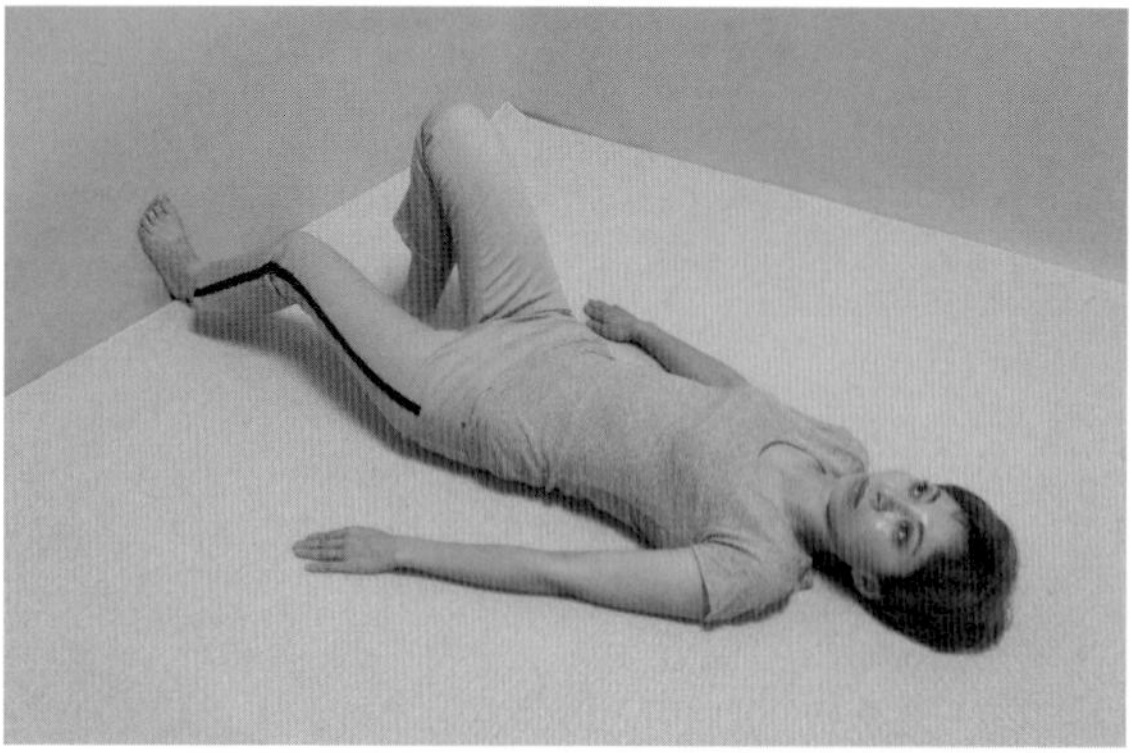

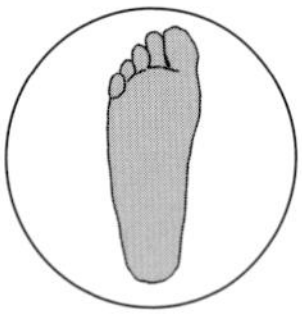

①膝にゆるみをもたせて左足を壁につける。右足は力を抜いて楽な形にする。上体をゆったりさせ、腕は、からだの脇に力を抜いて置く

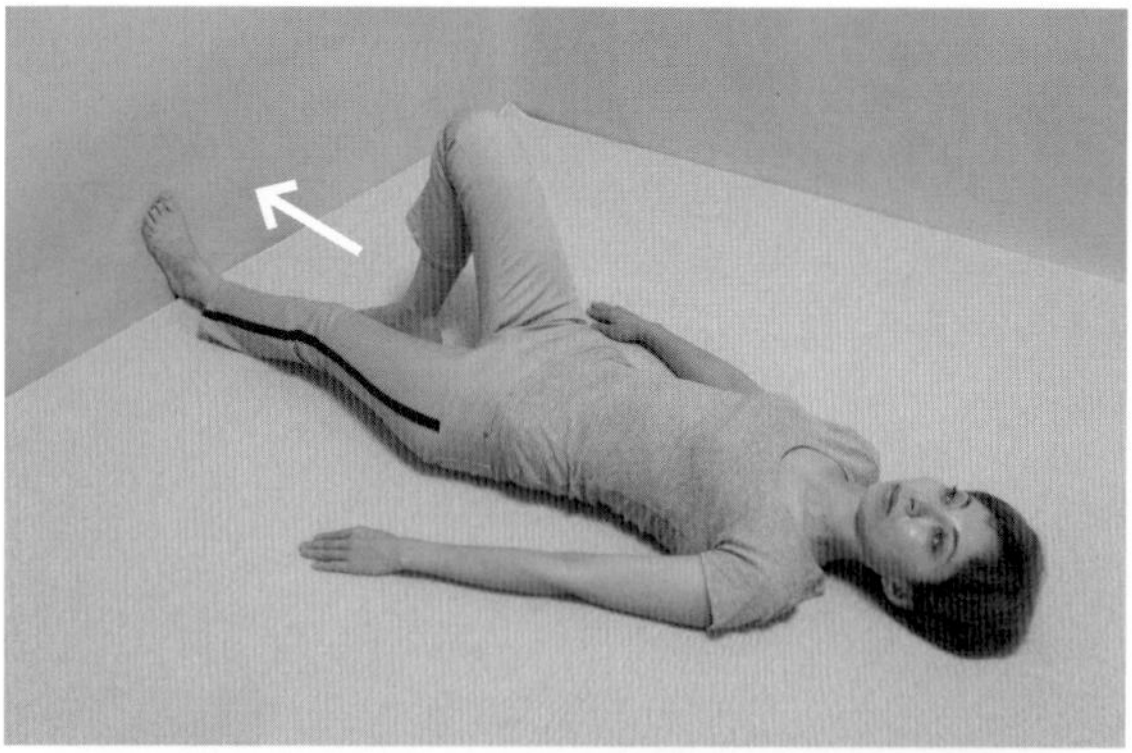

②膝をゆっくり伸ばしながら足裏全体を壁に押し込む

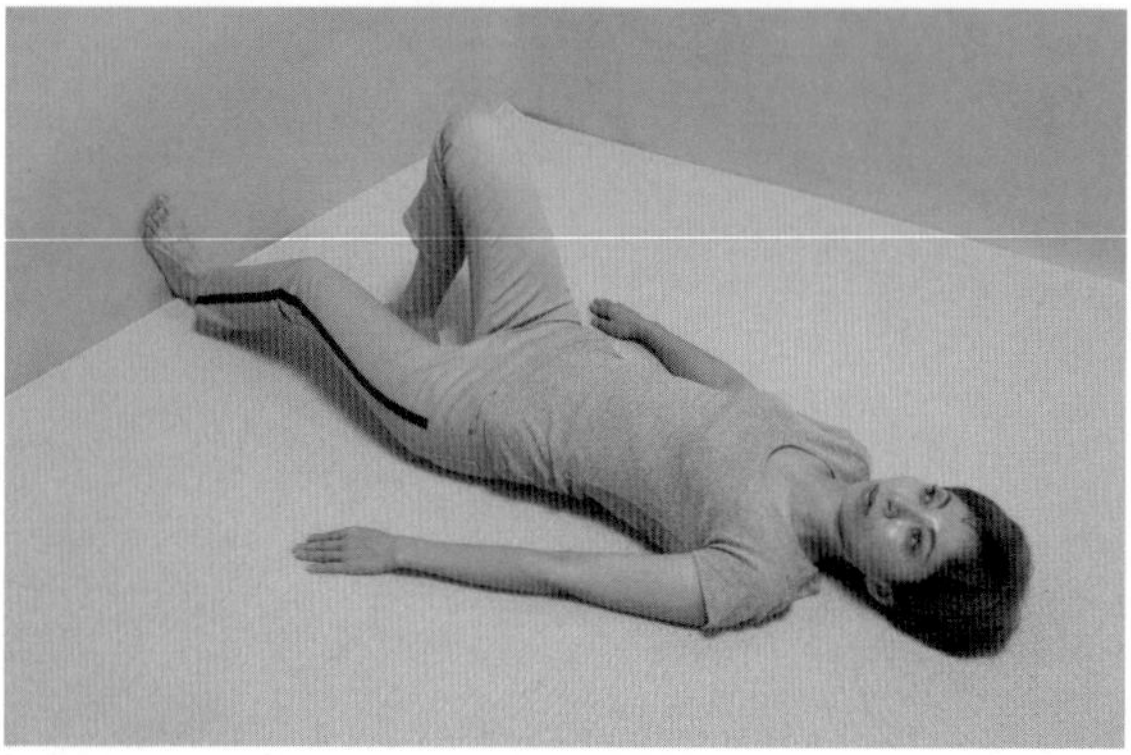

③腰の力を抜いてからだ全体を瞬間脱力する

①～⑥の動作を足裏全体の動作と同じように行う。その後は足を替えて、右足で同じくすべての動作を行う。

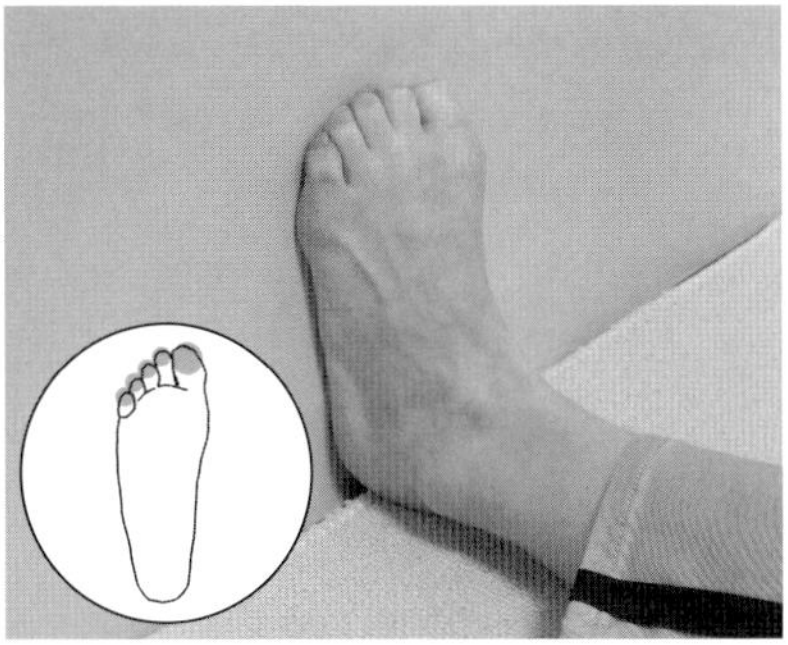
④指を折って指先で押し込む

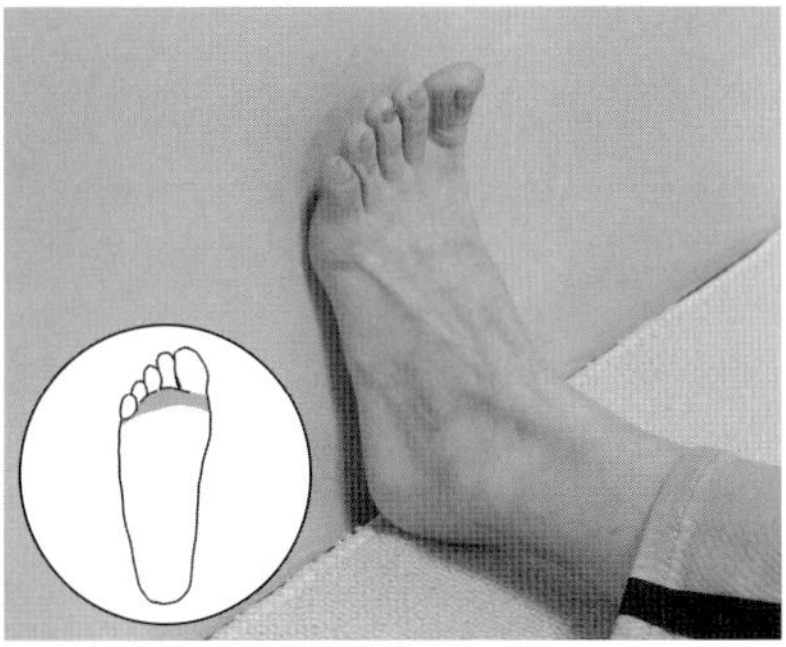
⑤指の付け根だけで押し込む

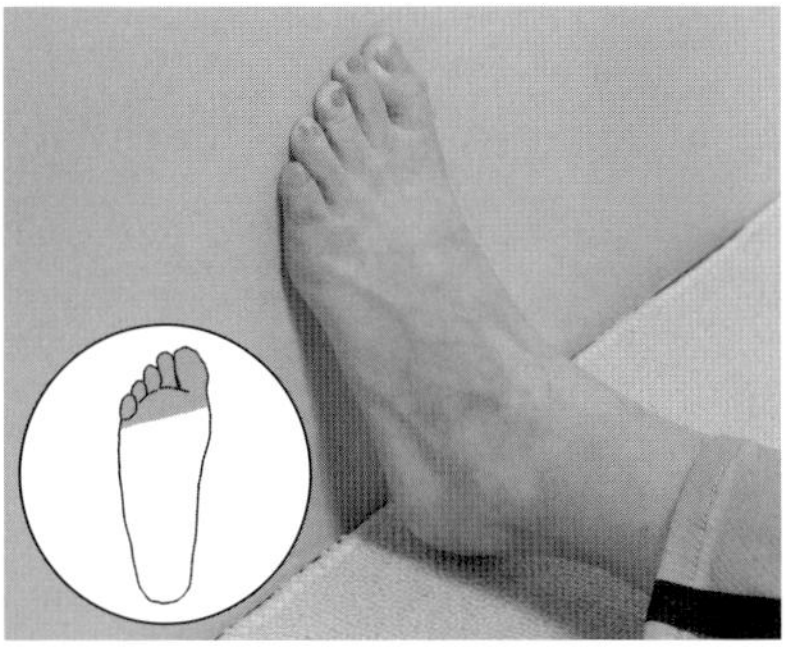
⑥足先を押し込む

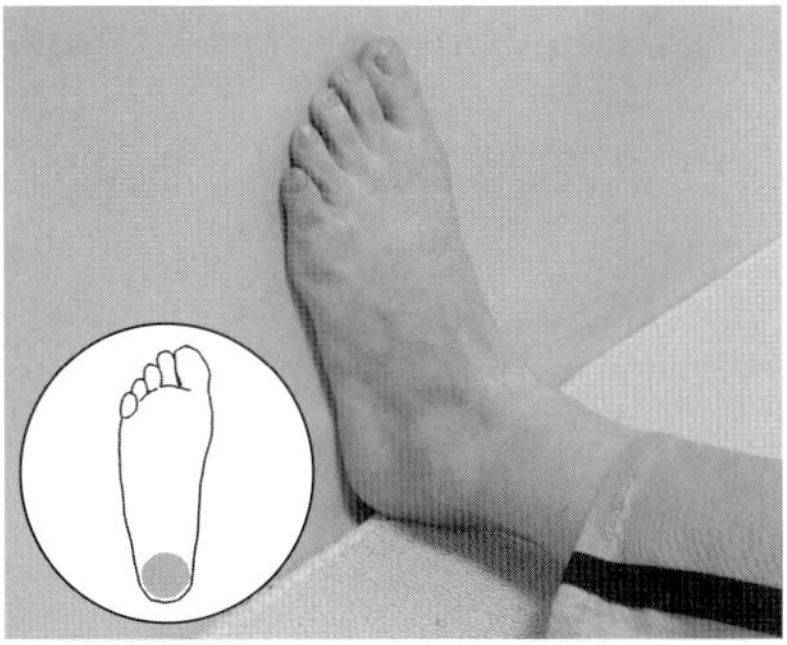
①足先を反らさないようにして、踵を押し込む

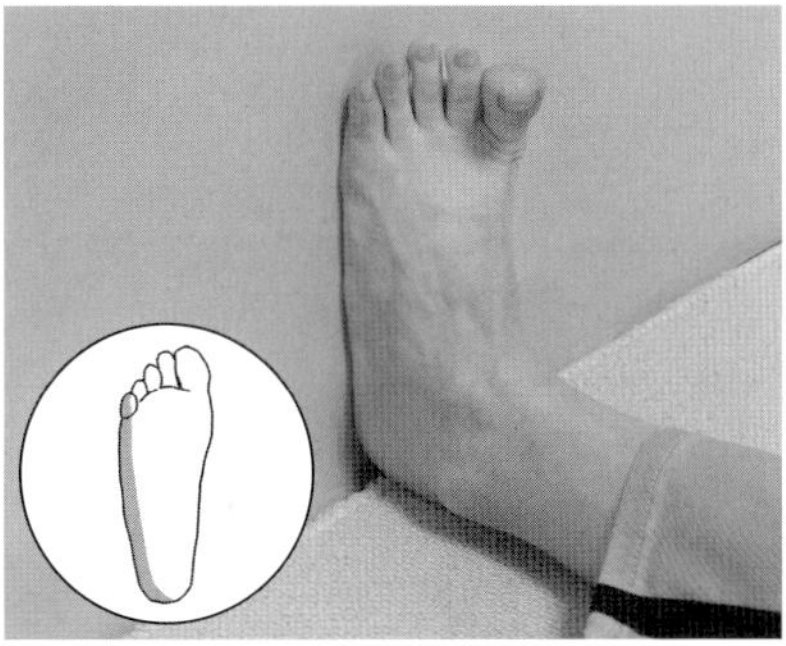
②小指側を押し込む

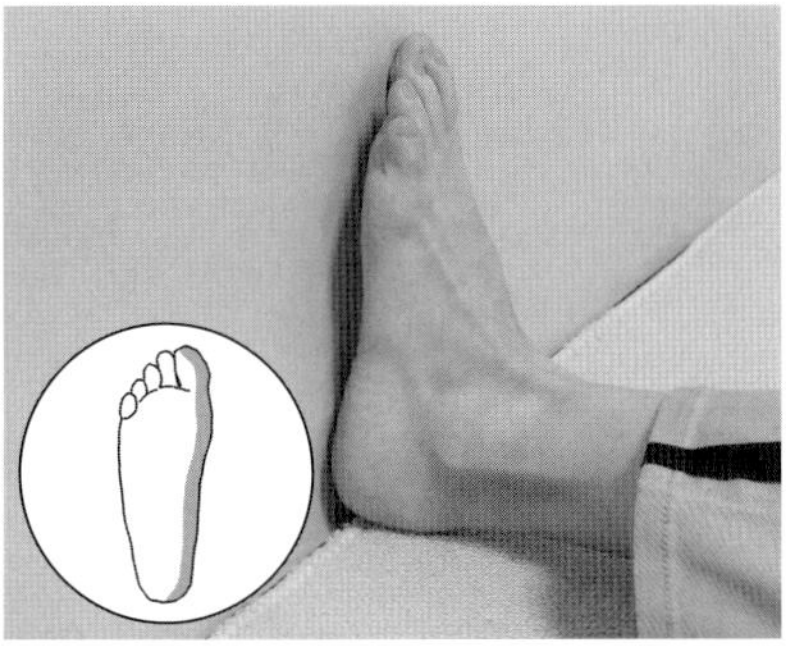
③親指側を押し込む

※⑤と⑥の動作は、足がつる症状が出た際に、その症状を取るのにも有効な方法である。

あお向け　片足を伸ばして、足先を外側に倒して押し込む

あお向けに寝転び、伸ばした足の足裏を壁につけて押し込む。
足先は外側に倒した状態で、足裏の押し込む場所を変えて、左右片足ずつ行う。

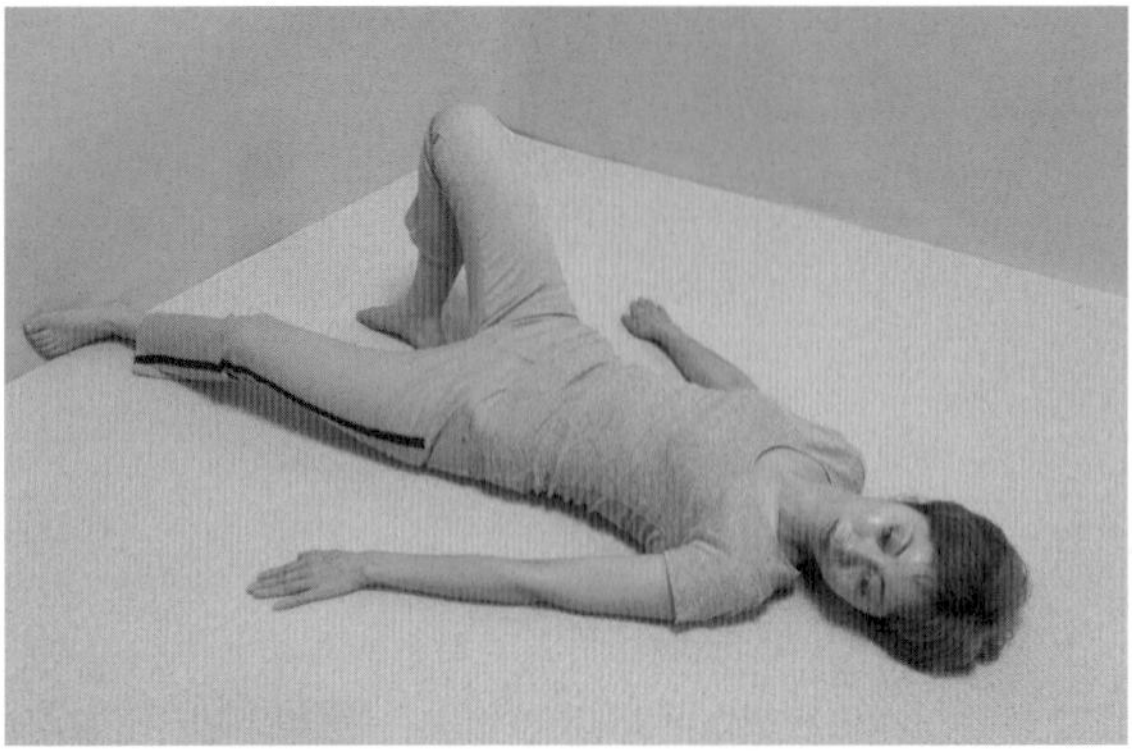

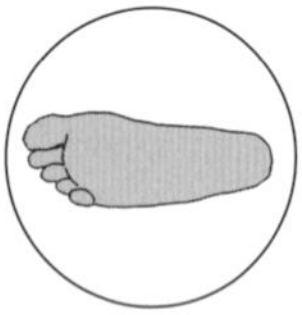

①膝にゆるみをもたせて左足を壁につける。右足は膝を折って立てる。上体をゆったりさせ、腕はからだの脇に力を抜いて置く

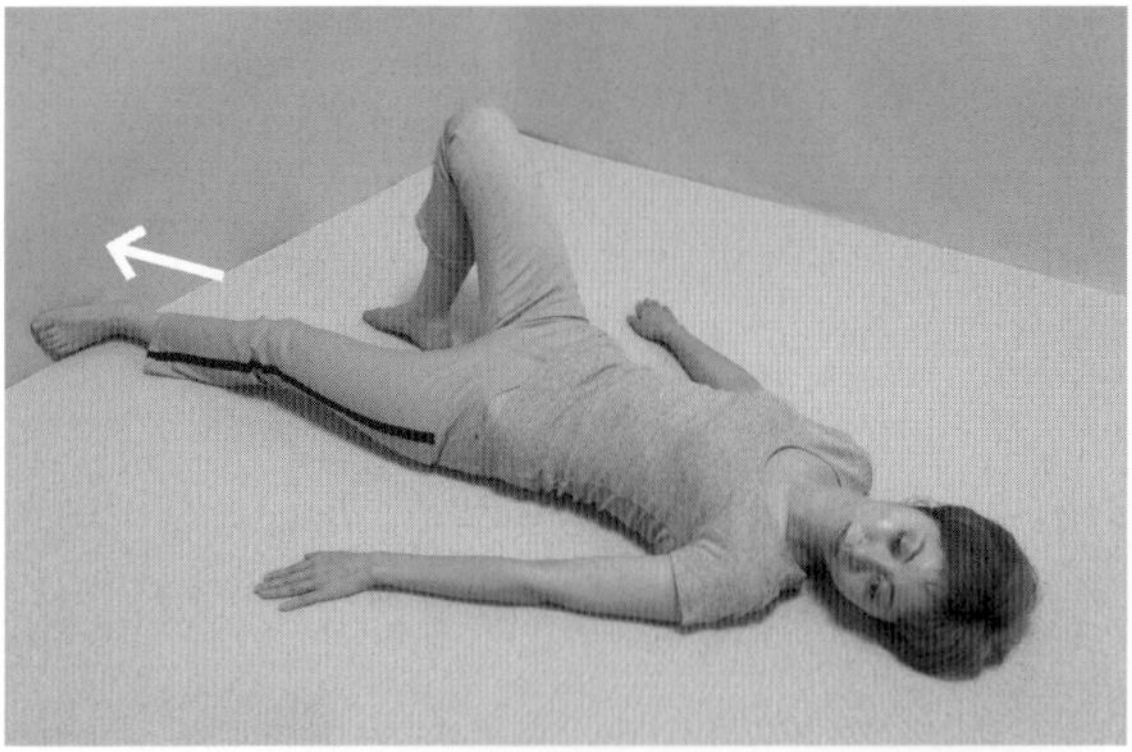

②膝をゆっくり伸ばして足裏全体を壁に押し込む

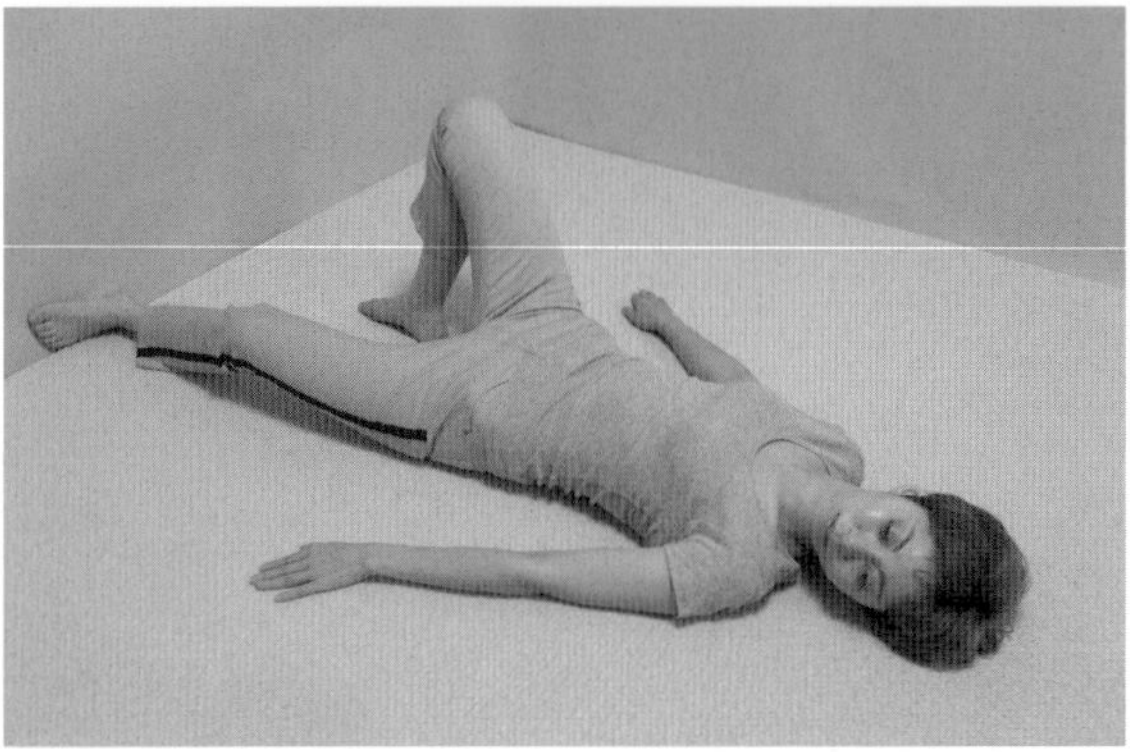

③腰の力を抜いて瞬間脱力する

①～⑥の動作を足裏全体の動作と同じように行う。その後は足を替えて、右足で同じくすべての動作を行う。

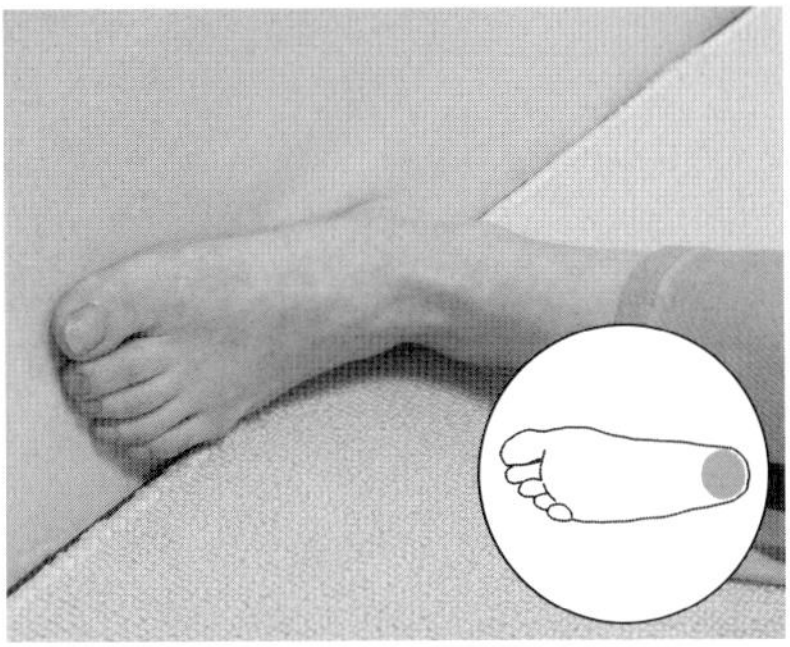

①足先を反らさないようにして、踵で押し込む

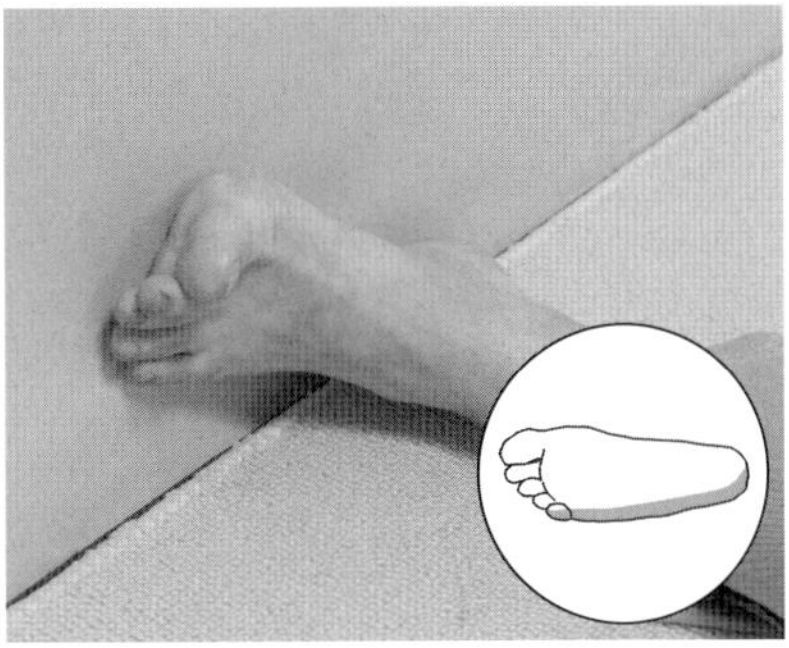

②小指側で押し込む

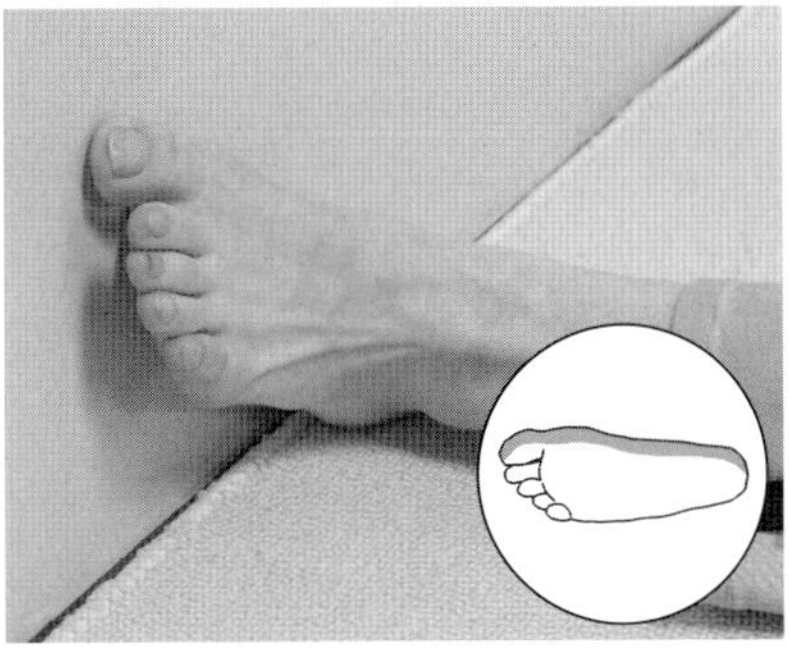

③親指側で押し込む

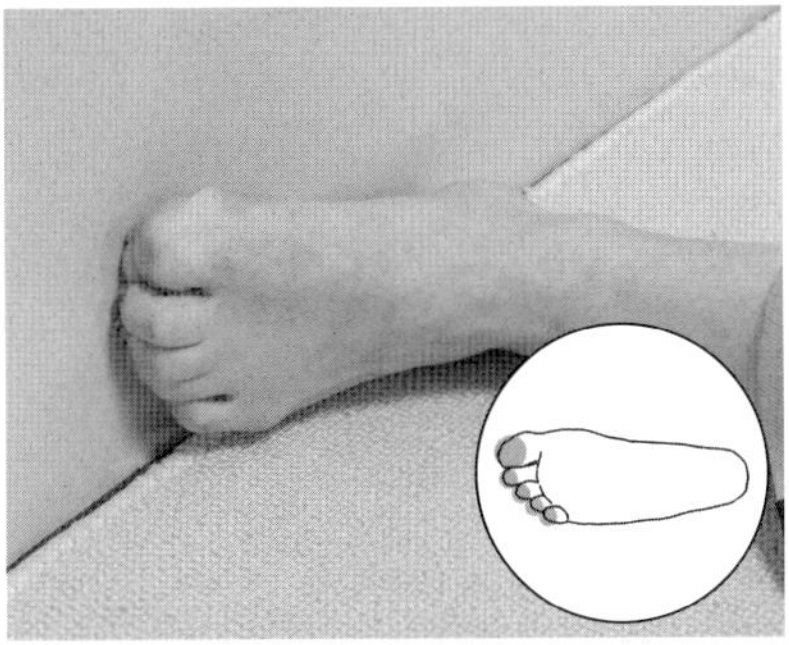

④指を折って指先で押し込む

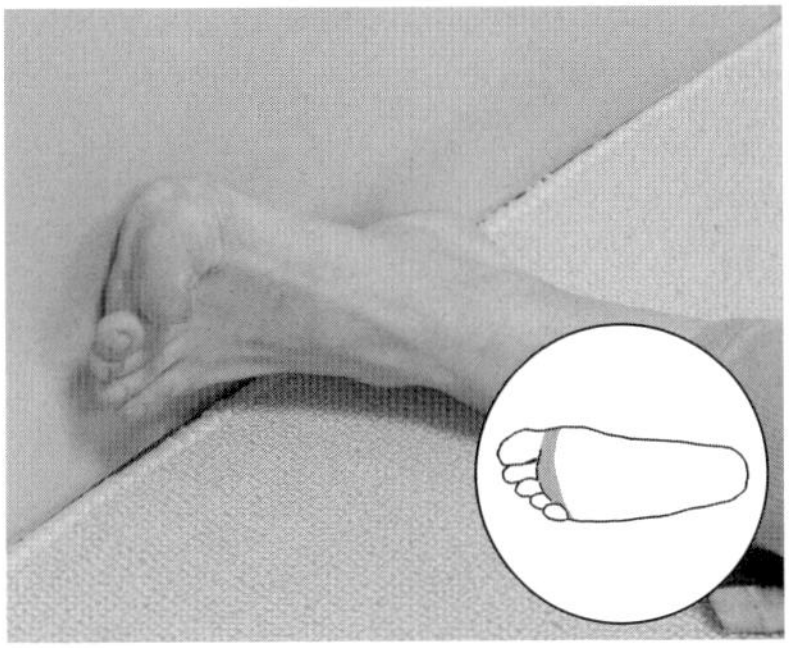

⑤指の付け根だけで押し込む

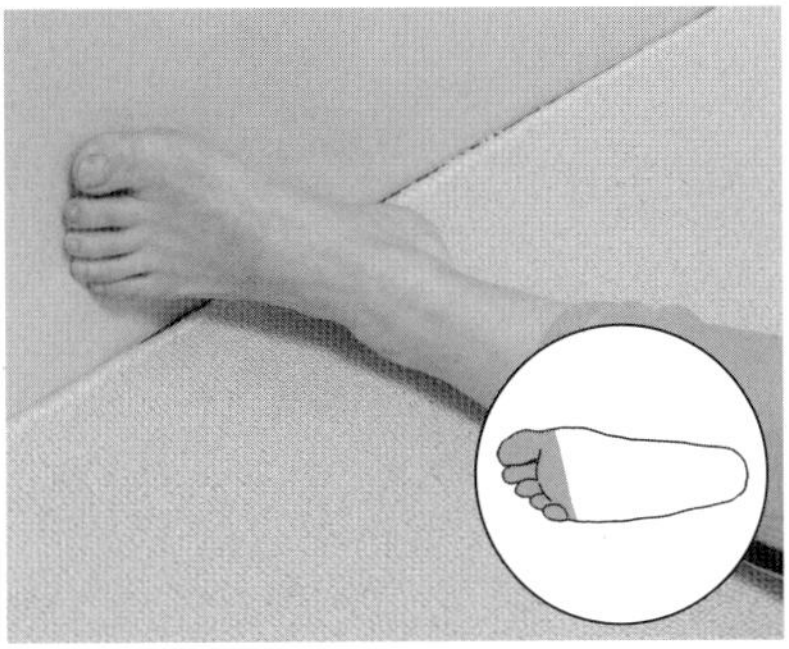

⑥足先で押し込む

あお向け　片足を伸ばして、足先を内側に倒して押し込む

102 頁の①～③の写真のようにあお向けに寝転び、伸ばした足の足裏を壁につけて押し込む。
足先は内側に倒した状態で、足裏の押し込む場所を変えて、左右片足ずつ行う。

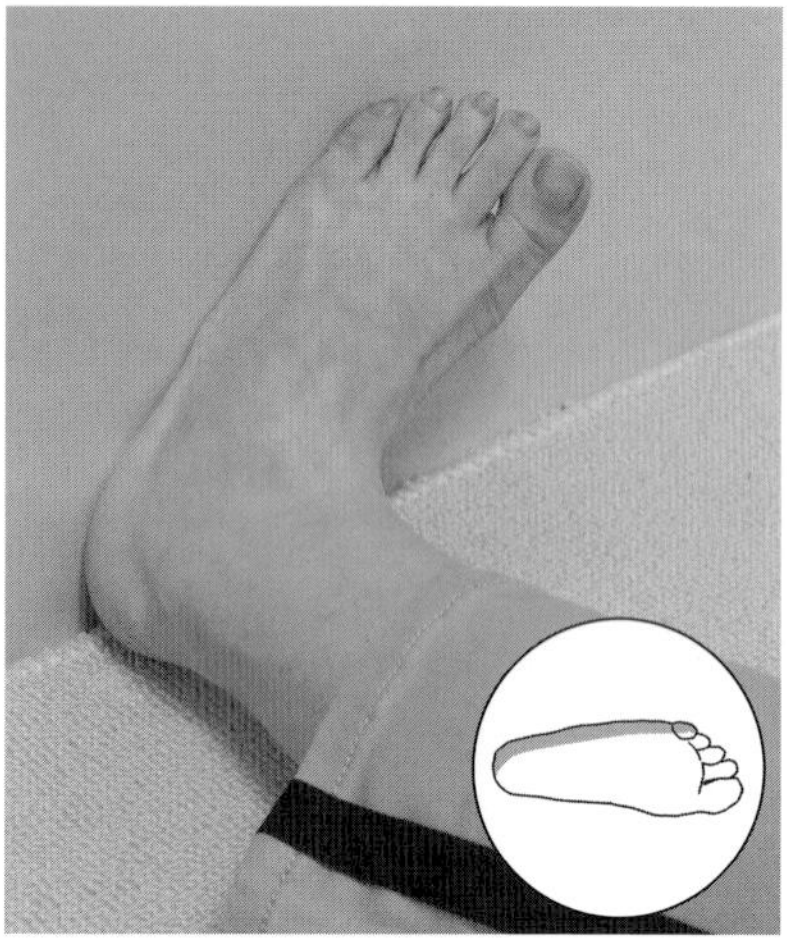

③小指側で押し込む

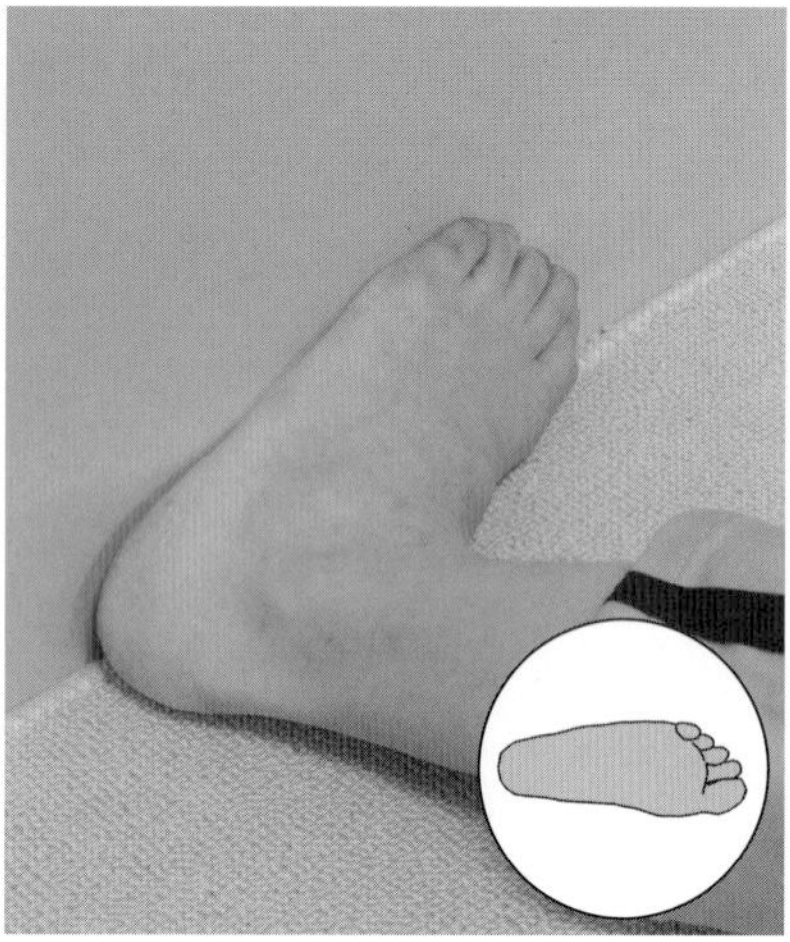

①足裏全体で押し込む

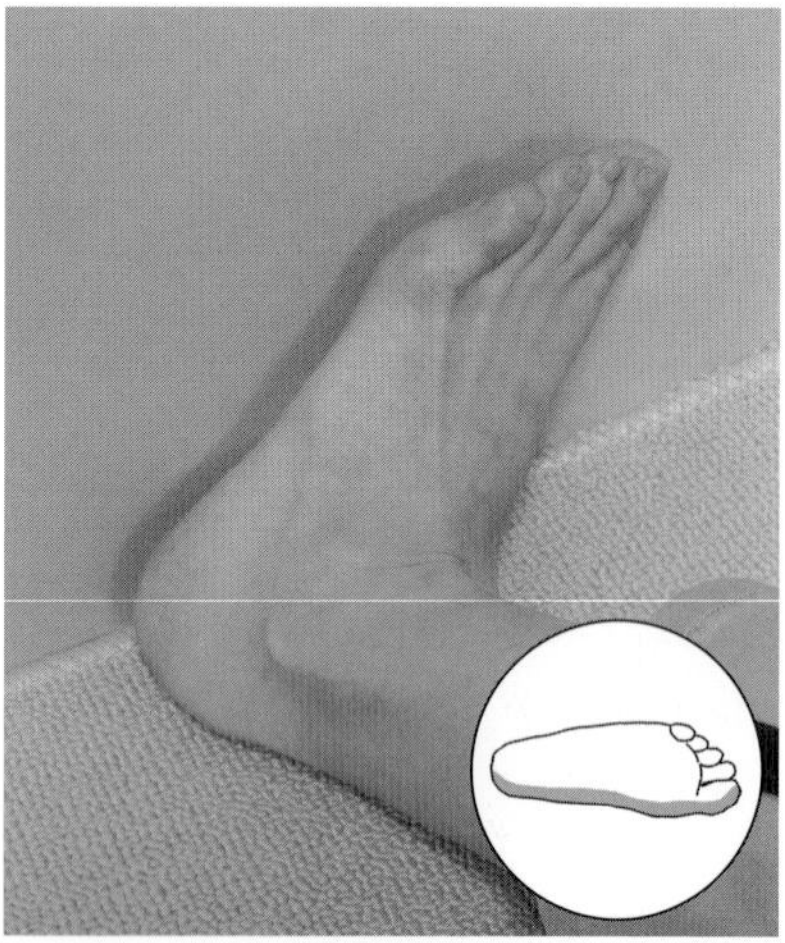

④親指側で押し込む

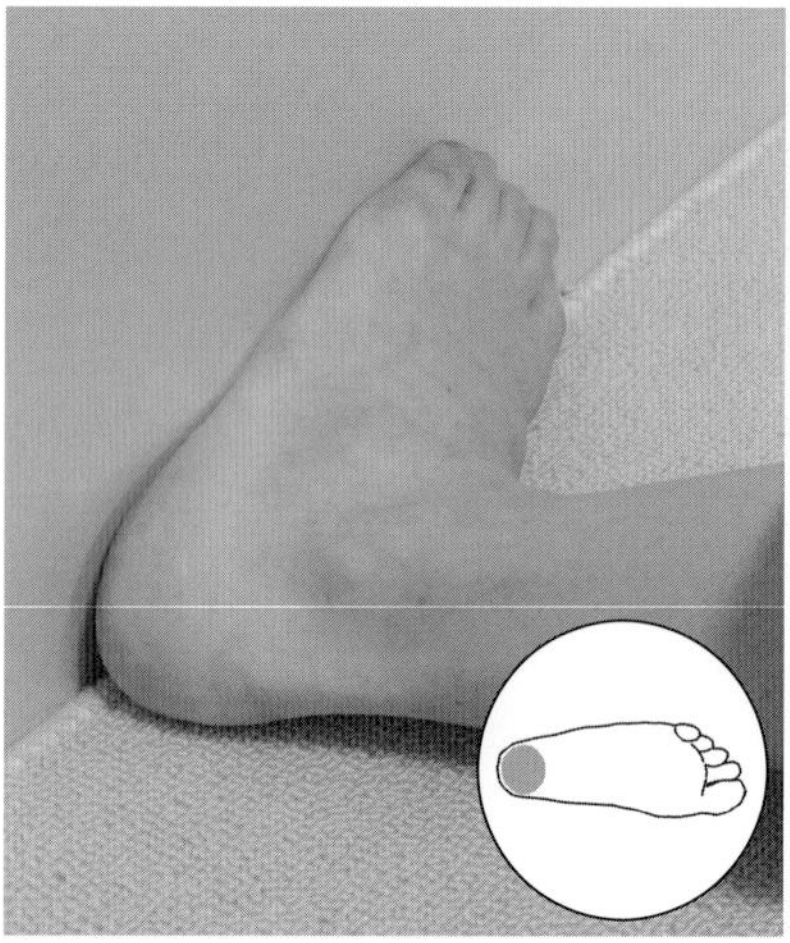

②足先を反らさないようにして、踵で押し込む

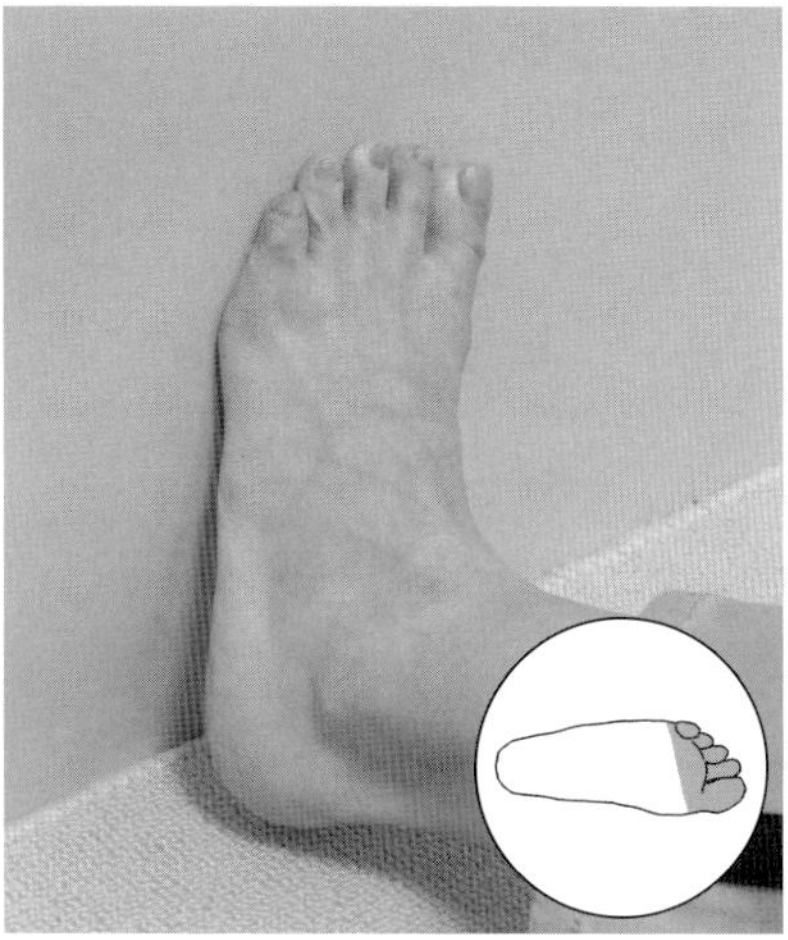

⑦足先で押し込む

以上の①～⑦の動作を行った後は、足を替えて右足で同じくすべての動作を行う。

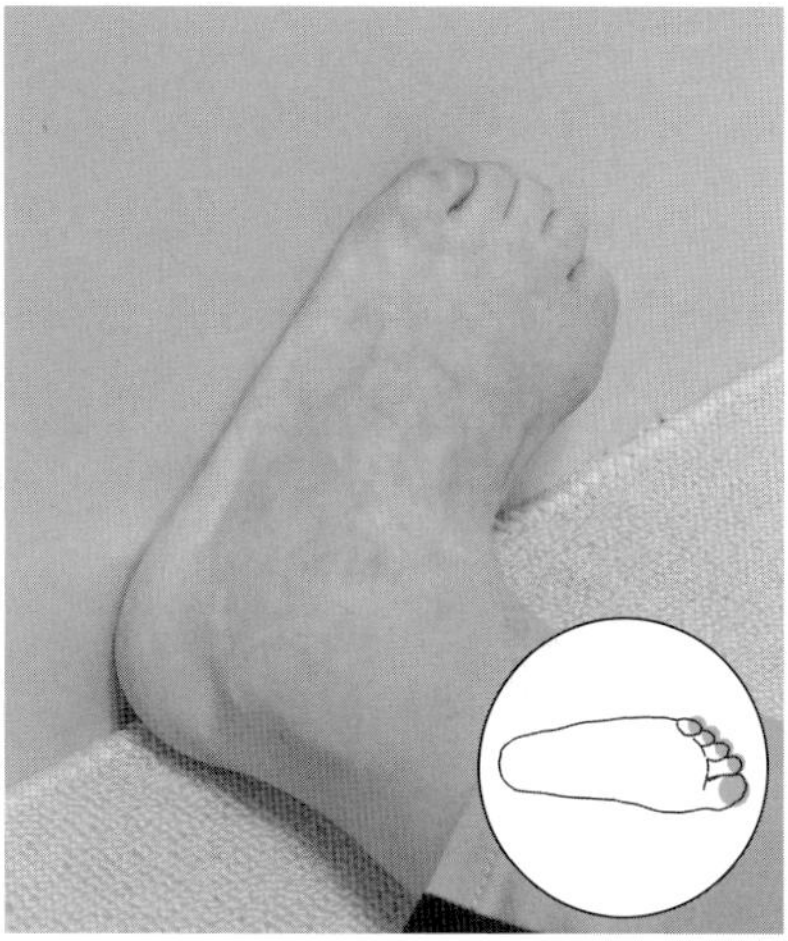

⑤指を折って指先で押し込む

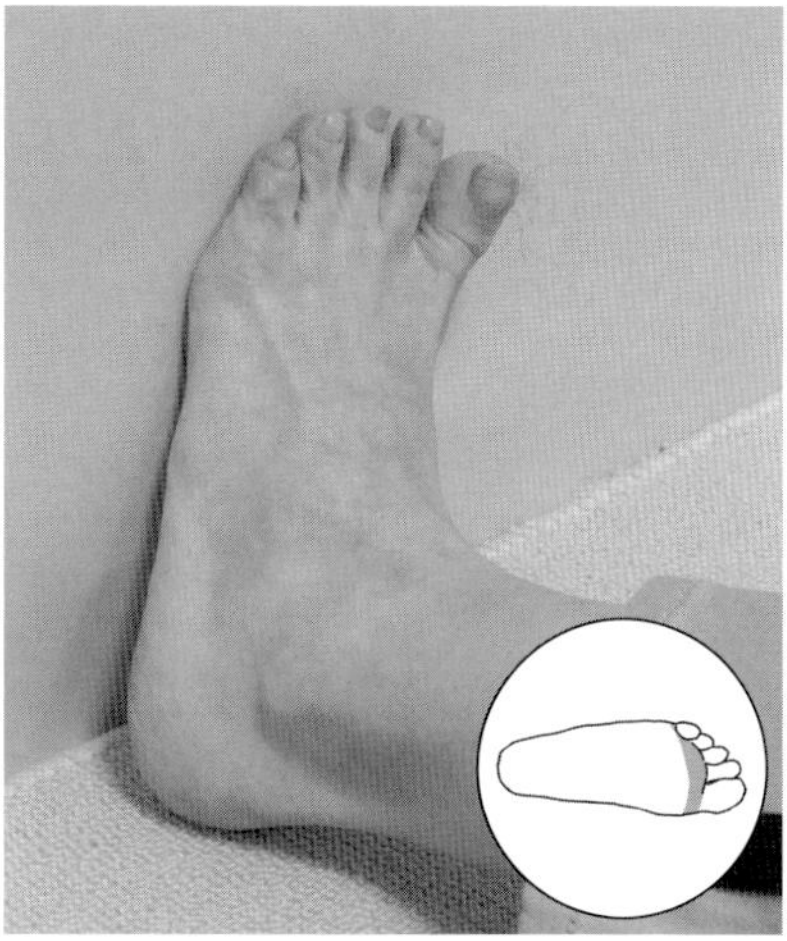

⑥指の付け根だけで押し込む

あお向け　壁に足を押し込みながら膝を引き上げたり、両膝を左右に傾けたり、腕を伸ばしたりする

1片足を押し込みながら、もう一方の足の膝を胸のほうに引き上げる

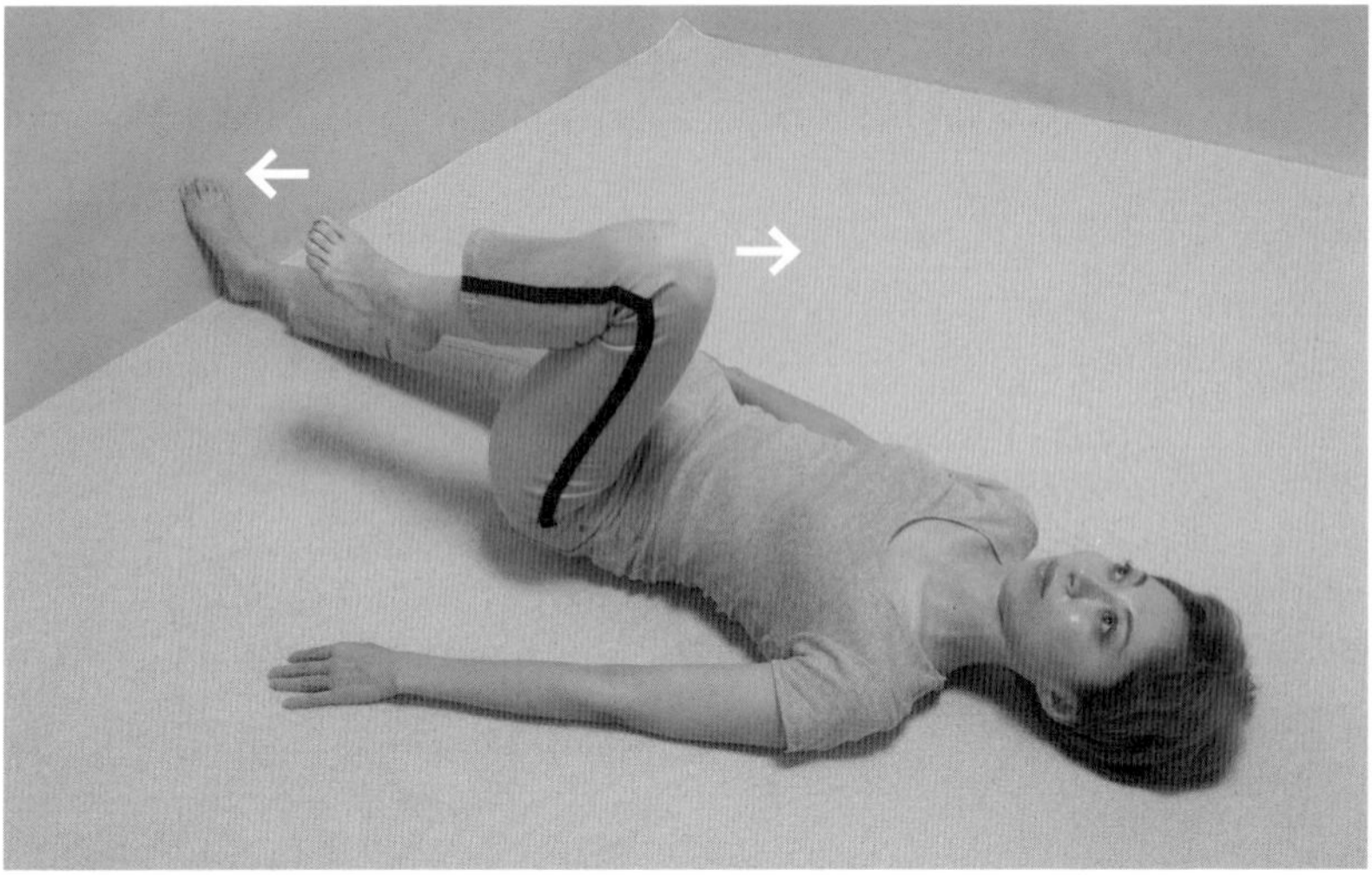

①右足の足先を押し込みながら、左の膝を胸のほうに引き上げる

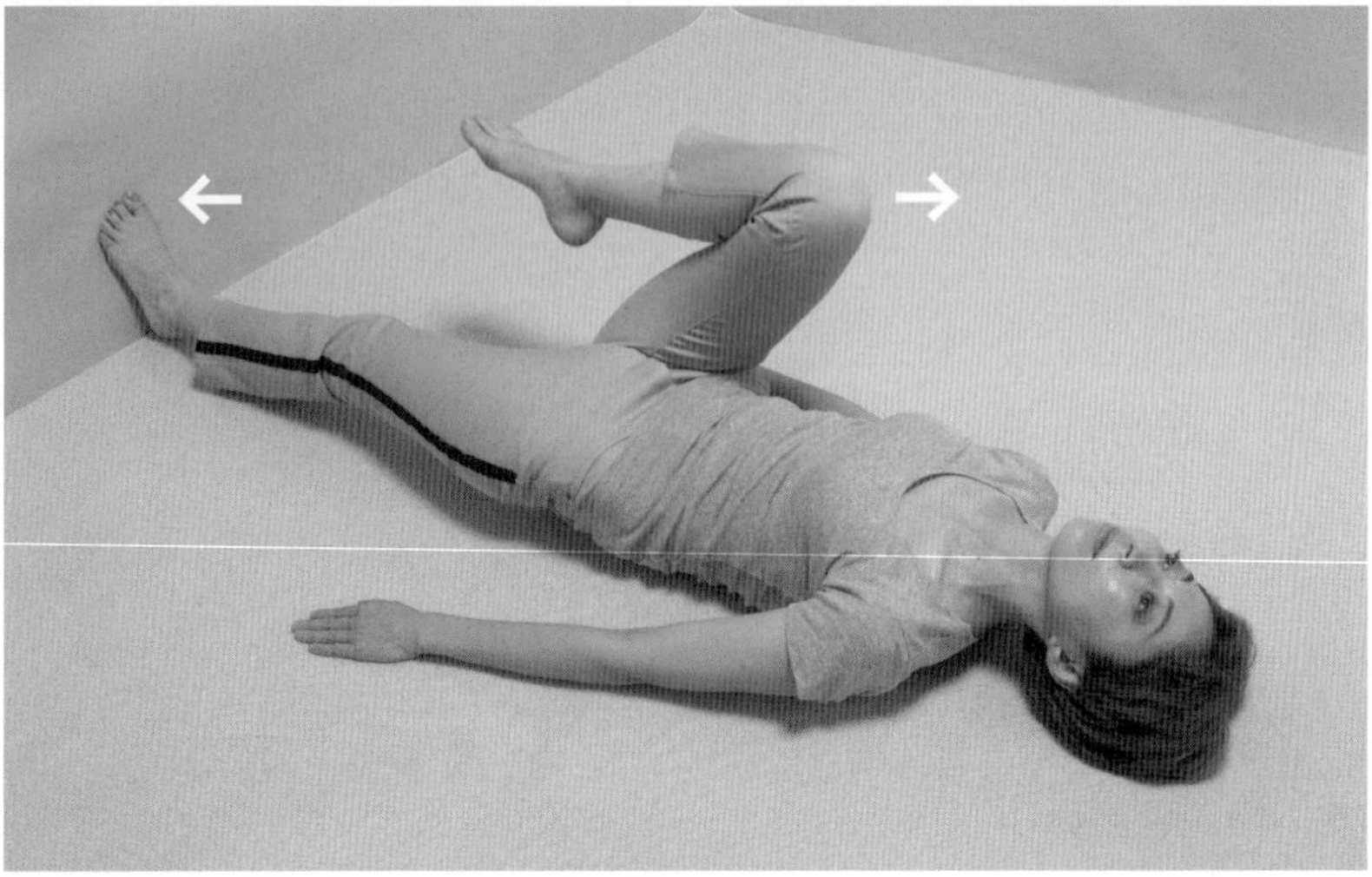

②左足の足先を押し込みながら、右足の膝を胸のほうに引き上げる

2両足の足先を押し込みながら、両膝を左右に傾ける

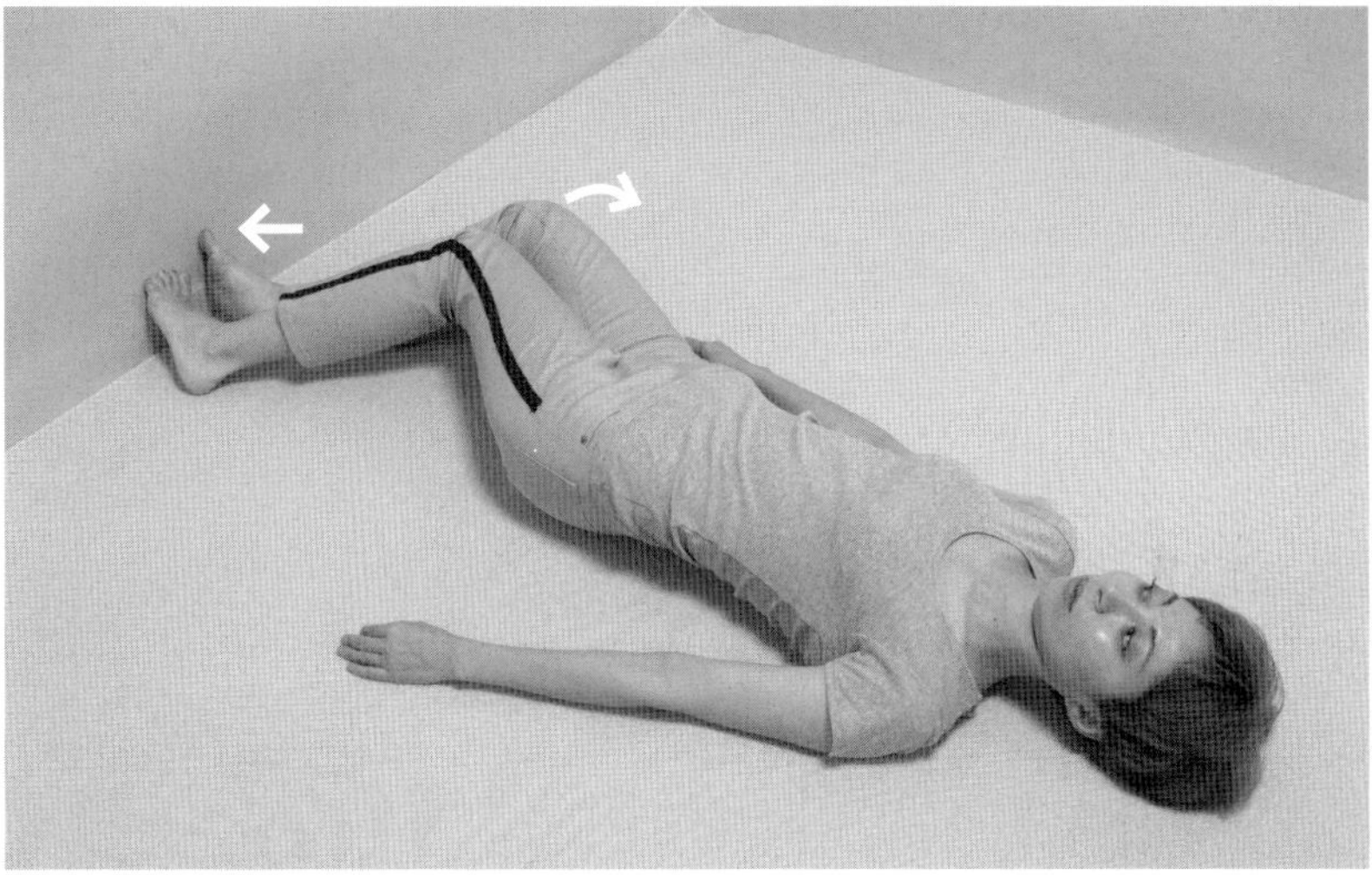

③両足の足先を壁につけて両膝を立て、膝を右側に倒しながら足先を押し込む

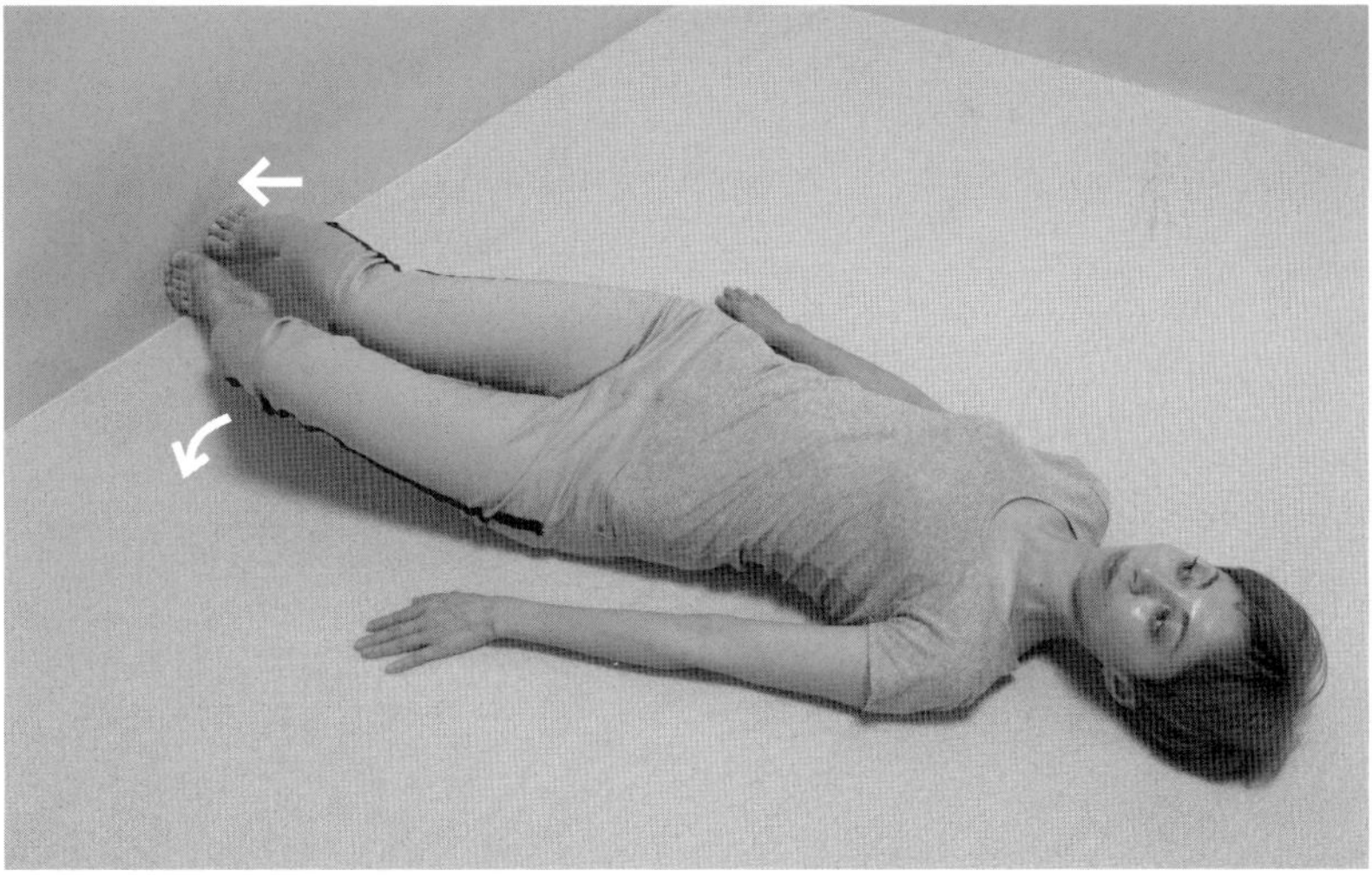

④ ③と同じ体勢から、膝を左側に倒しながら足先を押し込む

3片足を押し込みながら、片手を挙げてからだを伸ばす

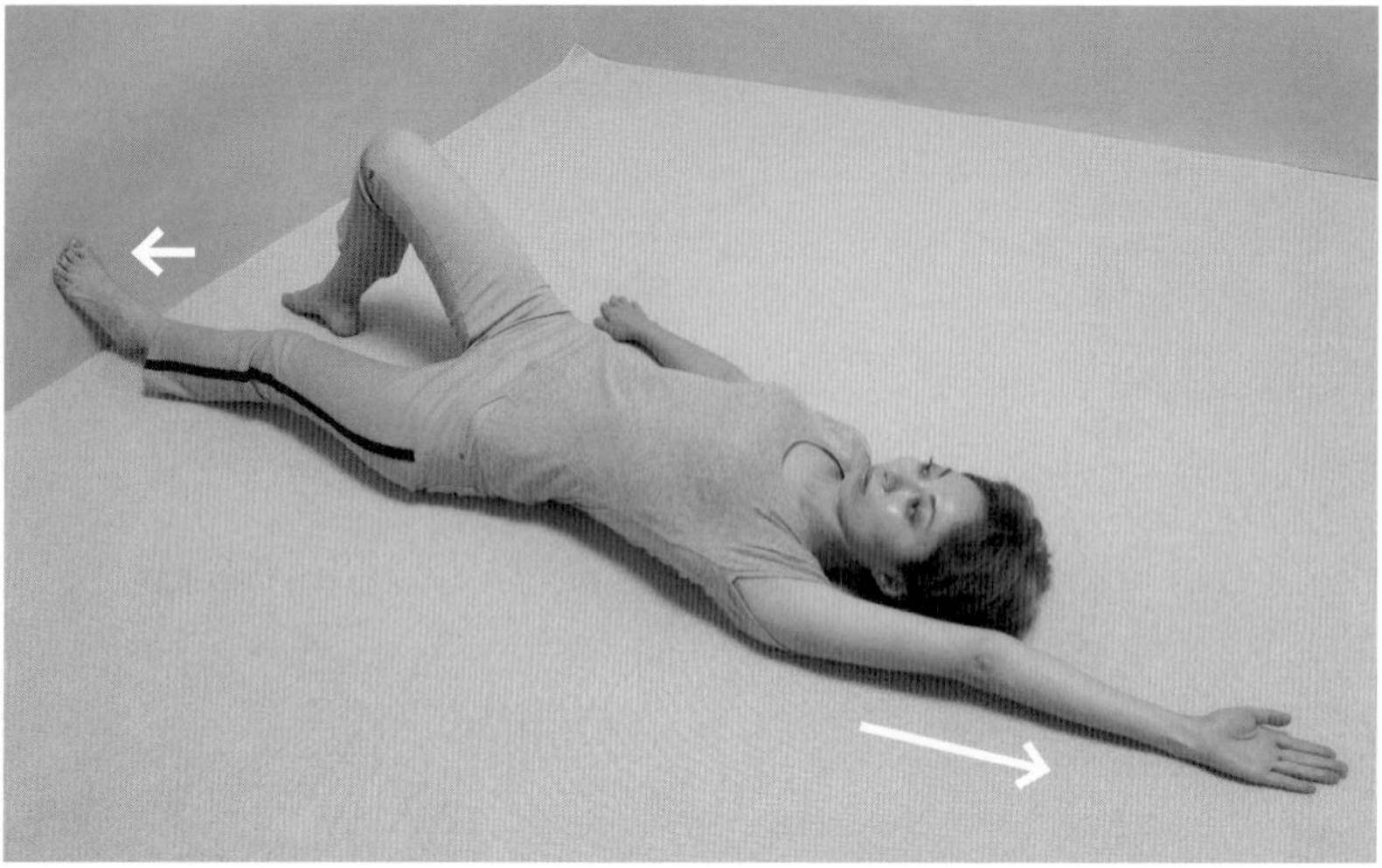

⑤左足の足先を押し込みながら、左手を挙げ、左半身を伸ばす。同じように、右足の足先を押し込みながら右手を挙げ、右半身を伸ばす

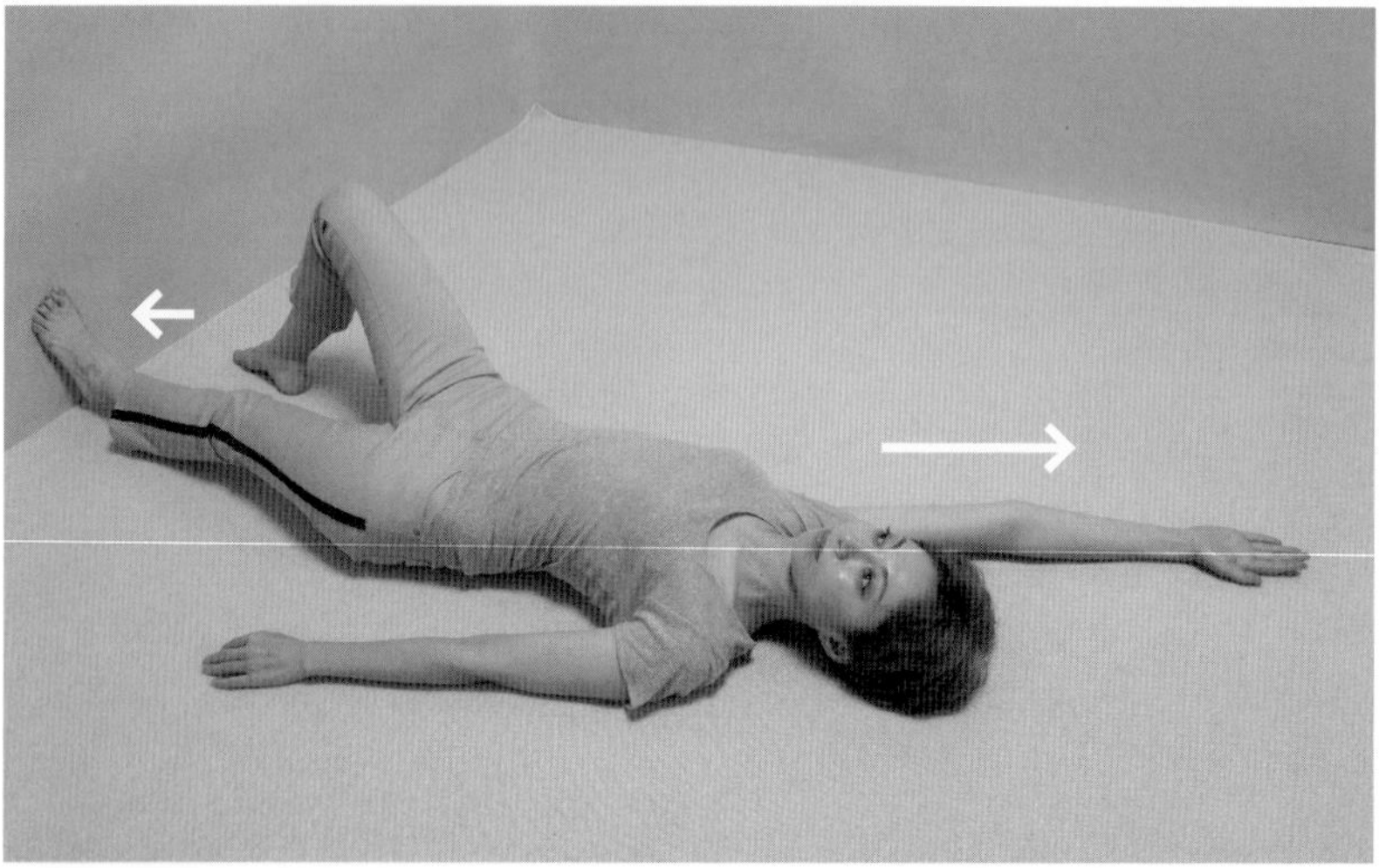

⑥左足の足先を押し込みながら、右手を挙げ、からだを斜めに伸ばす。同じように右足の足先を押し込みながら、左手を挙げ、からだを斜めに伸ばす

4両足を押し込みながら、両腕を挙げてからだを伸ばす

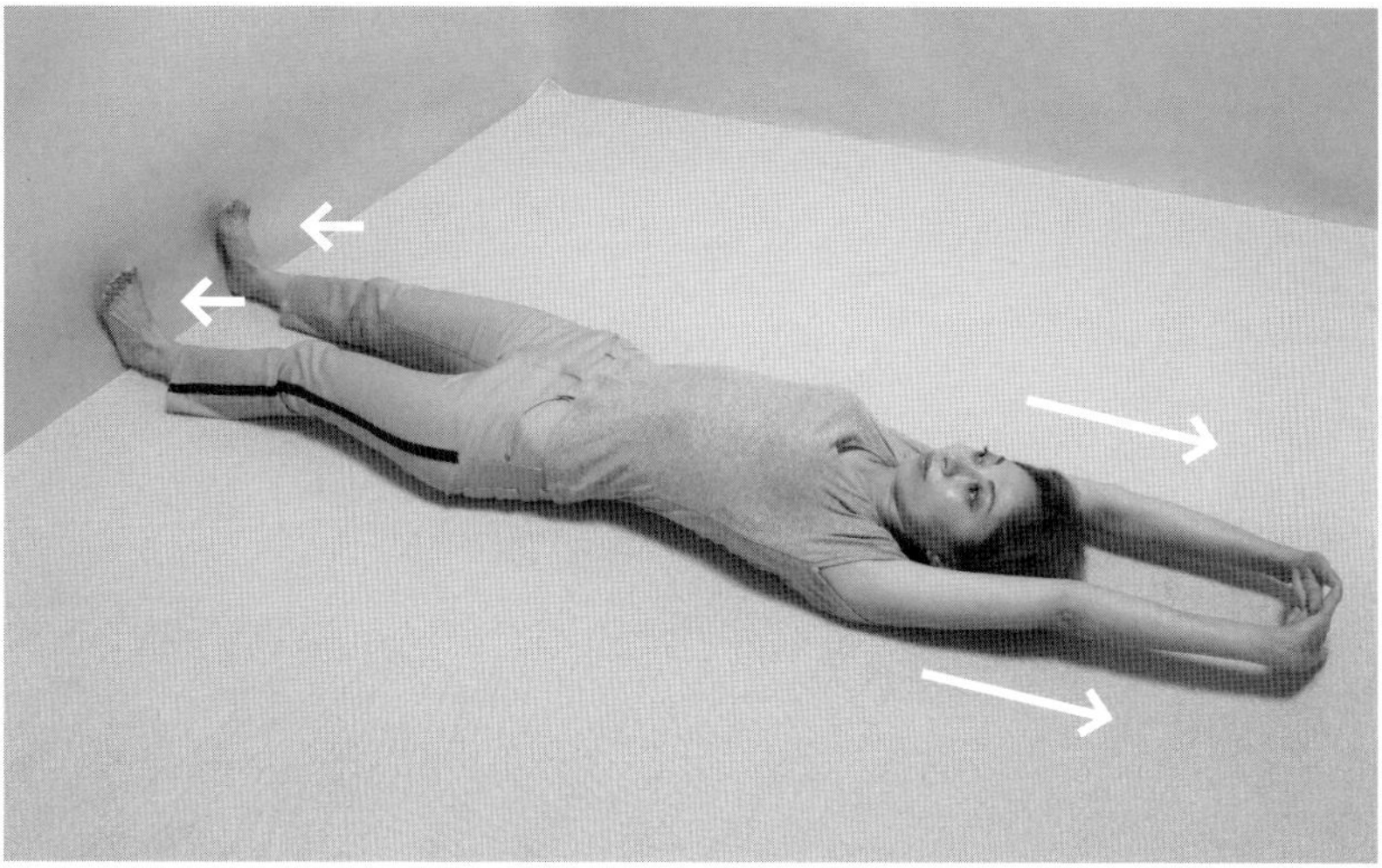

⑦両足の踵を押し込んで足先を反らし、指を組んだ手の平を裏返して挙げながらからだを伸ばす

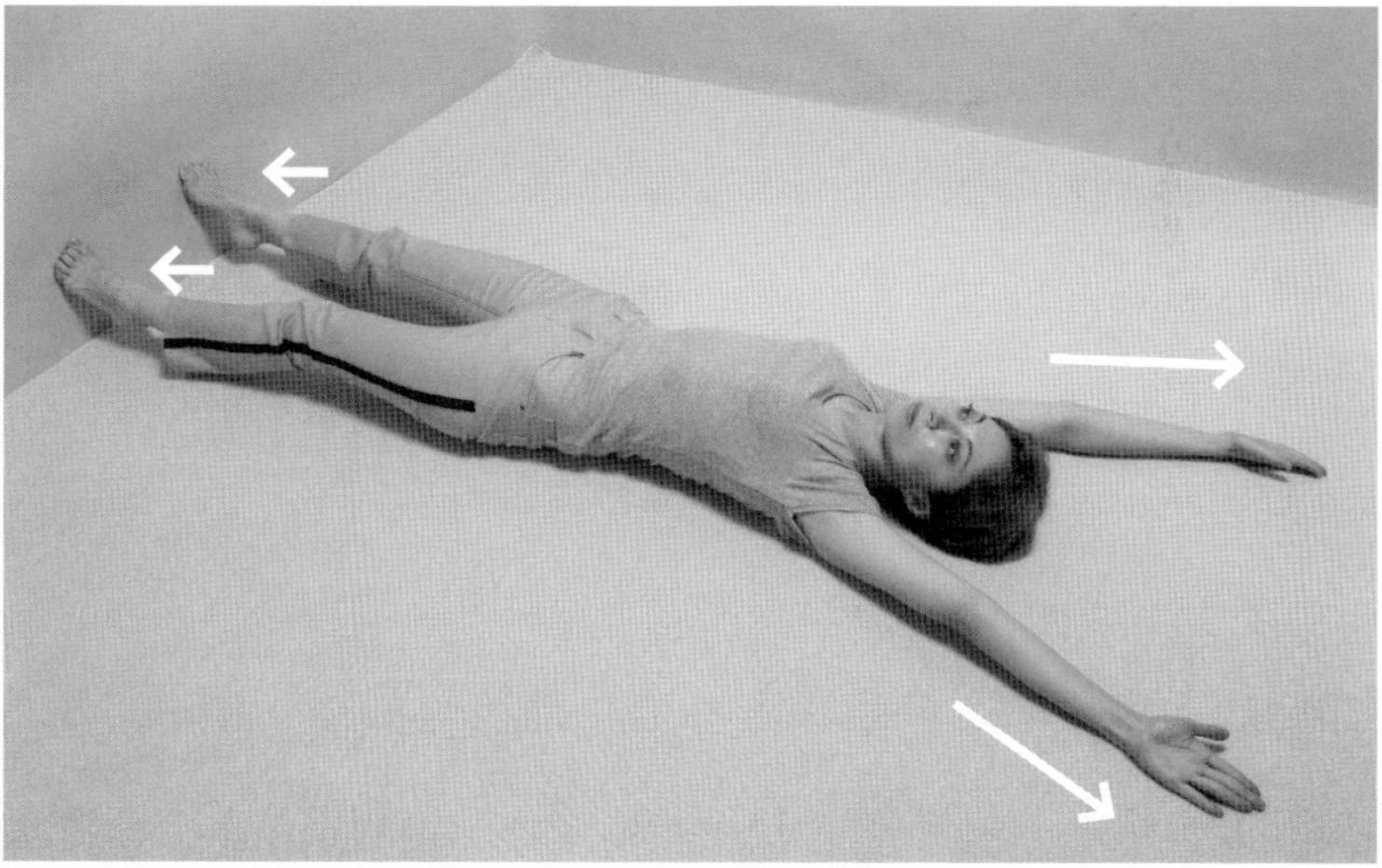

⑧両足の足先を押し込んで踵を上げ、バンザイをする形で腕を伸ばしながらからだを伸ばす

※⑤～⑧の動作で手を挙げるのがつらい場合には下ろしたまま行ってもよい。

あお向け　四股を踏む形で両足を開いて押し込む

あお向けに寝転び、両足の足先を逆八の字型に開いて四股を踏むようにして、足裏で壁に押し込む。足裏の押し込む場所を変えて行った後は、両足の足先を八の字型に閉じて行う。

1両足の足先を逆八の字型に開いて押し込む

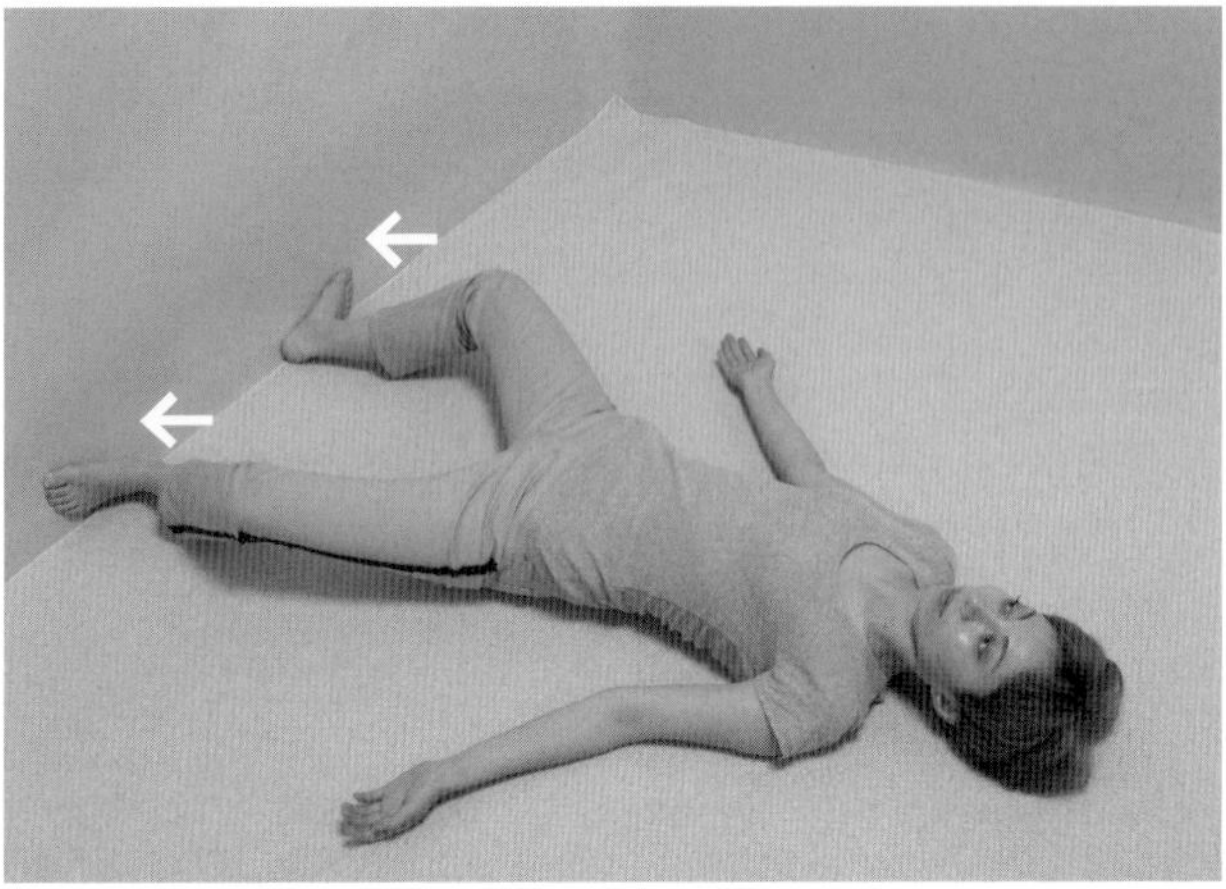

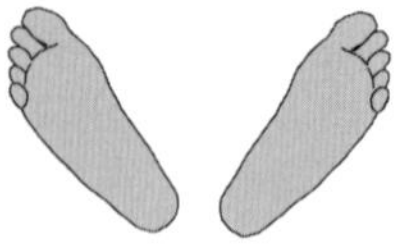

①足裏全体で押し込む

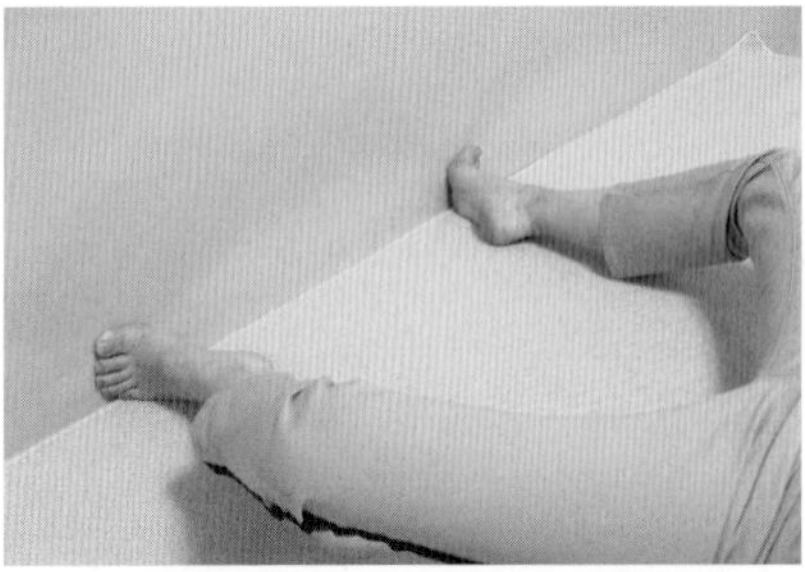

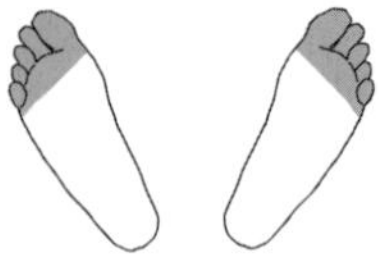

②足先を軽く壁につけ、踵を上がるところまで上げる（踵を上げるほうを意識して行う）

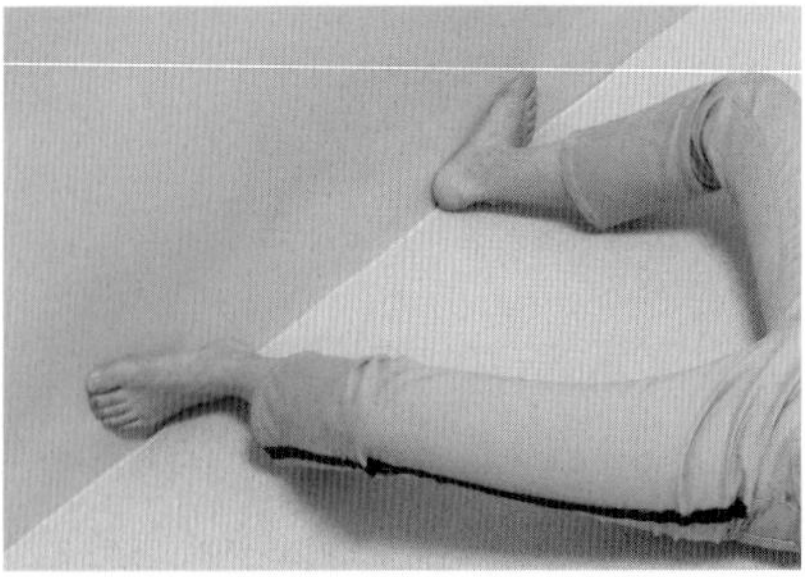

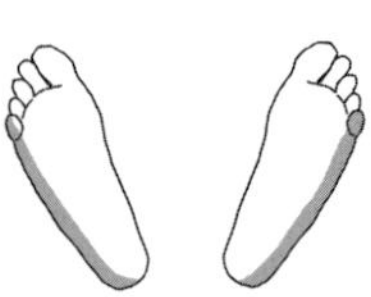

③小指側で押し込む

膝は伸ばさずに行い、押し込む際の刺激が連動して首まで達するのを感じたら、それ以上押し込まない。

2両足の足先を八の字型に閉じて押し込む

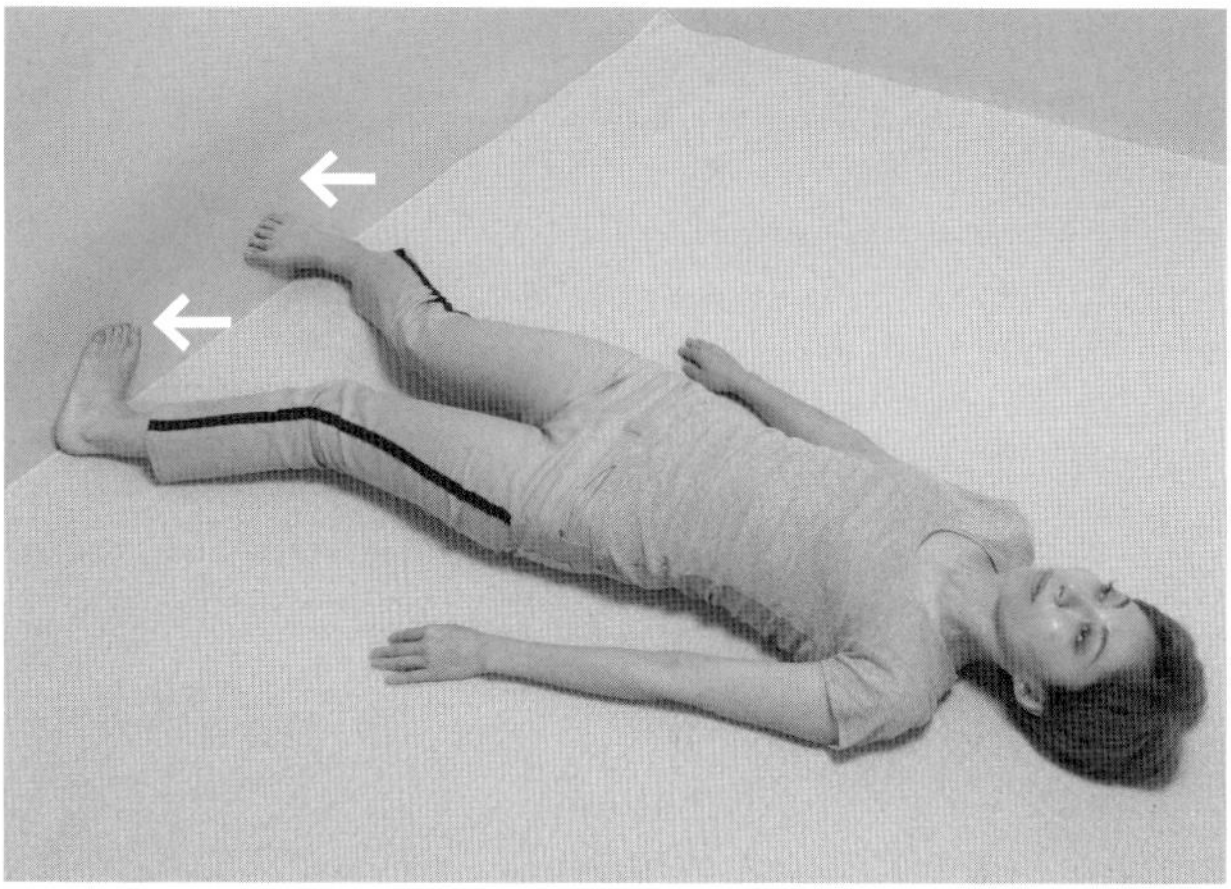

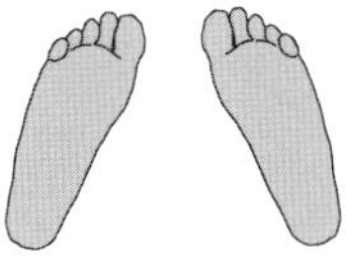

①足裏全体で押し込む

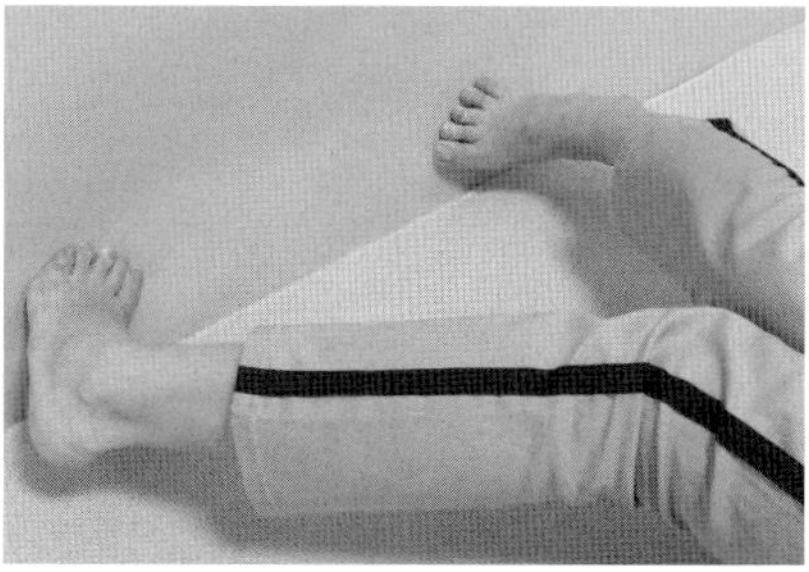

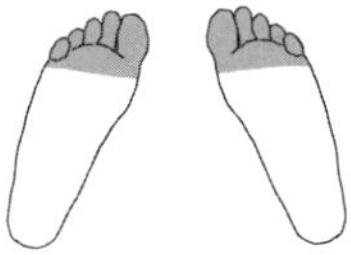

②足先で押し込む。踵が少し上がる

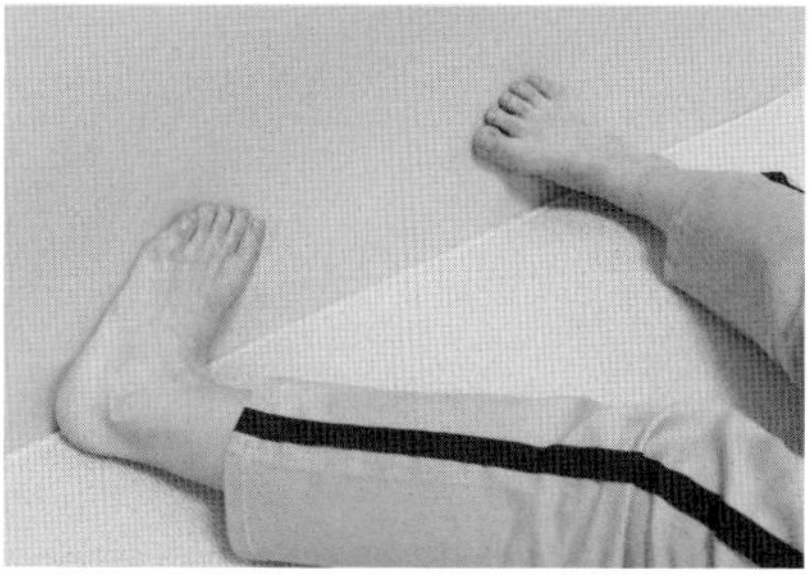

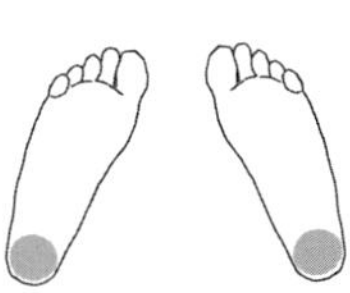

③足先は反らさずに、踵で押し込む

あお向け 両足を上げ、膝を折った状態で両足を押し込む

両足を上げて行う以下の動作は首の向きに注意する。人によって右向き、左向き、正面のどれが良いかには違いがある。必ず気持ち良い方向を探して行うこと。

1両足の足先を上に向けて押し込む

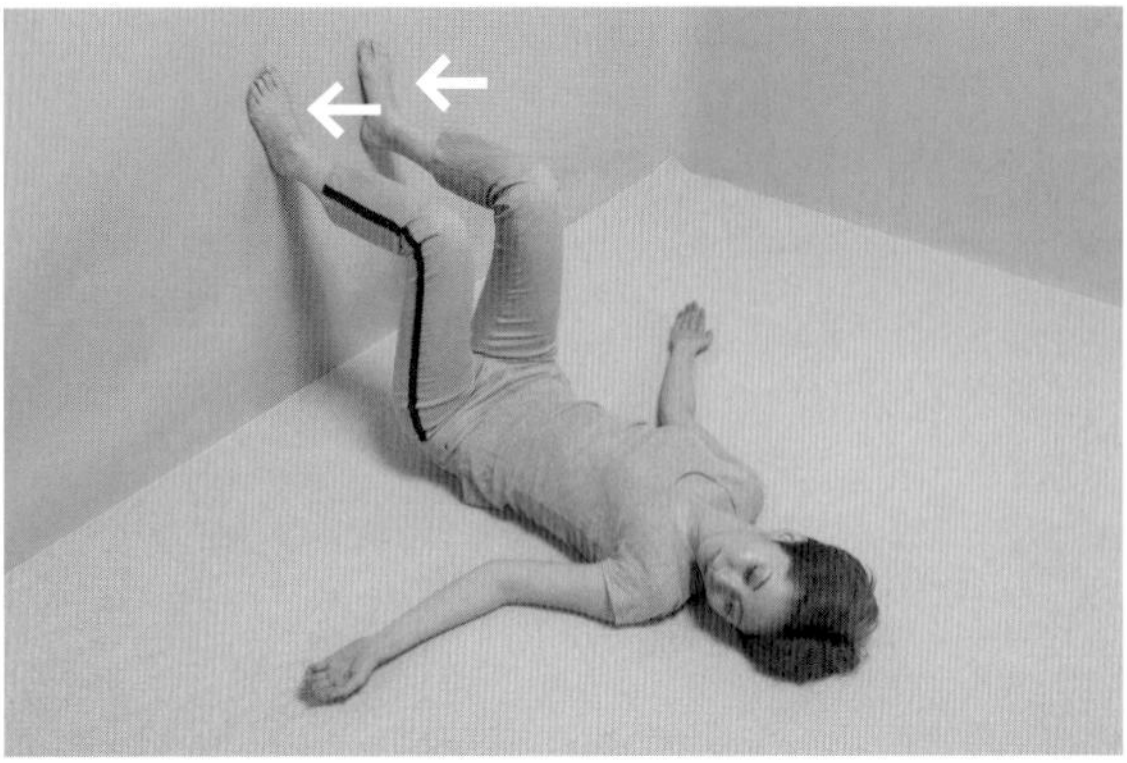

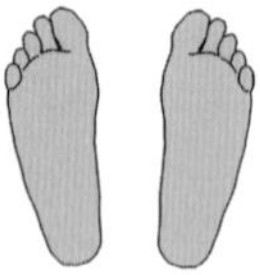

①足裏全体で押し込む

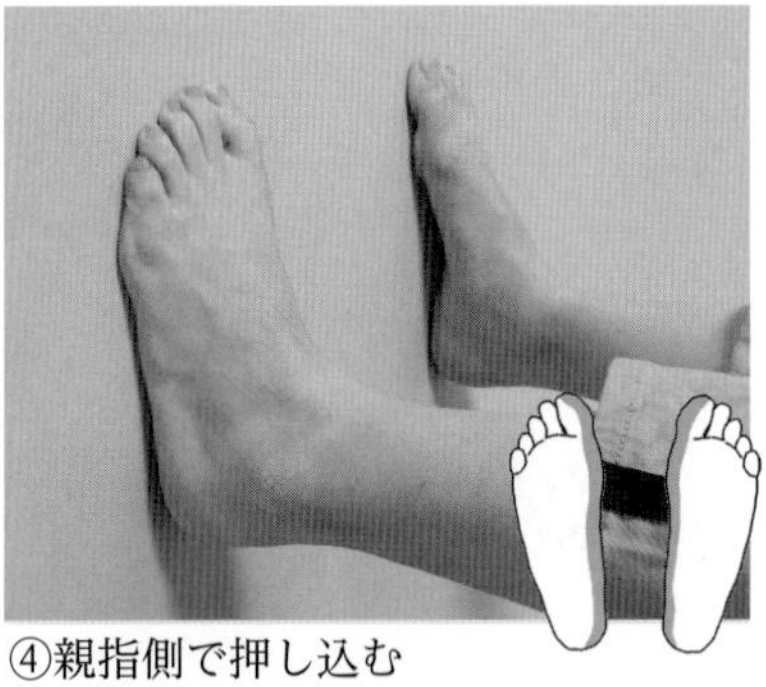

④親指側で押し込む

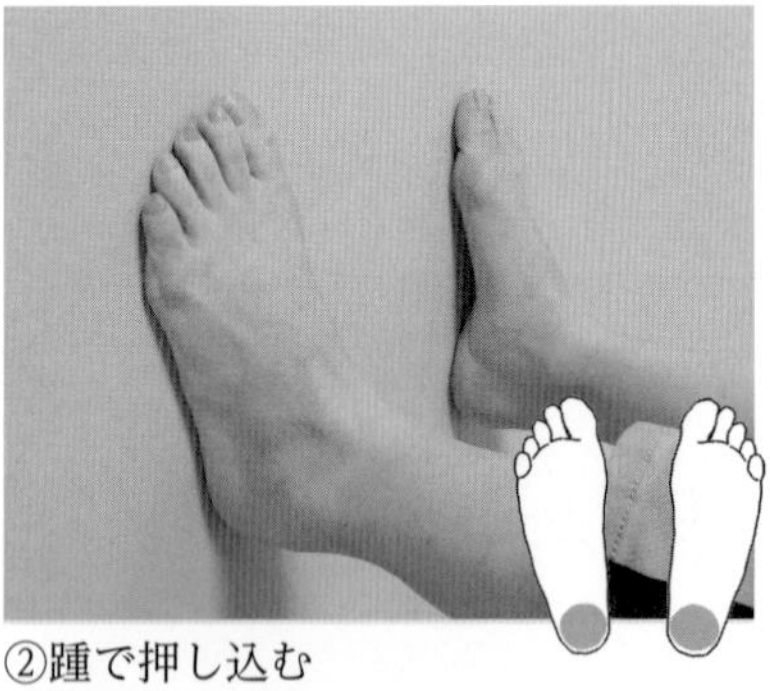

②踵で押し込む

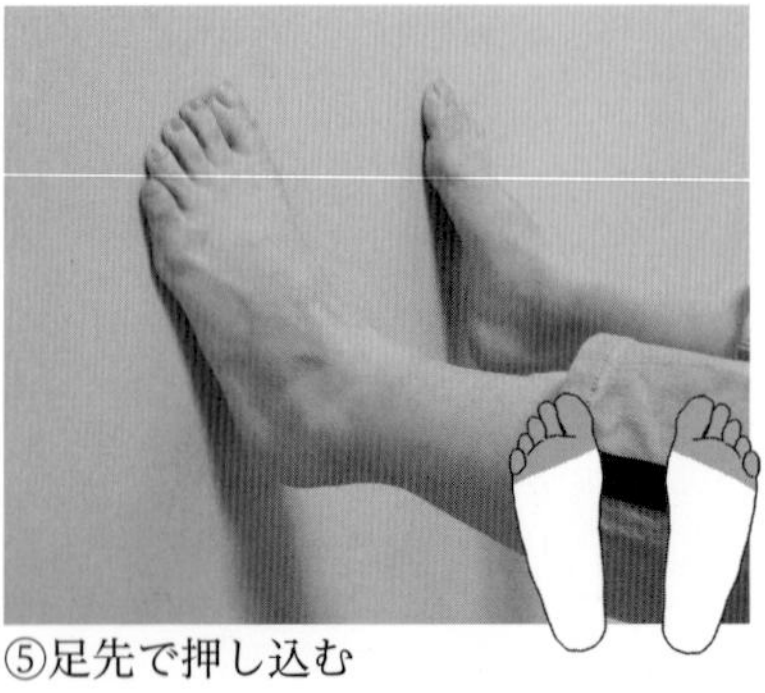

⑤足先で押し込む

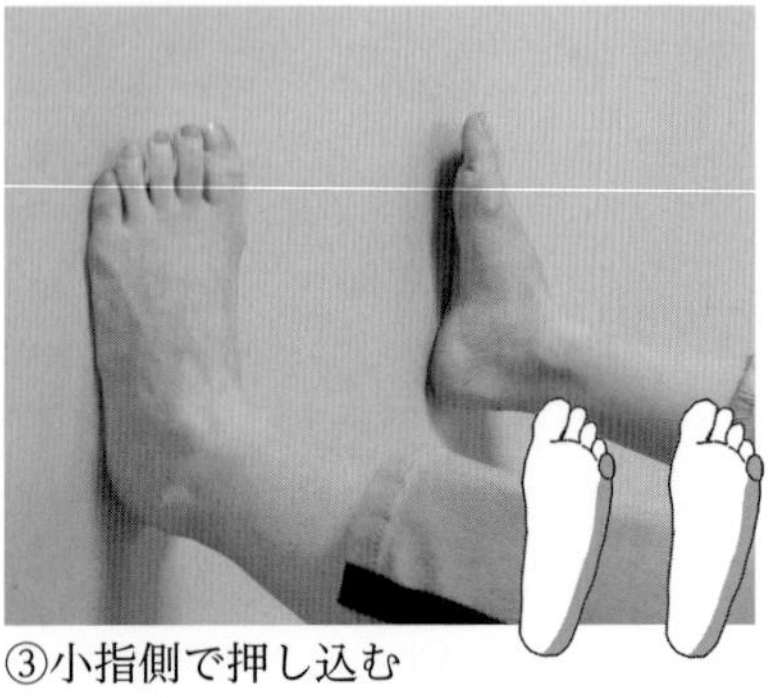

③小指側で押し込む

[1]～[4]の動作は膝を伸ばさずに行う。押し込む際の刺激が連動して首まで達するのを感じたら、それ以上押し込まない。

[2]両足の足先をハの字型に閉じて押し込む

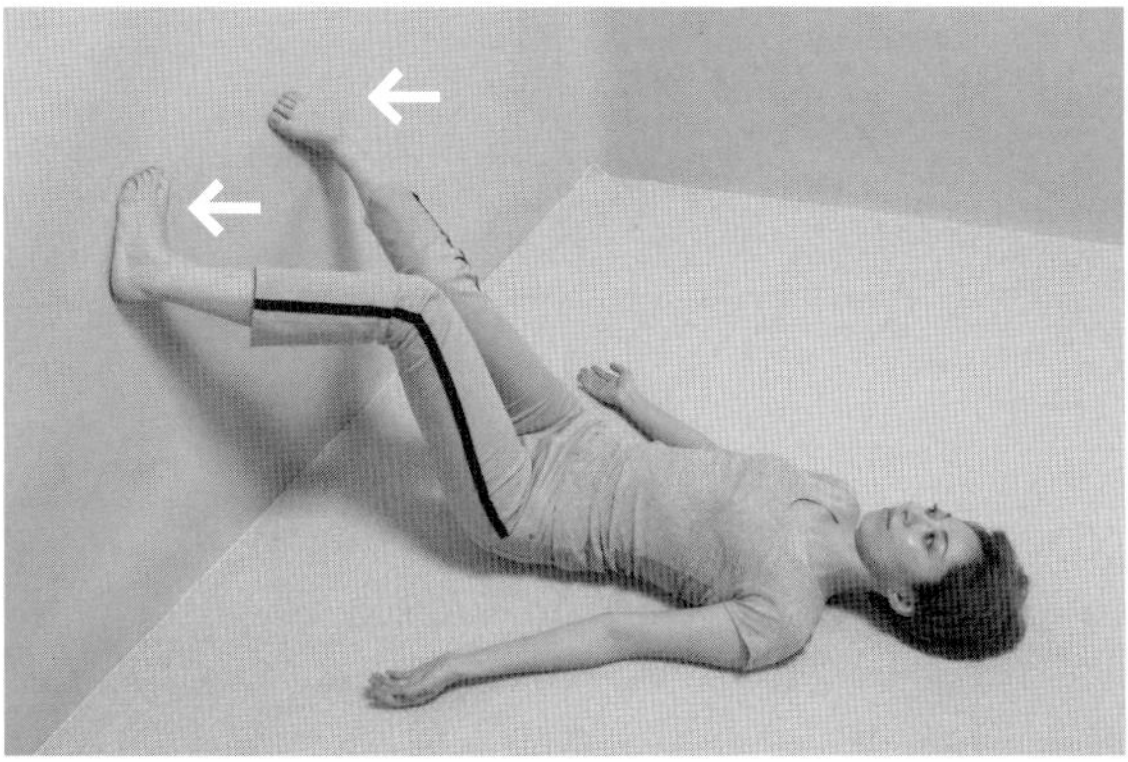

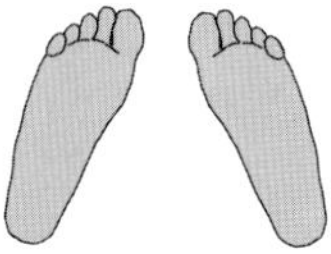

①足裏全体で押し込む

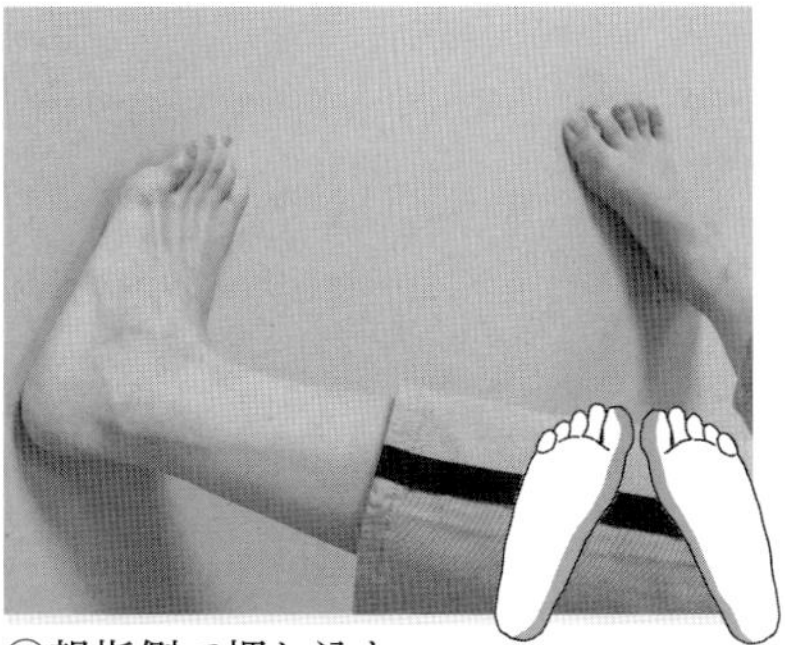

④親指側で押し込む

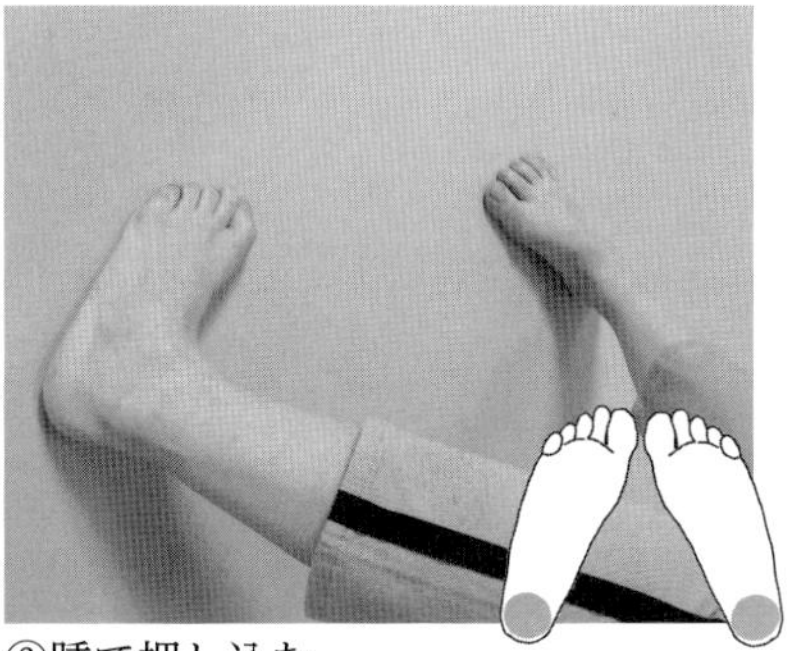

②踵で押し込む

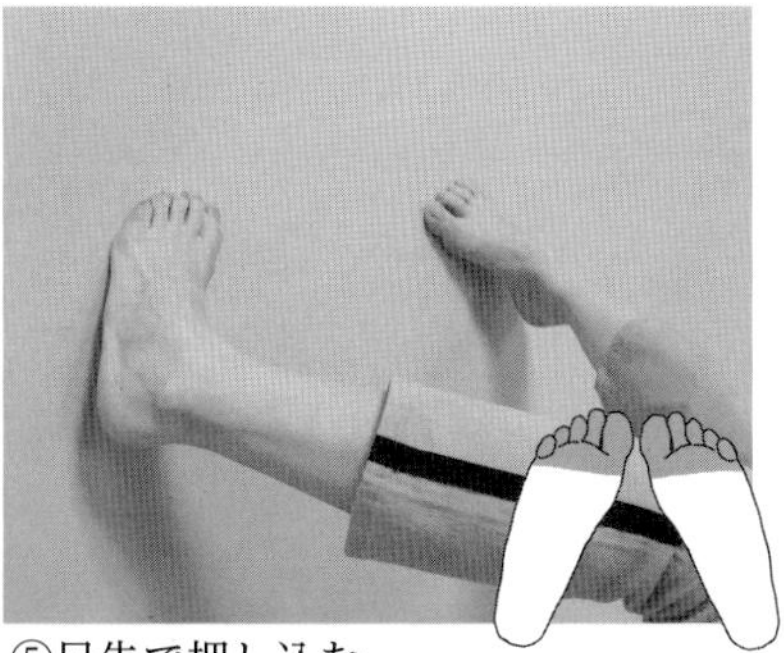

⑤足先で押し込む

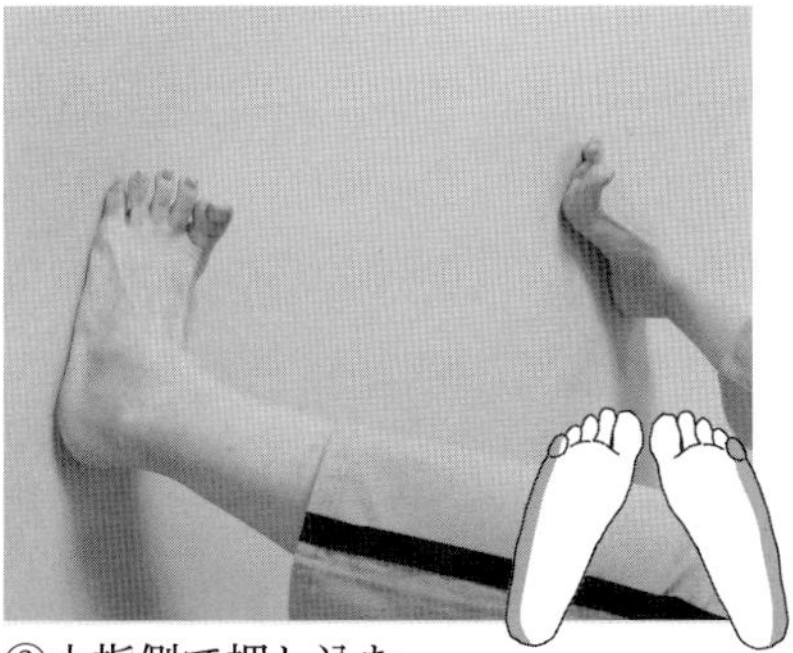

③小指側で押し込む

3 両足の足先を逆ハの字型に開いて押し込む

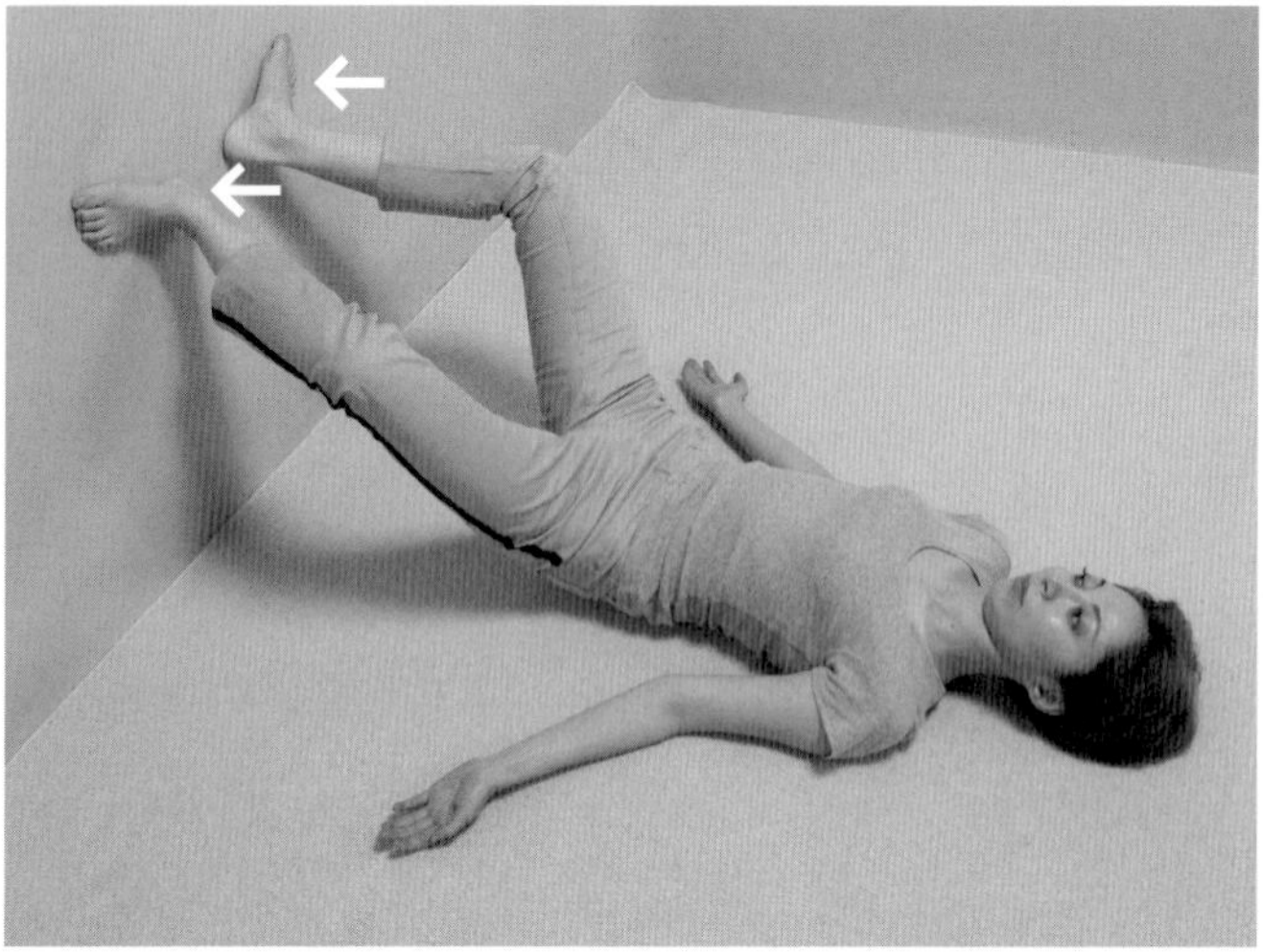

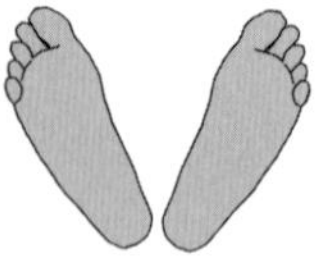

①足裏全体で押し込む

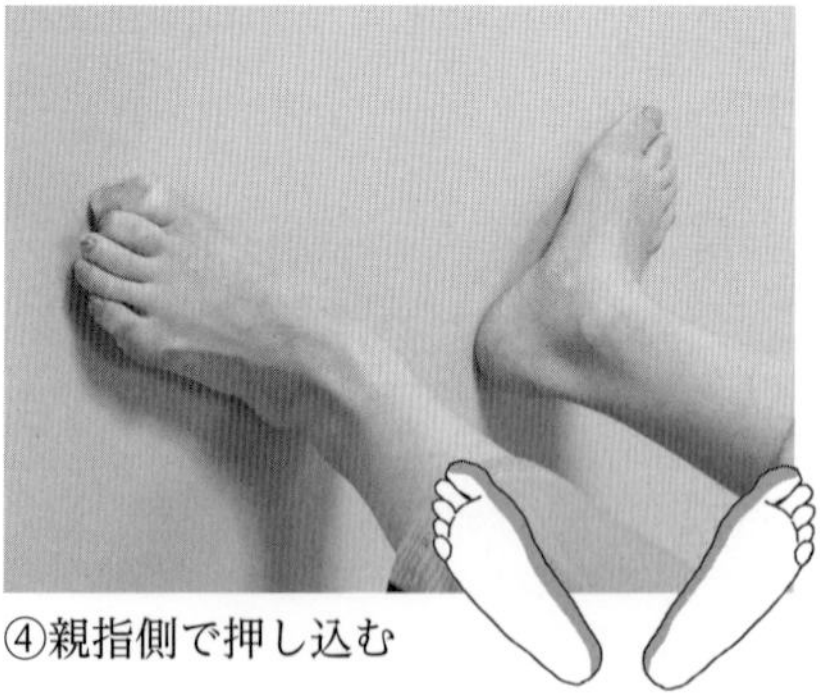

④親指側で押し込む

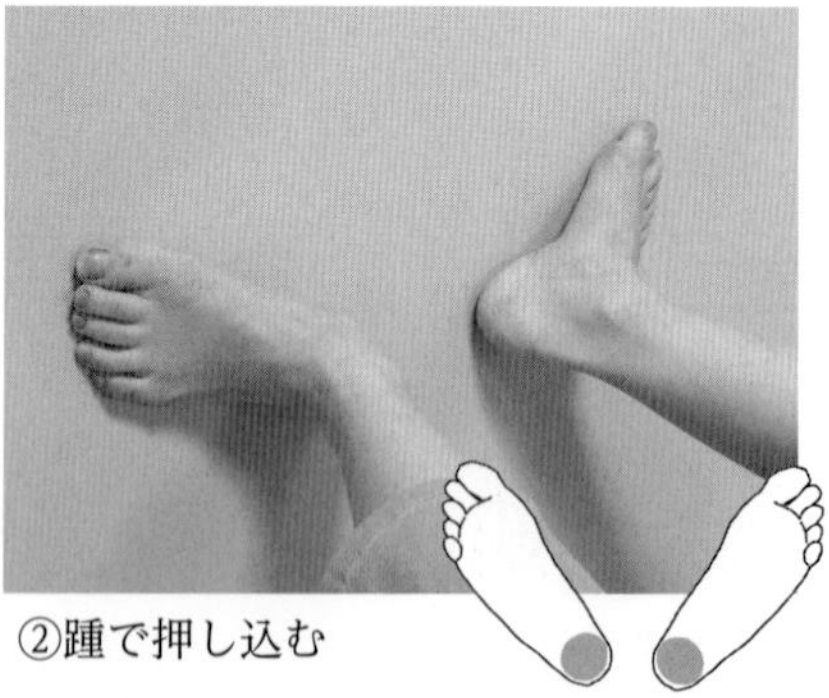

②踵で押し込む

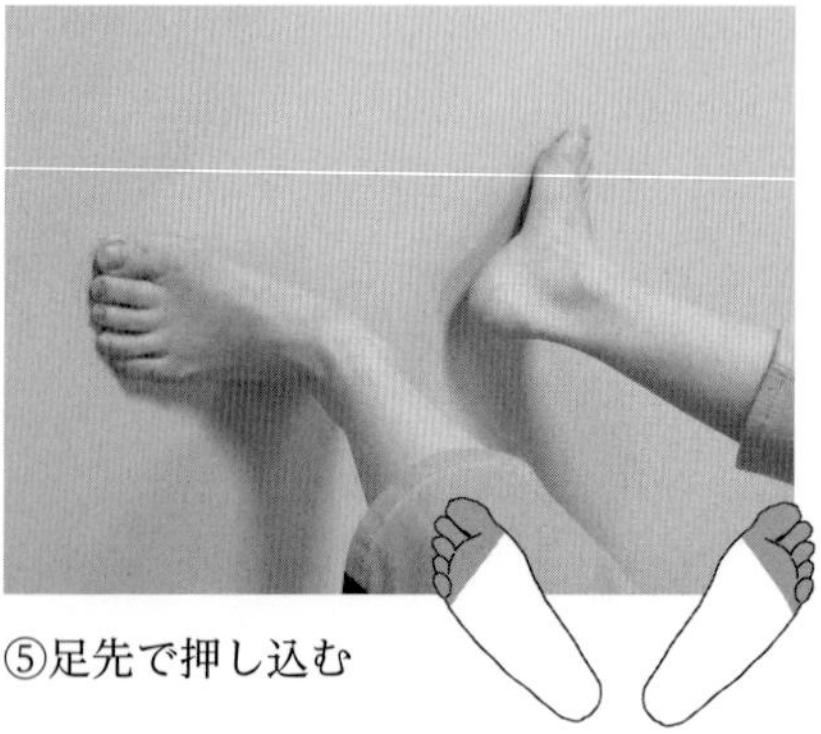

⑤足先で押し込む

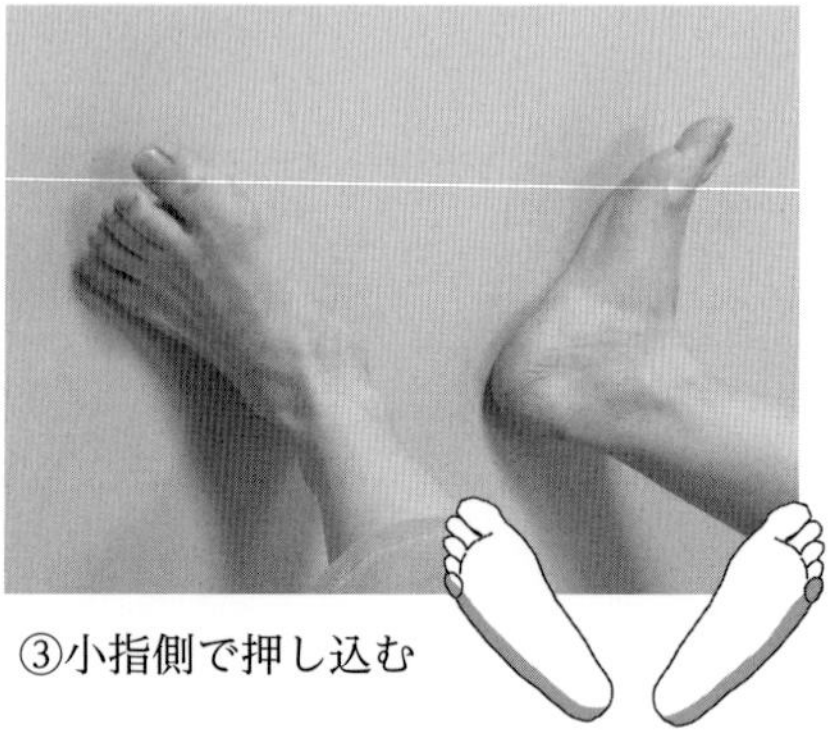

③小指側で押し込む

④両足の膝を曲げ、足先を上と左右に向けて押し込む

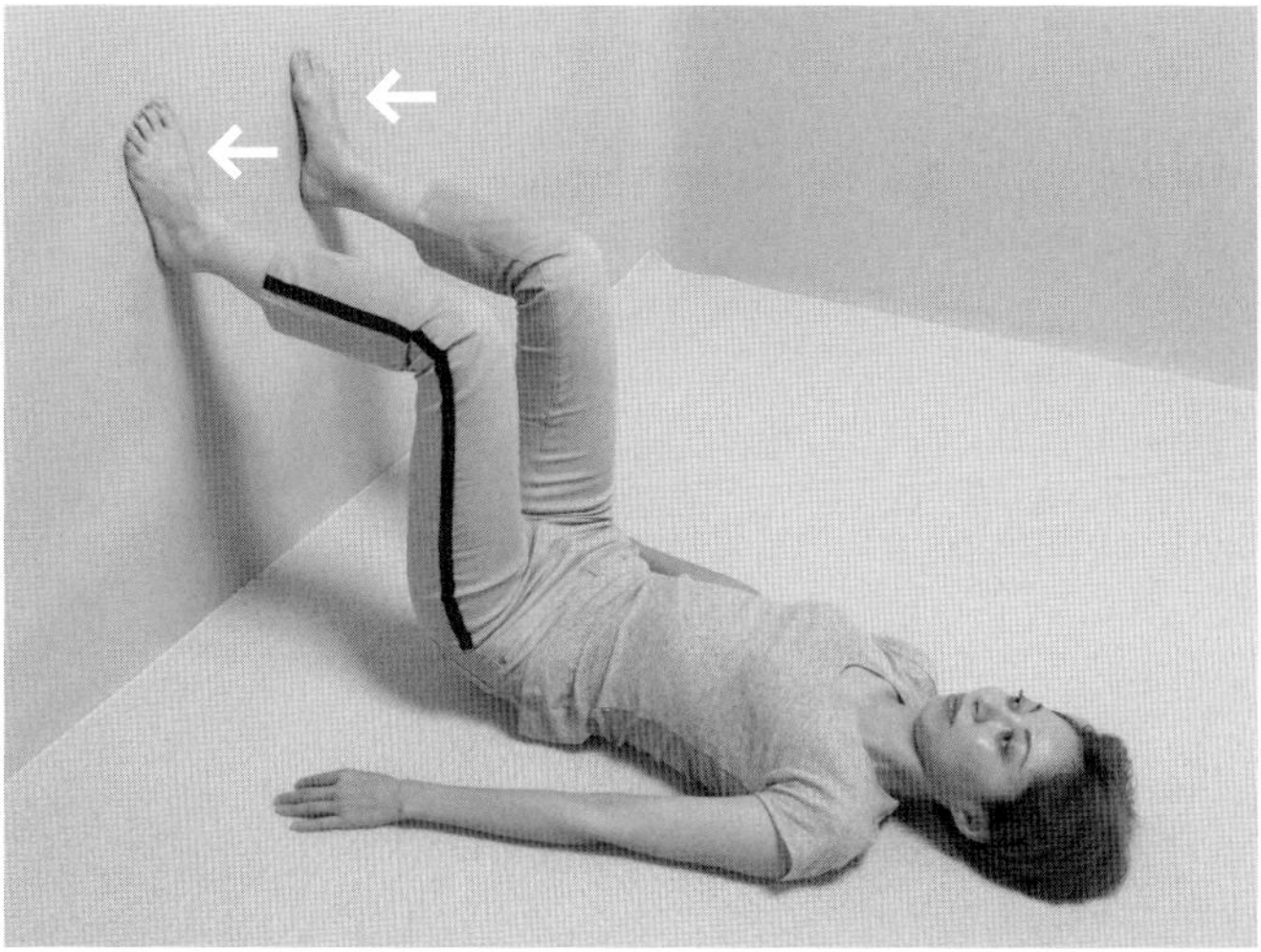

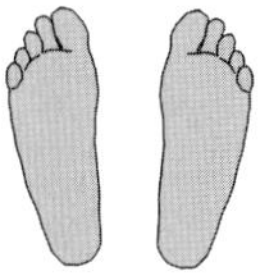

①足先を上に向けて足裏全体で押し込む

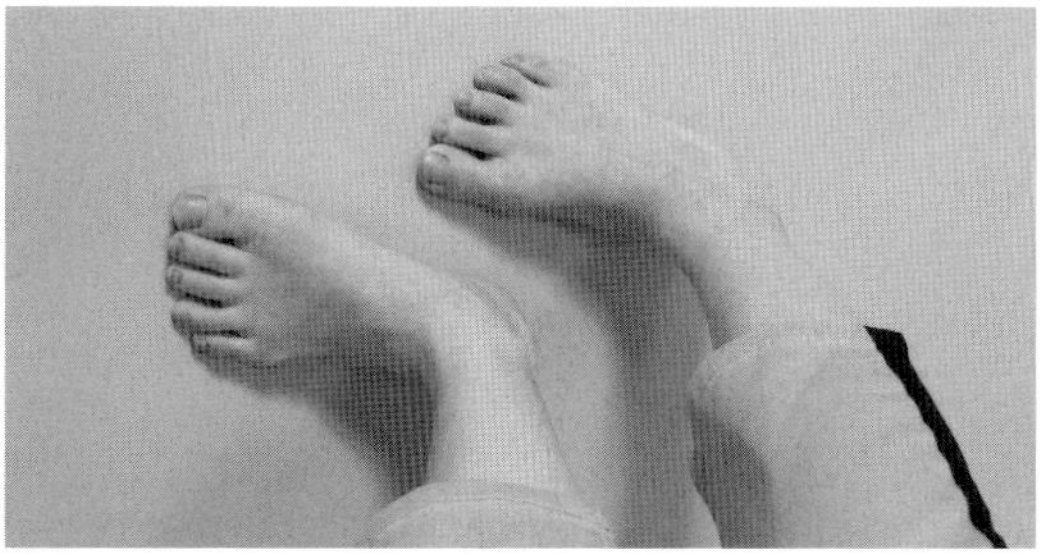

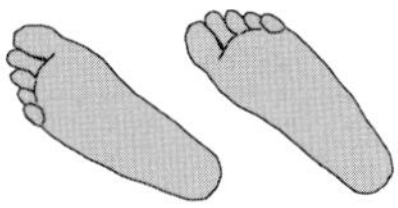

②足先を左に向けて足裏全体で押し込む

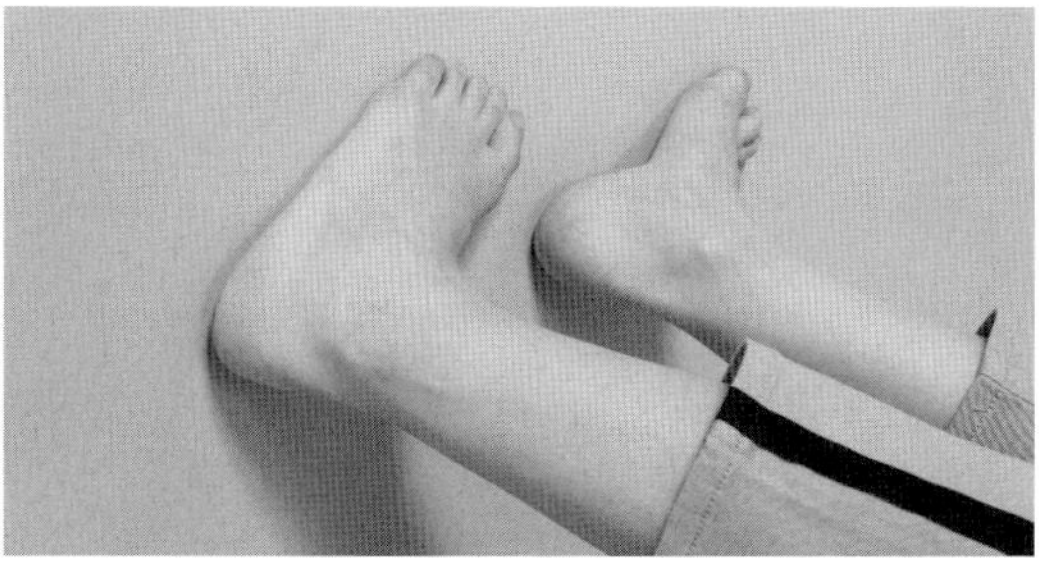

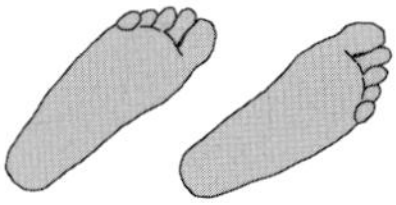

③足先を右に向けて、足裏全体で押し込む

5両足の膝を伸ばし、足先を上に向けて押し込む

両足の膝にゆるみを持たせ、そのゆるみ分だけ伸ばす感じで、腰から背中、首まで刺激が入るようにする。からだがずり上がらないように注意する。

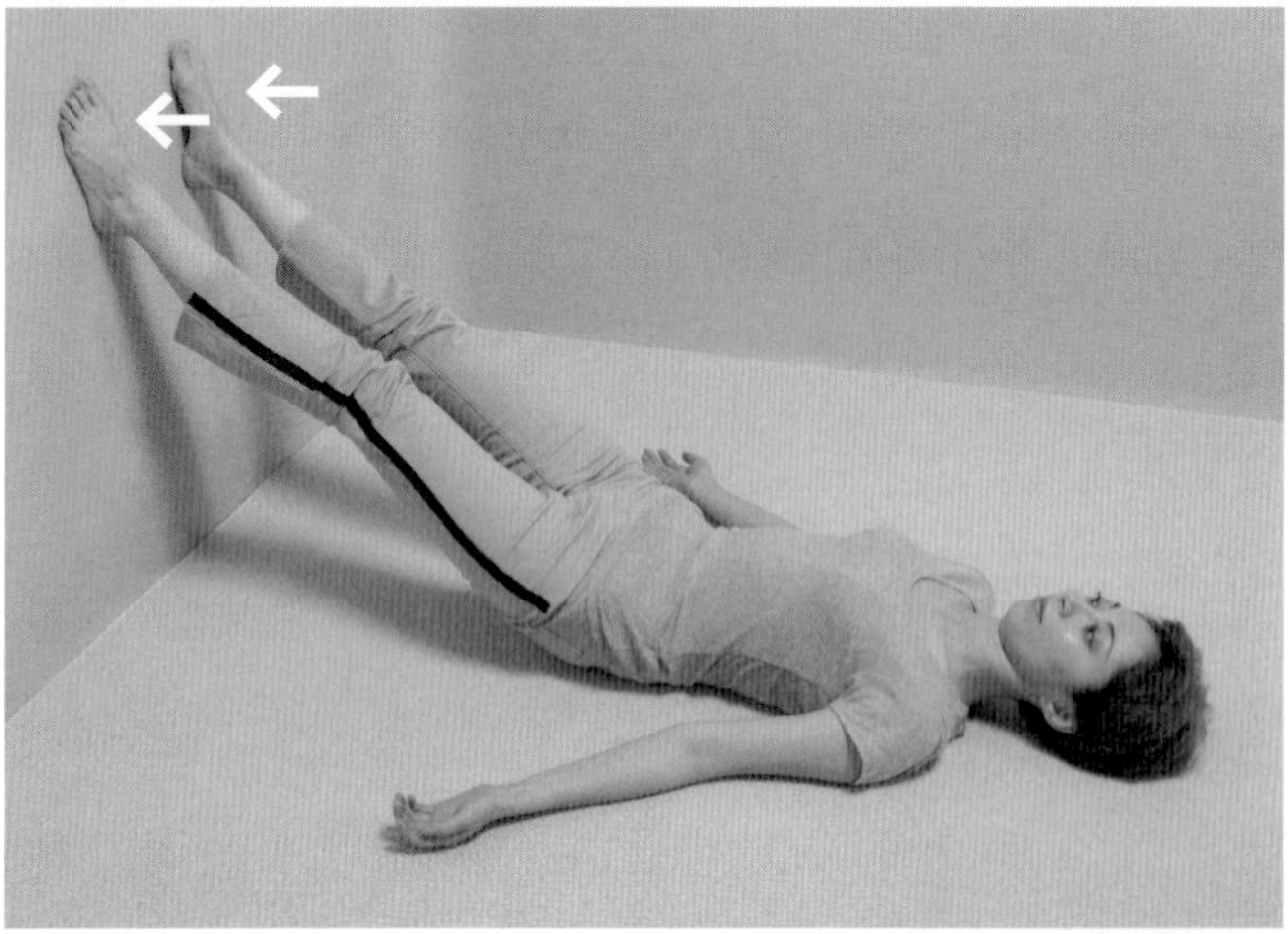

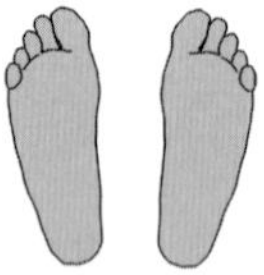

①足裏全体で押し込む

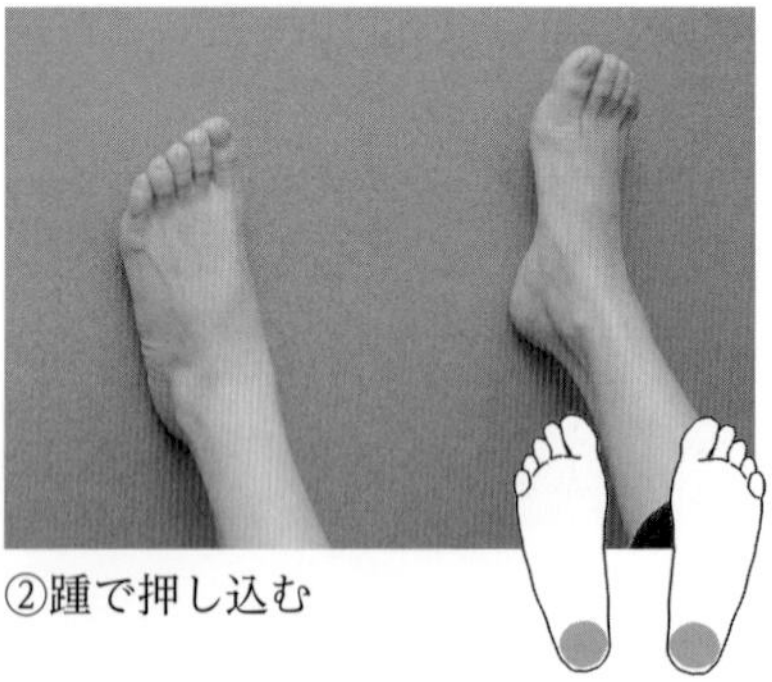

②踵で押し込む

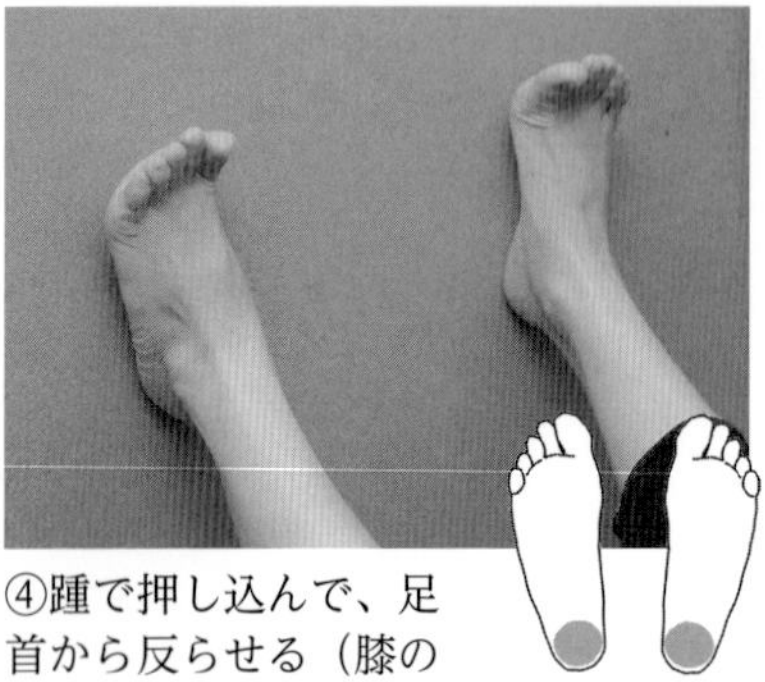

④踵で押し込んで、足首から反らせる（膝の裏を伸ばす感じで）

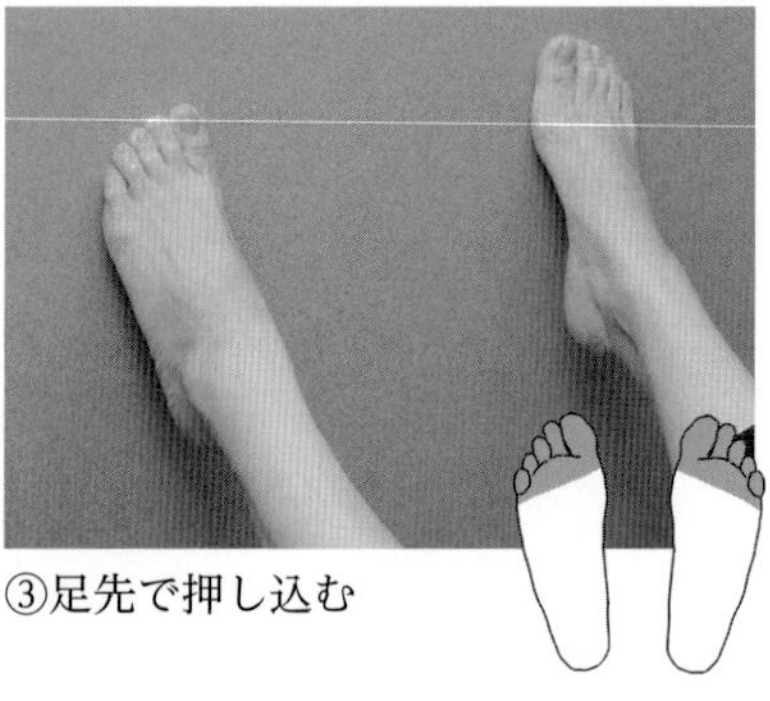

③足先で押し込む

横向き　両足を使って押し込む

横向きの基本動作の手順①～③（57 頁参照）にしたがって、両足を使って押し込む。

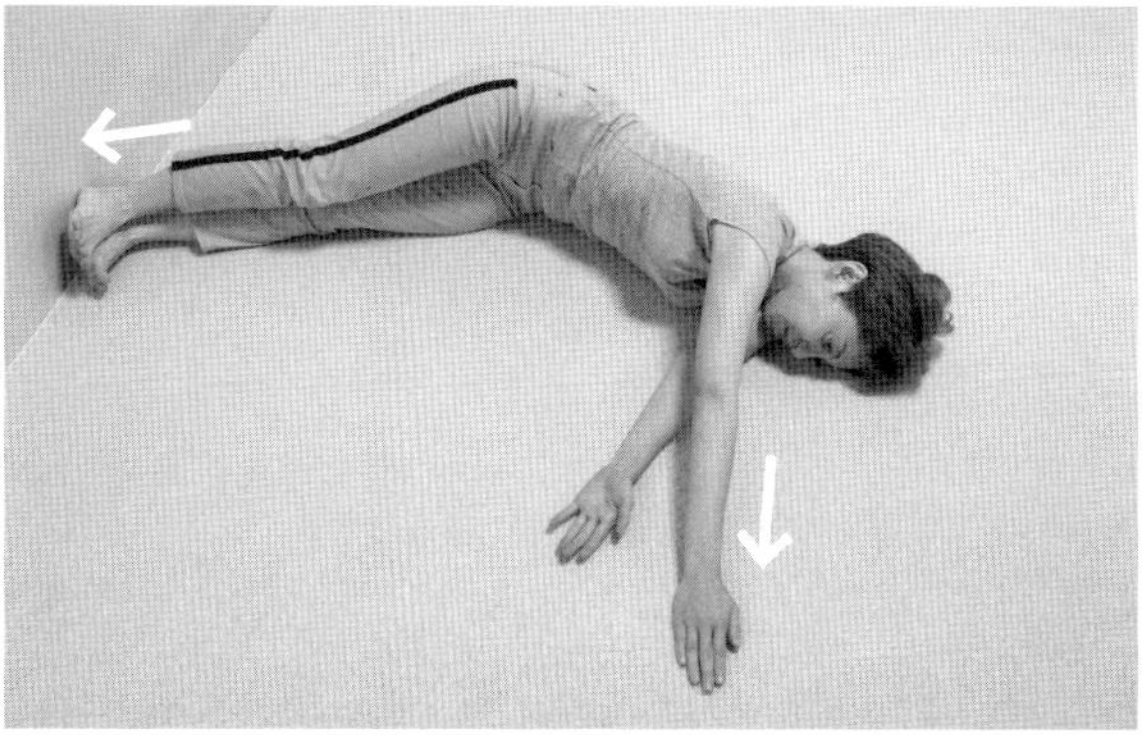

①両膝をゆるませ、踵を押し込み、足先を反らす。上側の腕を真横に挙げて伸ばす

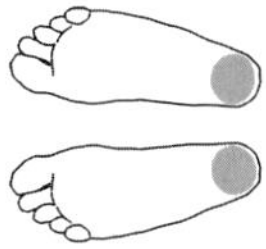

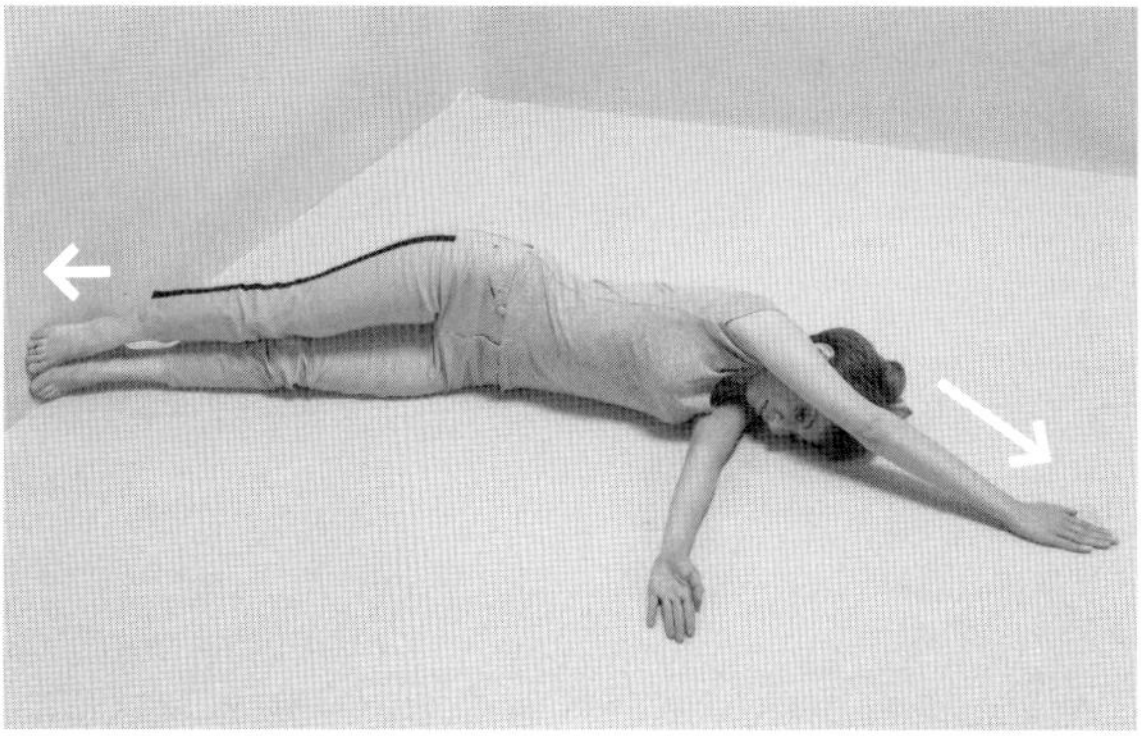

②足先で壁を押して踵を上げる。上側の腕を頭上に伸ばし、伸ばした側の半身を気持ち良く伸ばす（痛い場合は手を下ろしながら動作を行う）

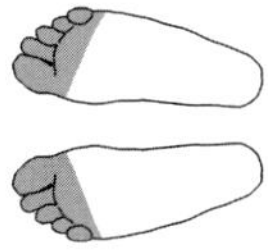

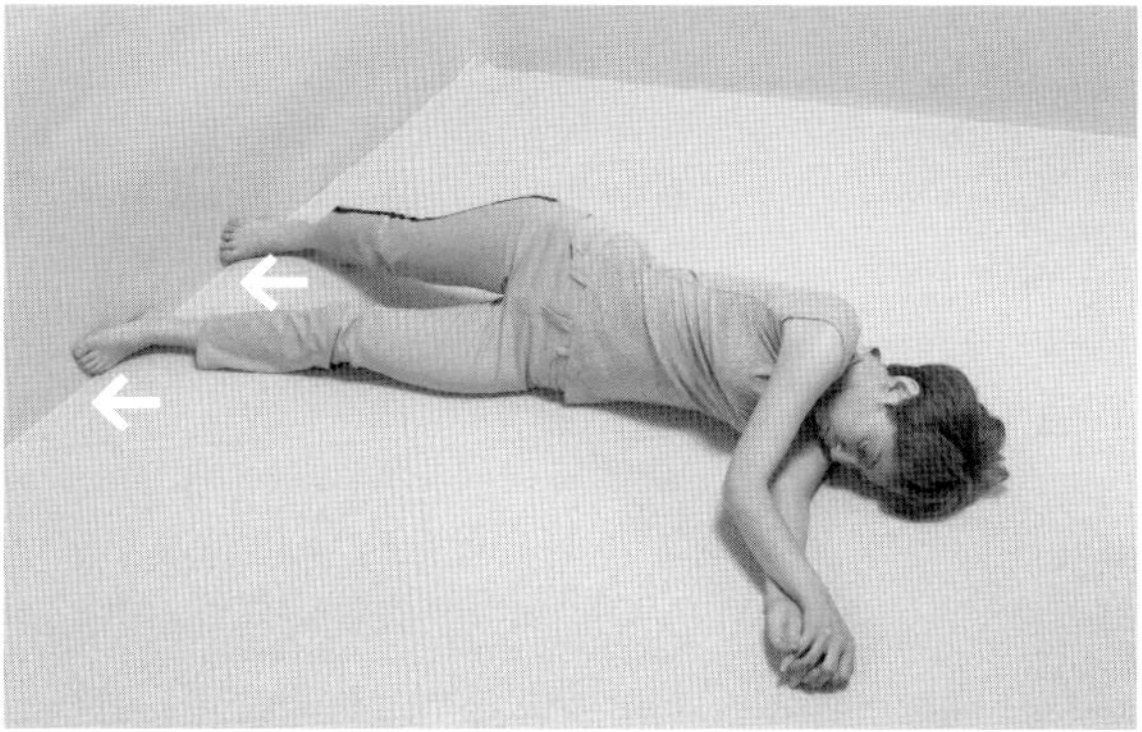

③両足を前後に開いて、両方の足先を押し込む。両腕とも力を抜いた状態のままでよい

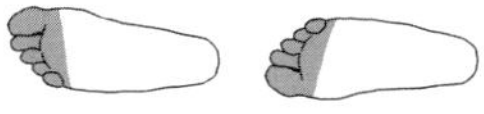

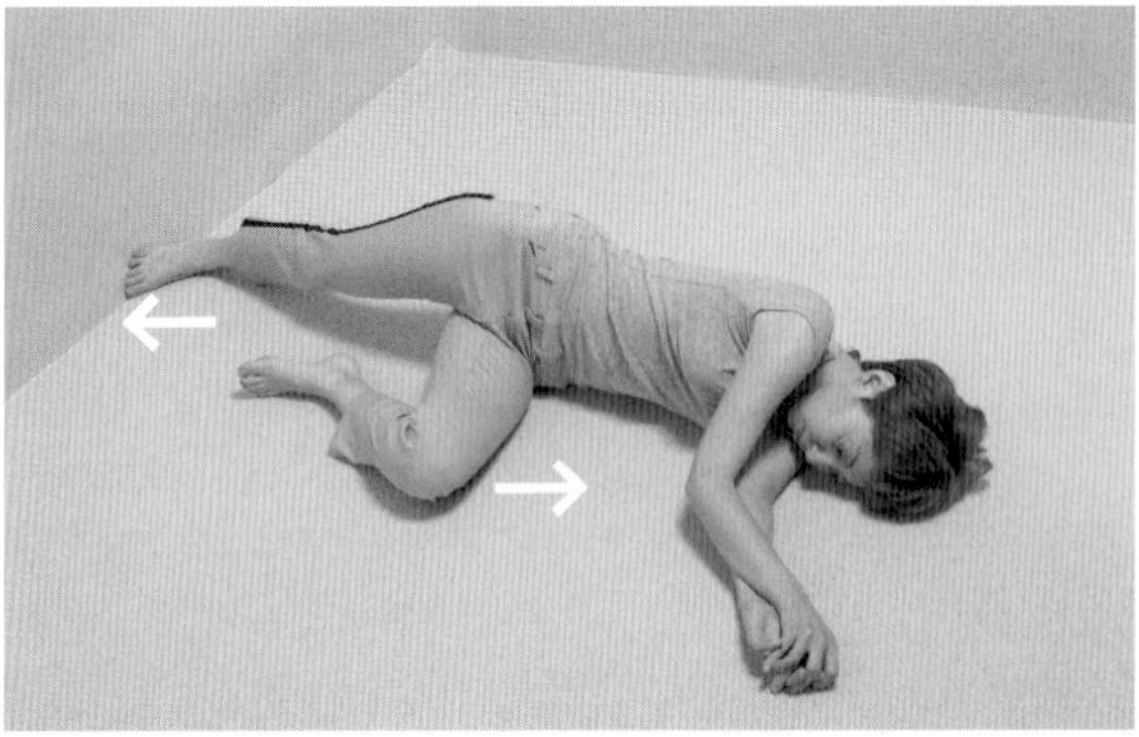

④右足（上側の足）を足先で押し込みながら、左足（下側の足）の膝を胸のほうに引き上げる

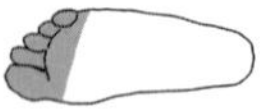

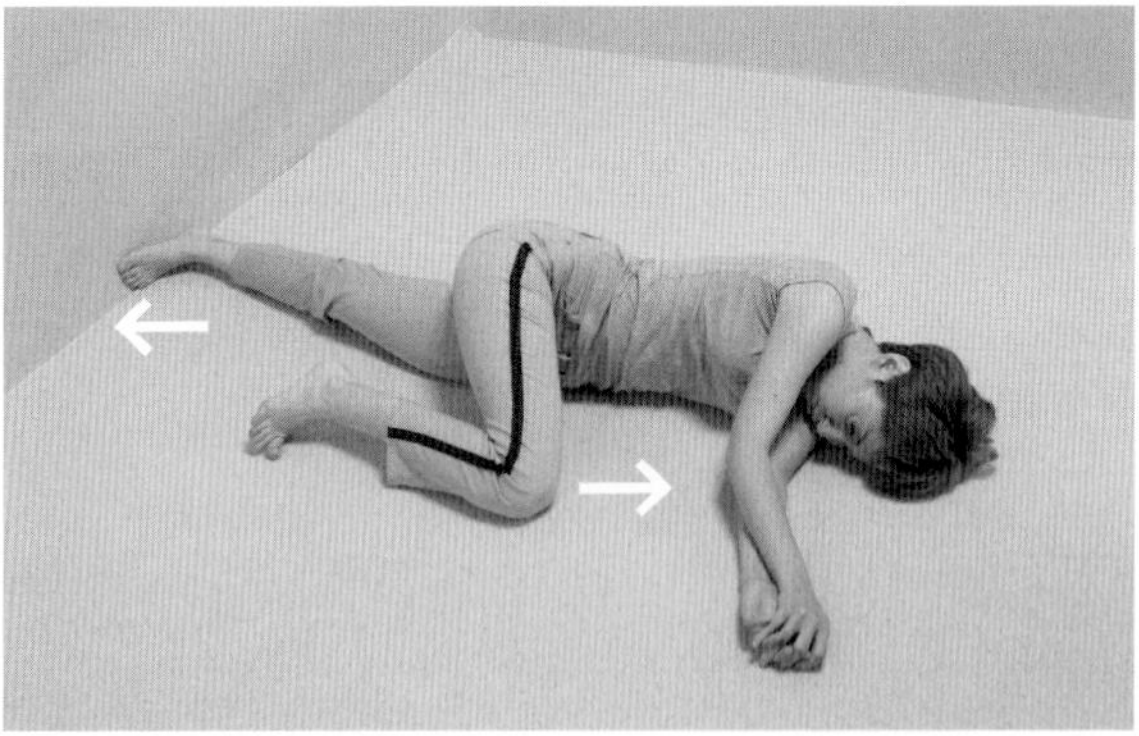

⑤左足（下側の足）を足先で押し込みながら、右足（上側の足）の膝を胸のほうに引き上げる

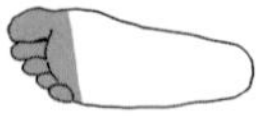

うつ伏せ　片足の足先を外側に向けて押し込む

右足の足先を外側に向け、基本動作の手順①～⑦ (60 ～ 61 頁参照) にしたがって行う。右足が終わったら左足で行う。

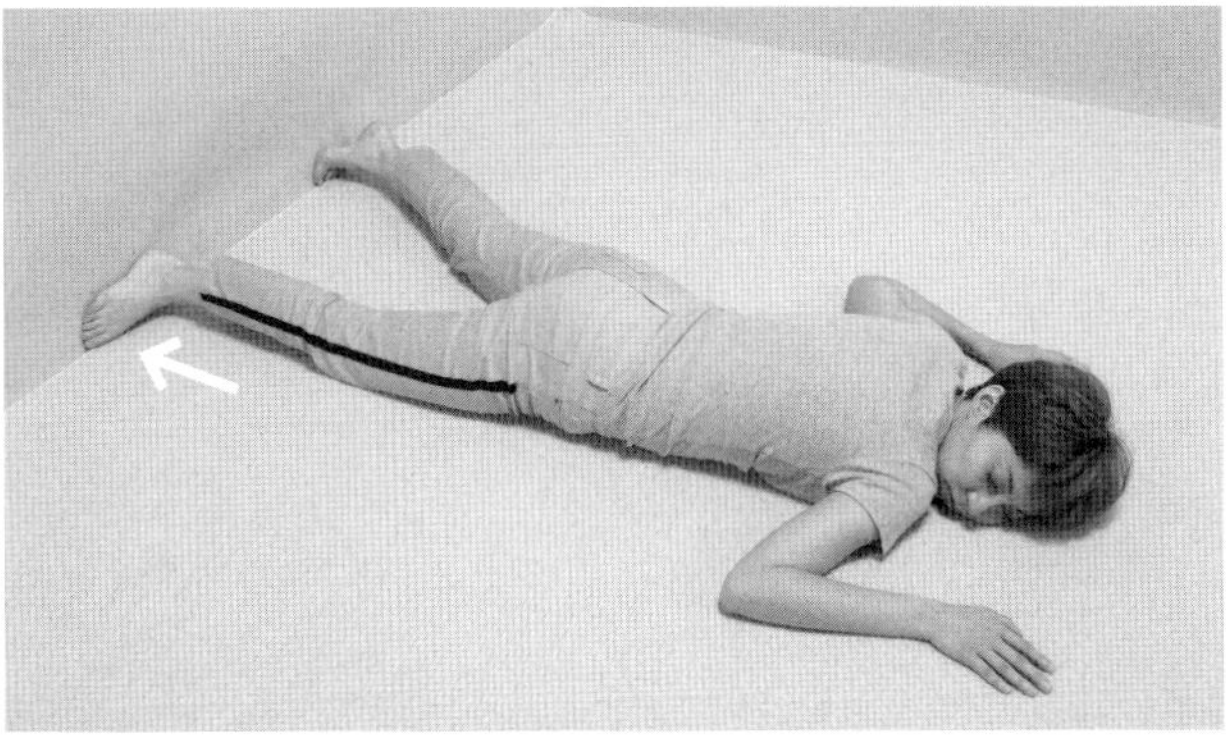

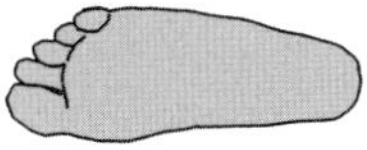

①左足を遊ばせておき、右足の足先を外側に向けたまま足裏全体で押し込む

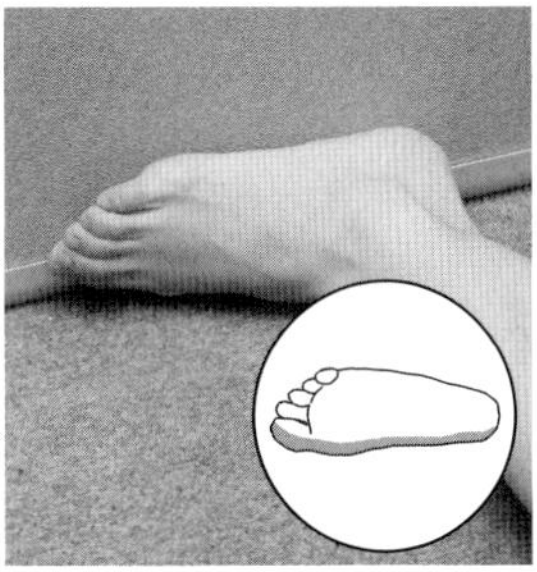

④親指側だけで押し込む

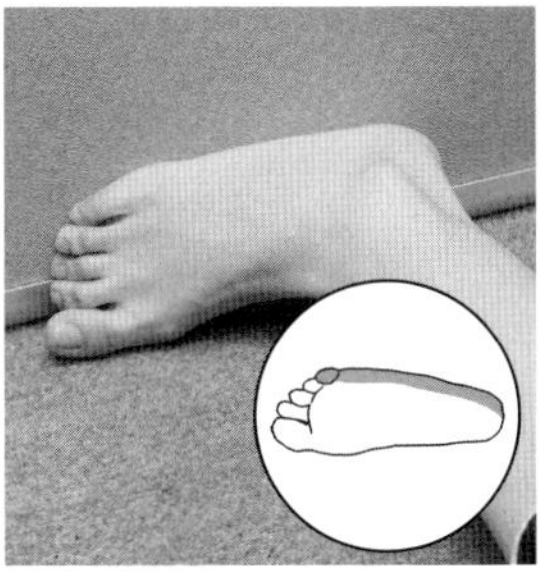

③小指側だけで押し込む

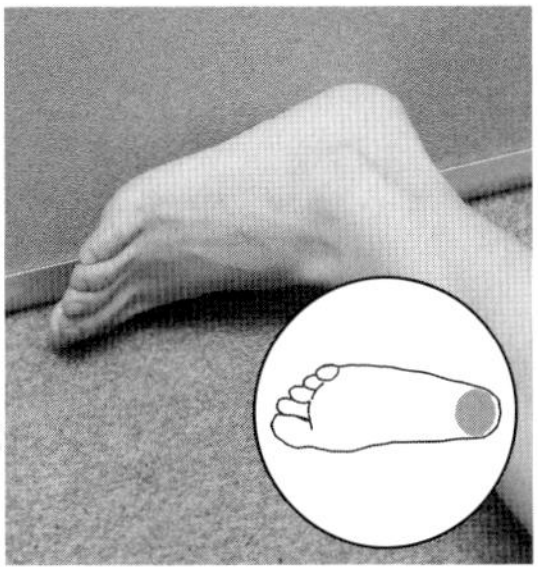

②足先を反らさないで、踵だけ押し込む

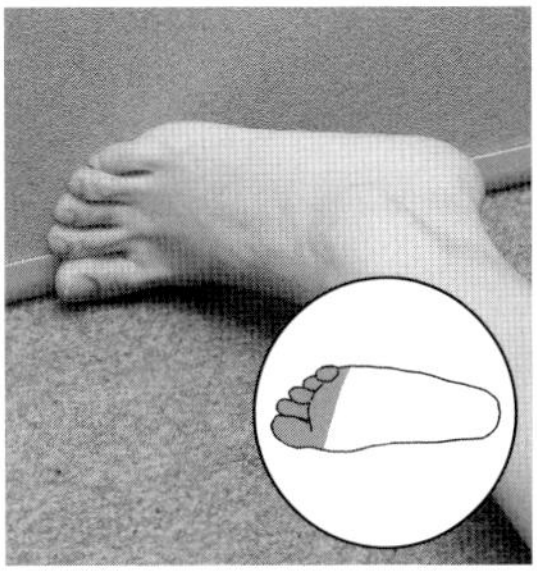

⑦足先全体で押し込む

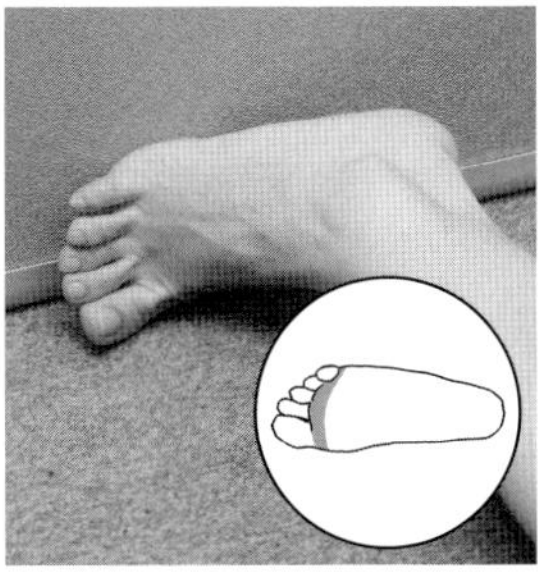

⑥指の付け根で押し込む

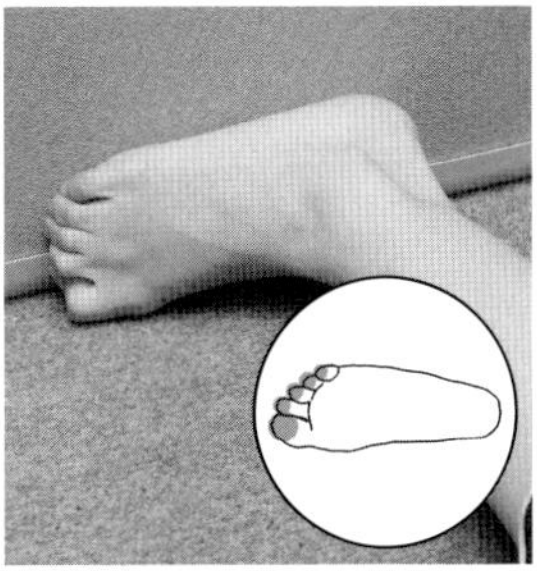

⑤指先だけで押し込む

うつ伏せ　片足の足先を内側に向けて押し込む

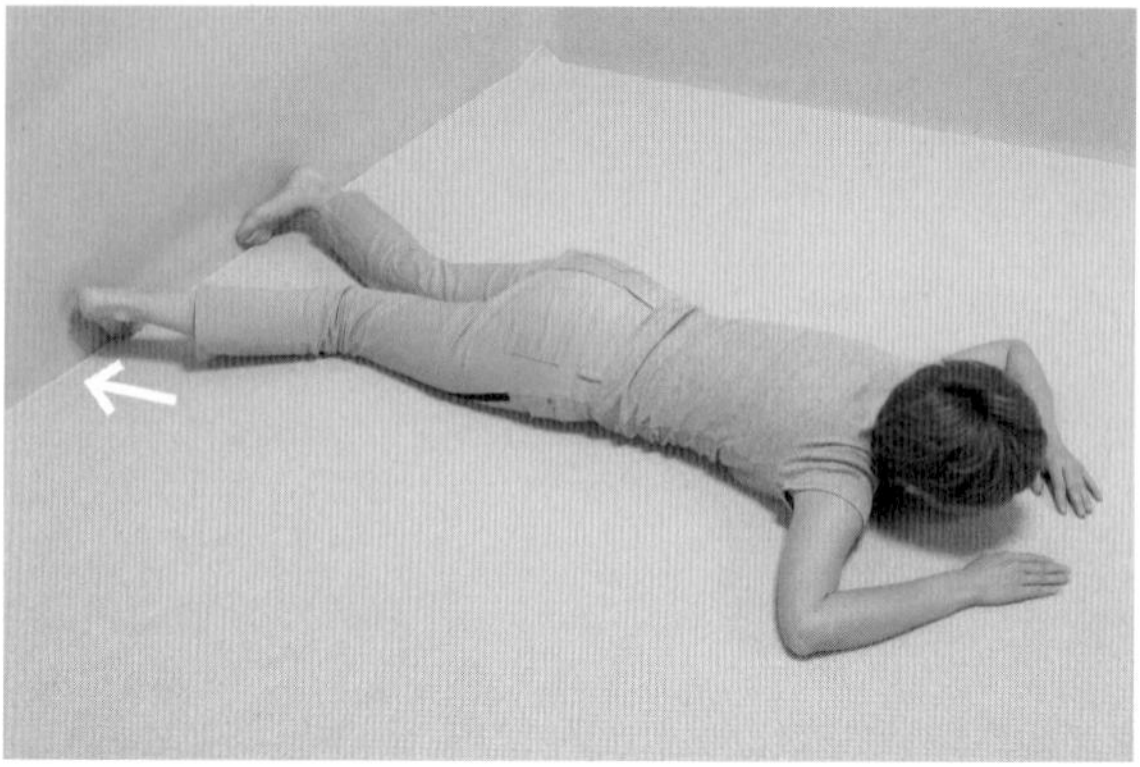

①右足を内側に向けて、足裏全体で押し込む

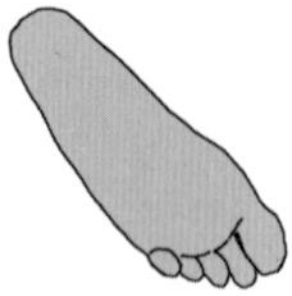

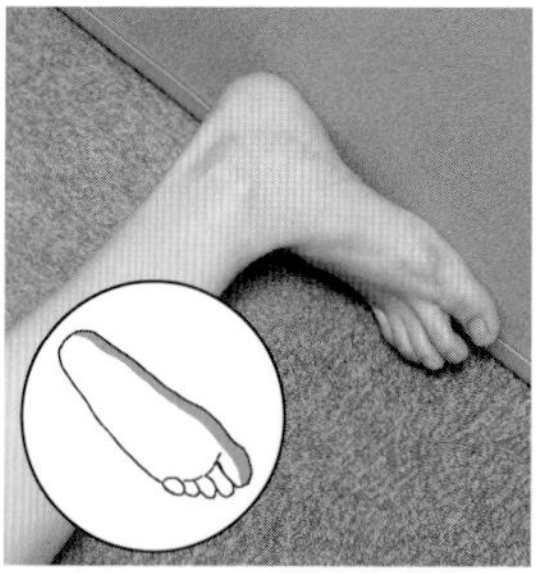

④親指側だけで押し込む

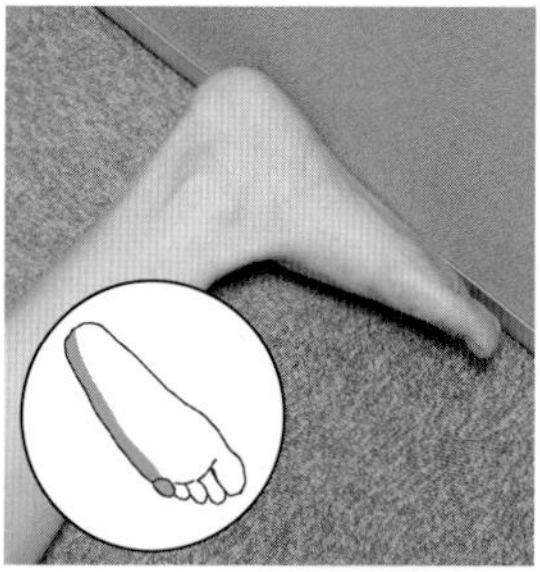

③小指側だけで押し込む

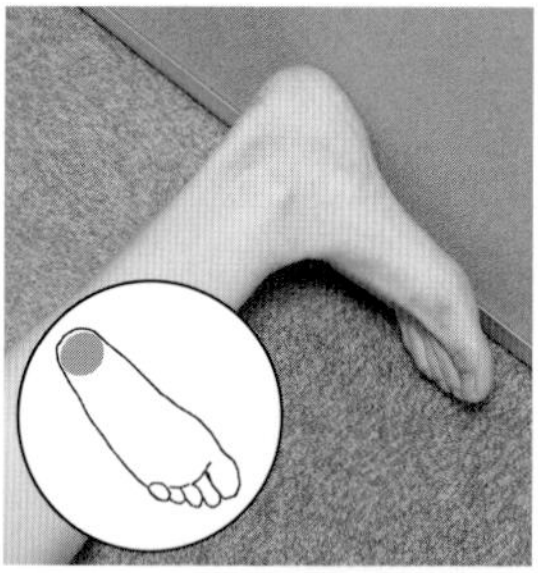

②足先を反らさないで、踵だけ押し込む

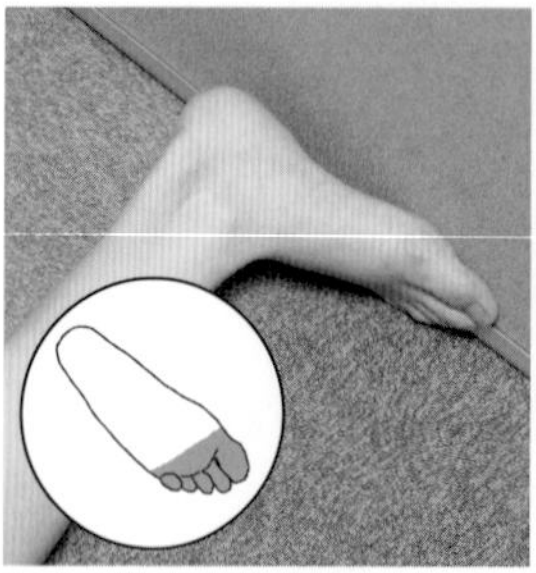

⑦足先で押し込む

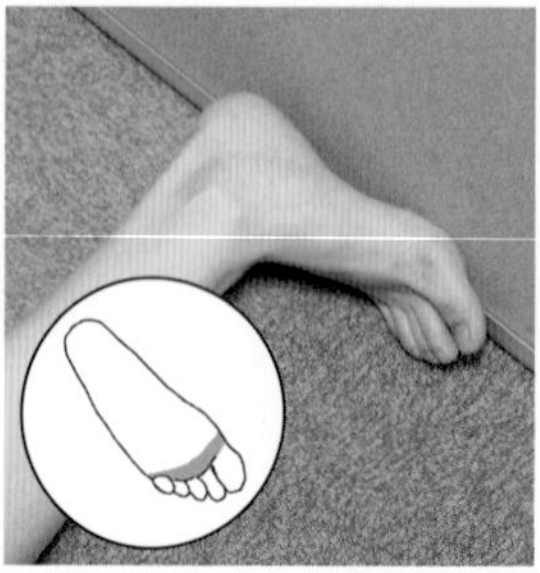

⑥指の付け根で押し込む

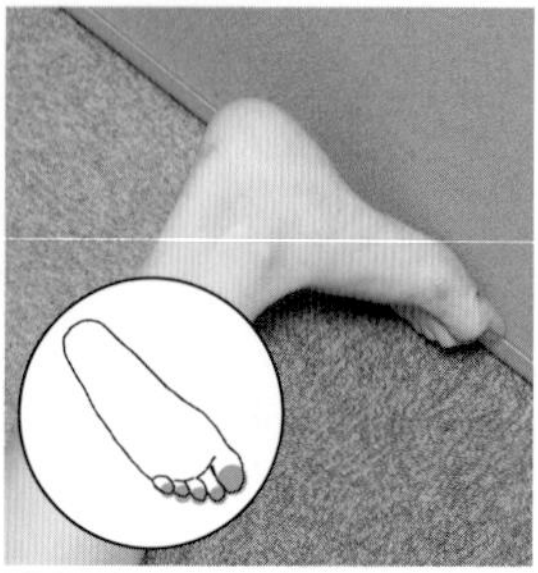

⑤指先だけで押し込む

うつ伏せ 片足または両足を押し込んでからだを伸ばす

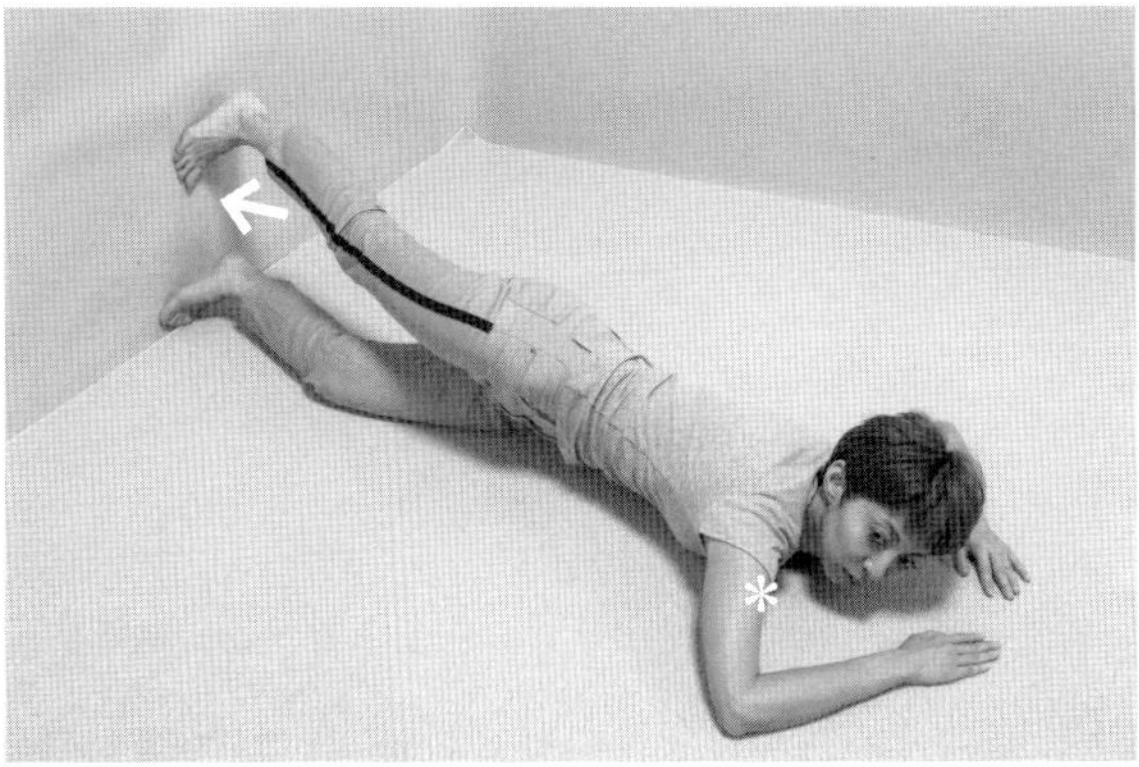

①右足をできるだけ左側に持っていき、足先で押し込む。その際に左足は力を抜いておく。同じ動作を反対の足でも行う

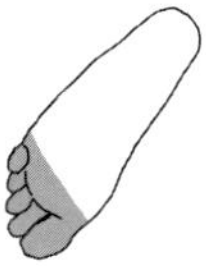

※①の動きは、五十肩での腕の痛み（写真の＊印のところ）を取るのにも有効である。足を持ち上げる方向と角度の度合いで、足からの刺激が腕のほうに連動してくるので、その連動を感じながら行うこと。

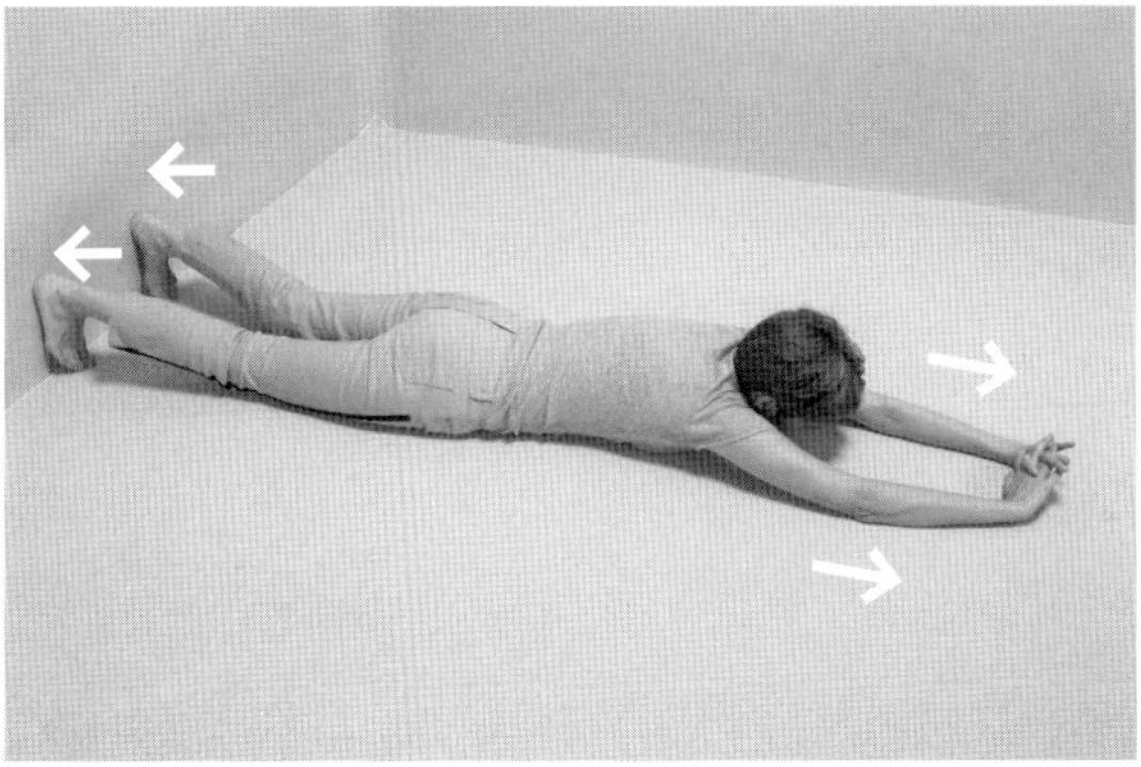

②両足の足先を反らせて、踵だけ押し込む。その際に両手の指を組んで手の平を裏返し、上に挙げてからだを伸ばす

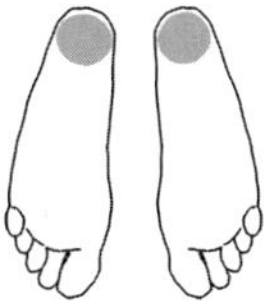

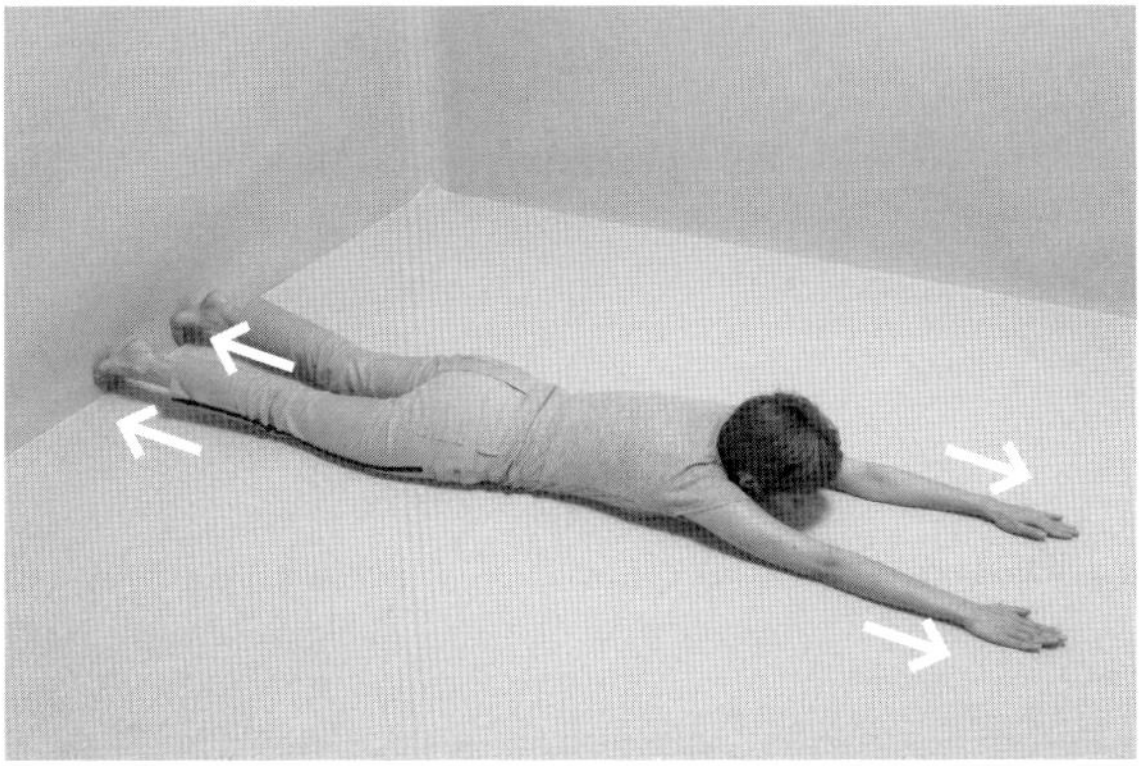

③両足の足先で押し込みながら、両腕を挙げてからだを伸ばす

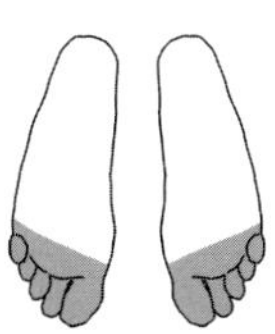

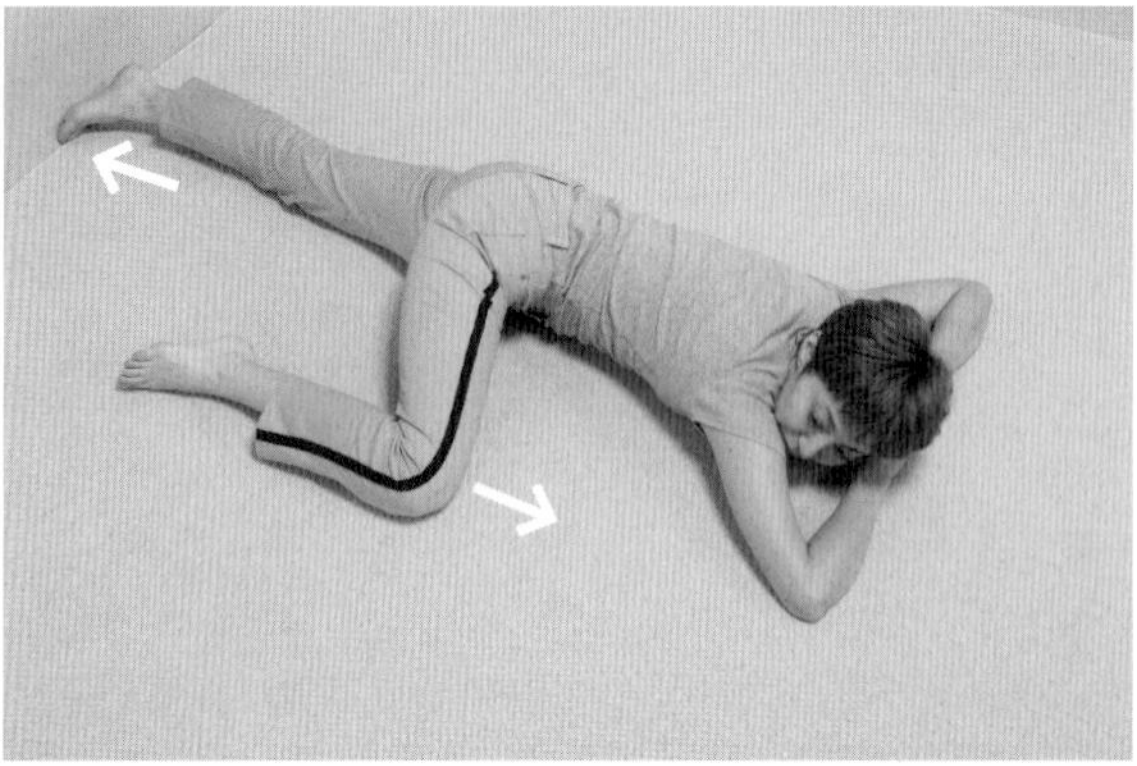

④左足の足先で押し込みながら、右足の膝を折って胸のほうまで引き上げる

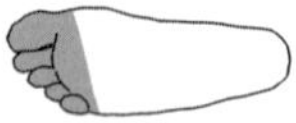

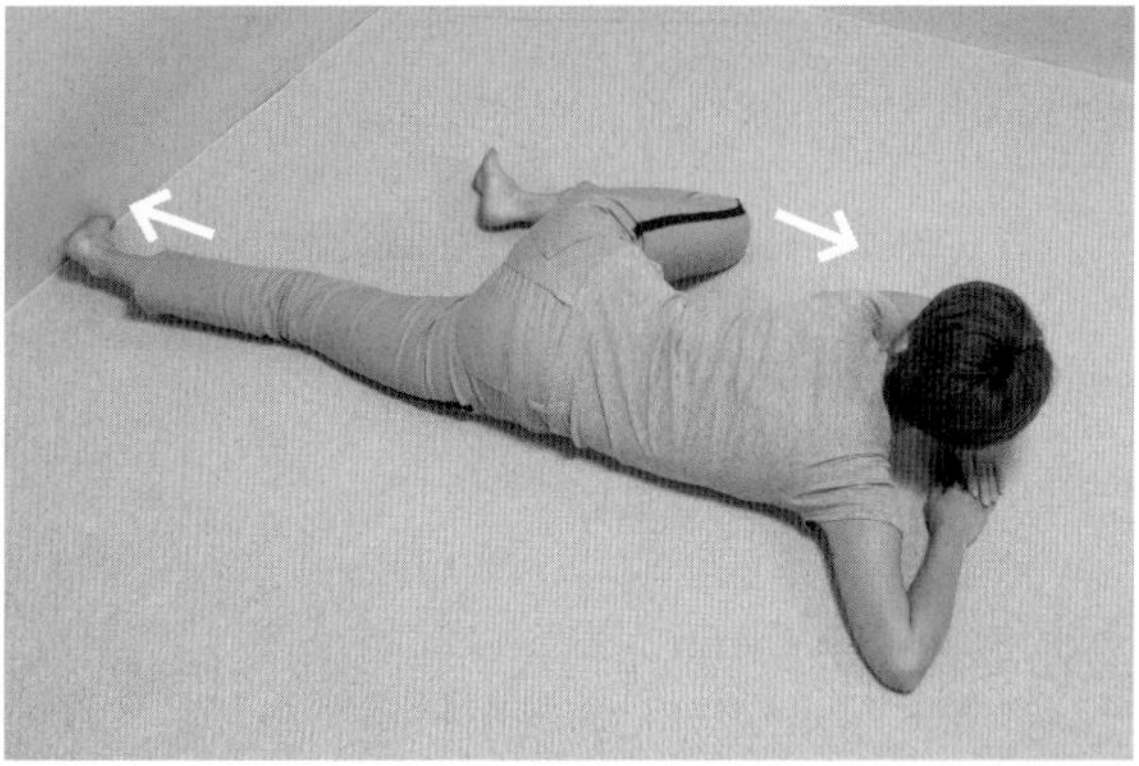

⑤右足の足先で押し込みながら、左足の膝を折って胸のほうまで引き上げる

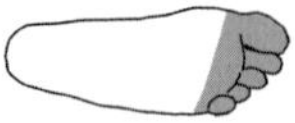

うつ伏せ　両膝を折り曲げて両足の足先で押し込む

両足の膝を折り曲げて足先を壁につけて行う。

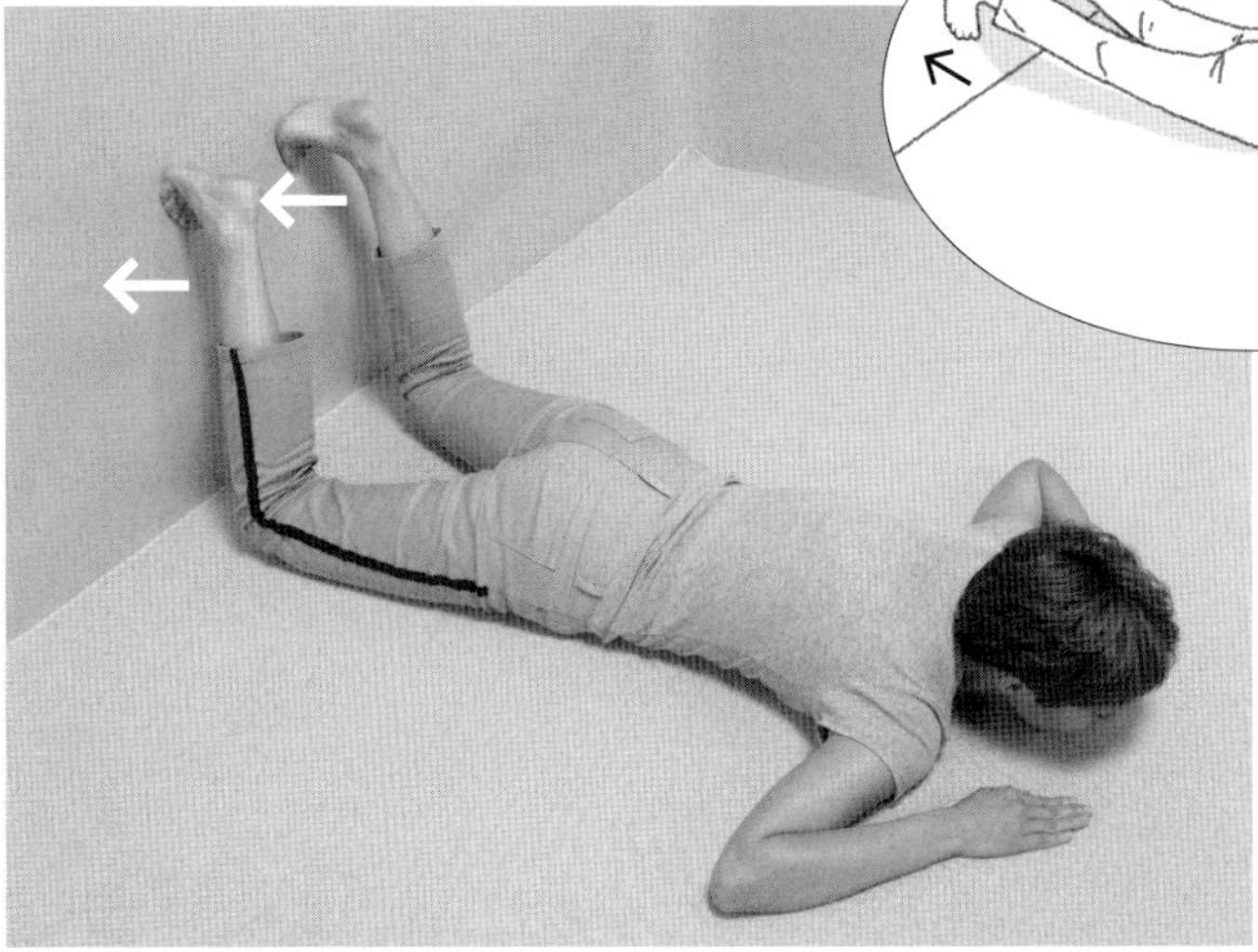

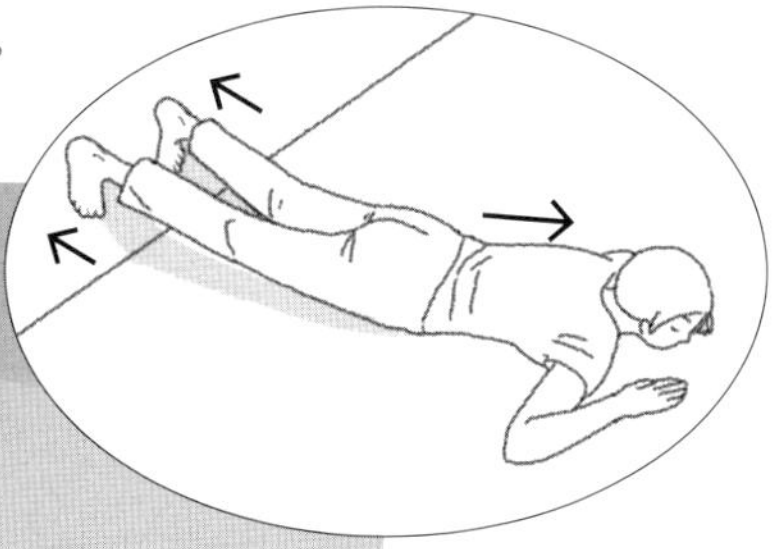

力がついてきたら、上の図のように膝を徐々に上げていき、足を伸ばしながらからだ全体を伸ばす。

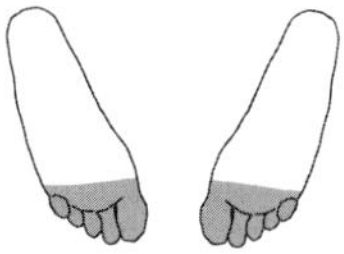

①両足を腰幅に開いて両膝を折り曲げ、足先を壁につけて押し込む

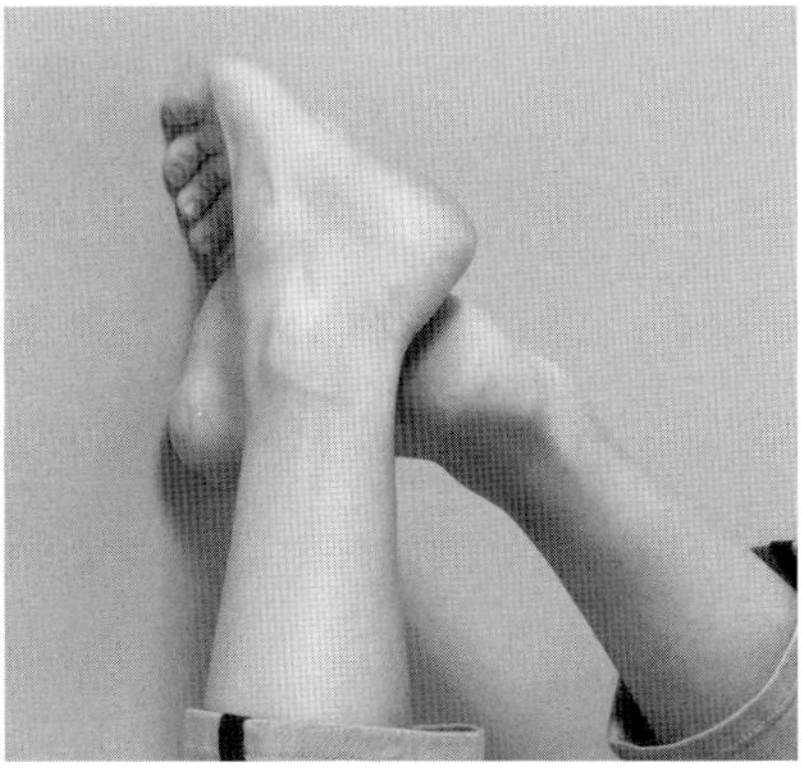

③ ②と上下逆に組んで軽く押し込む

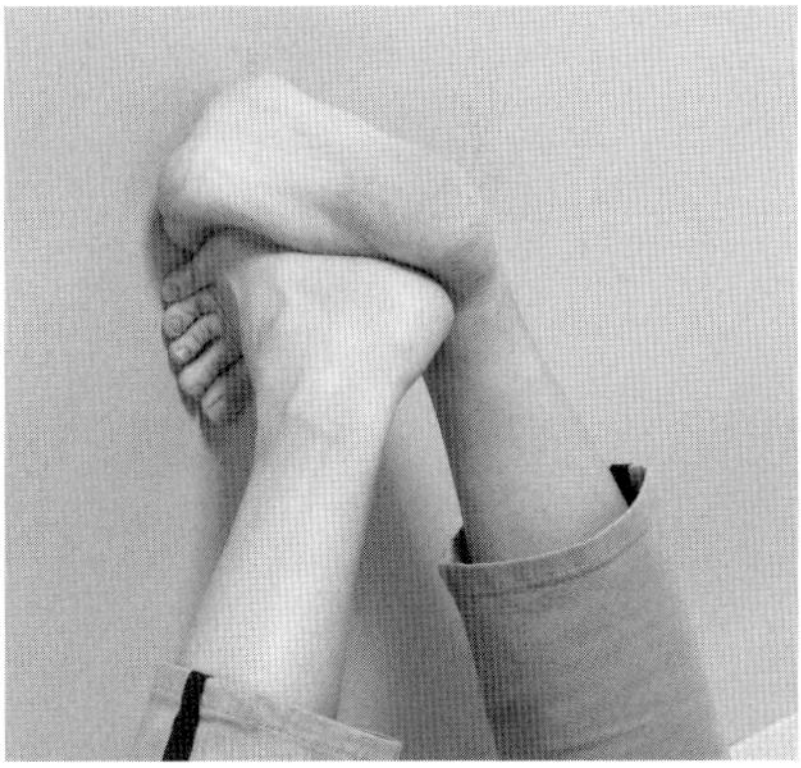

②左足を上にして組み、軽く押し込む

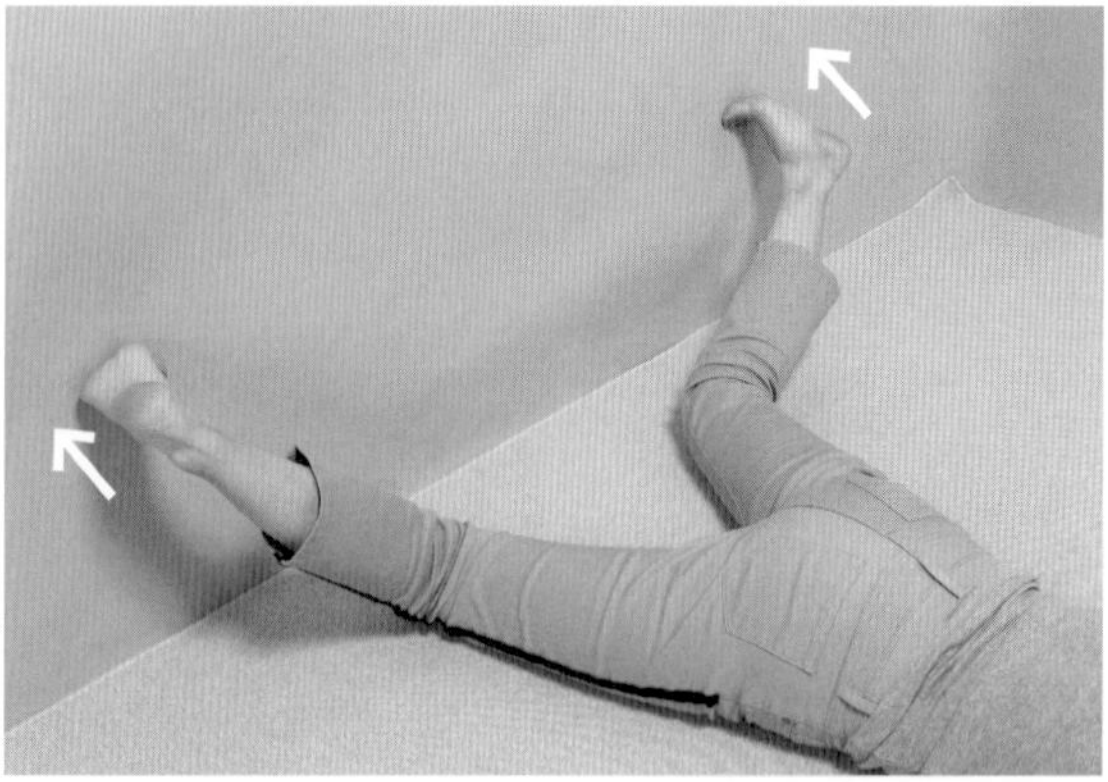

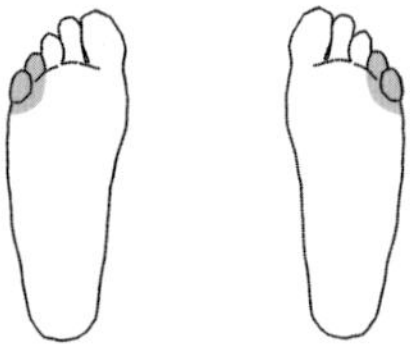

④両足を開いて、足先の小指と薬指部分を押し込む

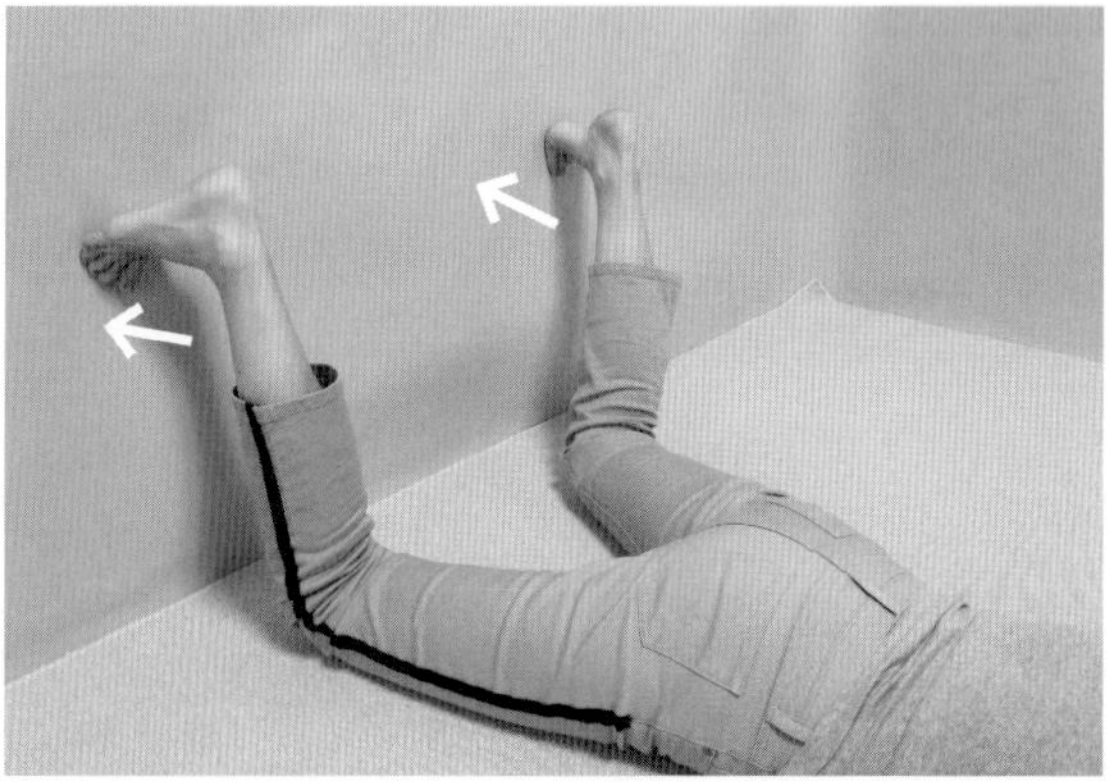

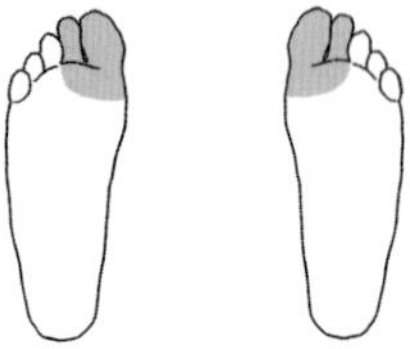

⑤足先の親指と人差し指部分で押し込む

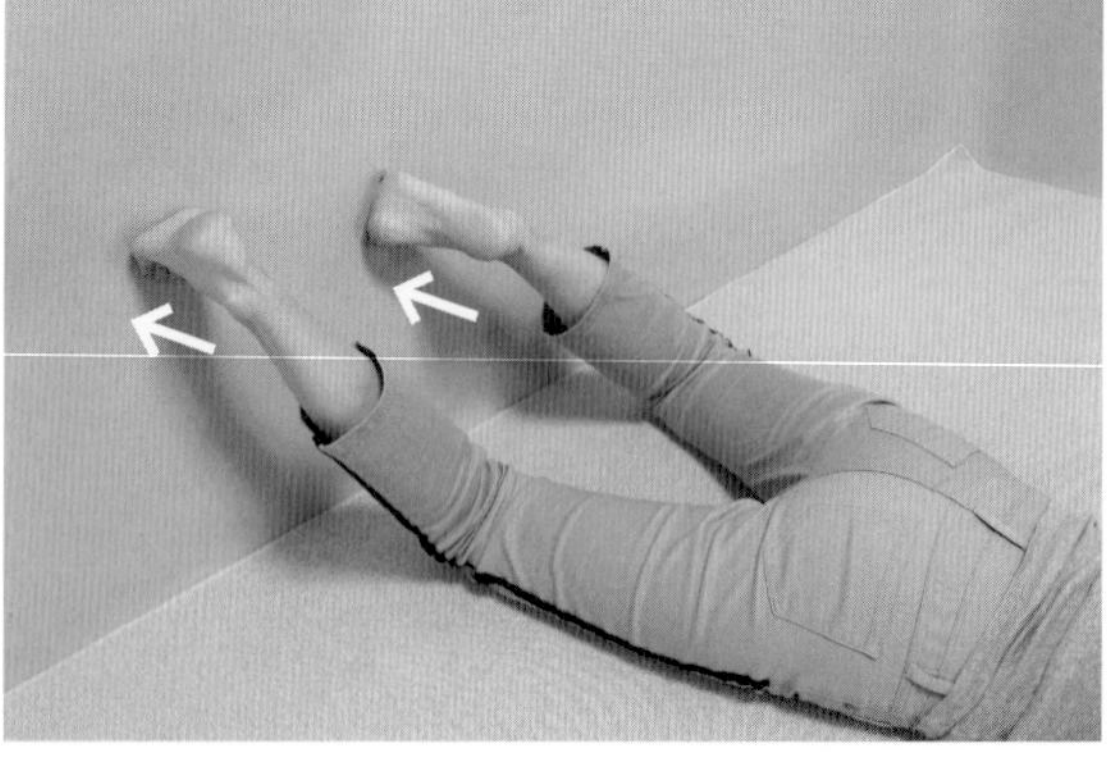

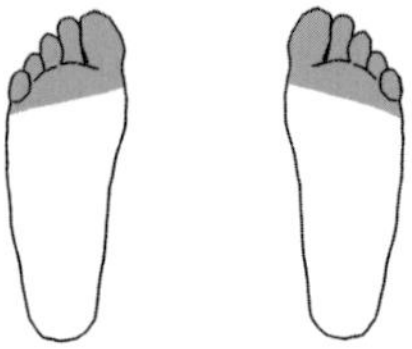

⑥両足を右側に倒して、足先を軽く押し込む

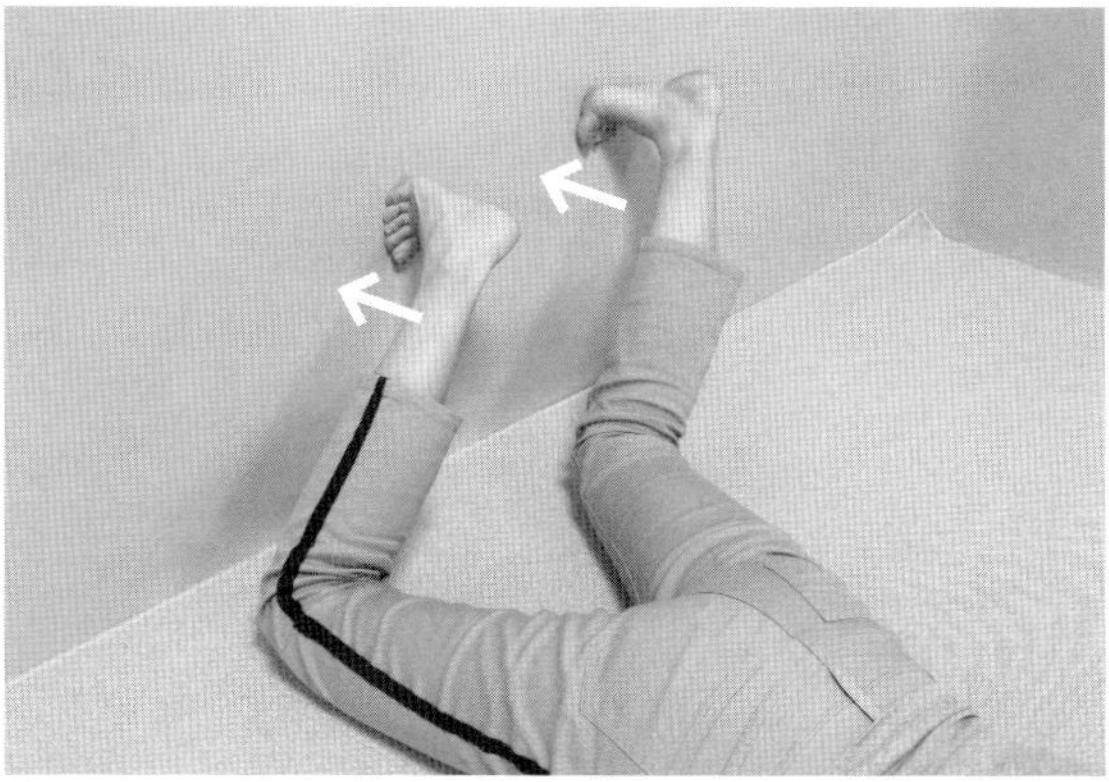

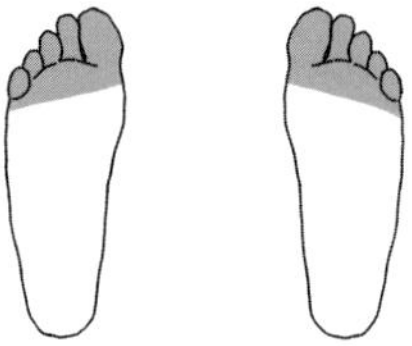

⑦両足を左側に倒して、
足先を軽く押し込む

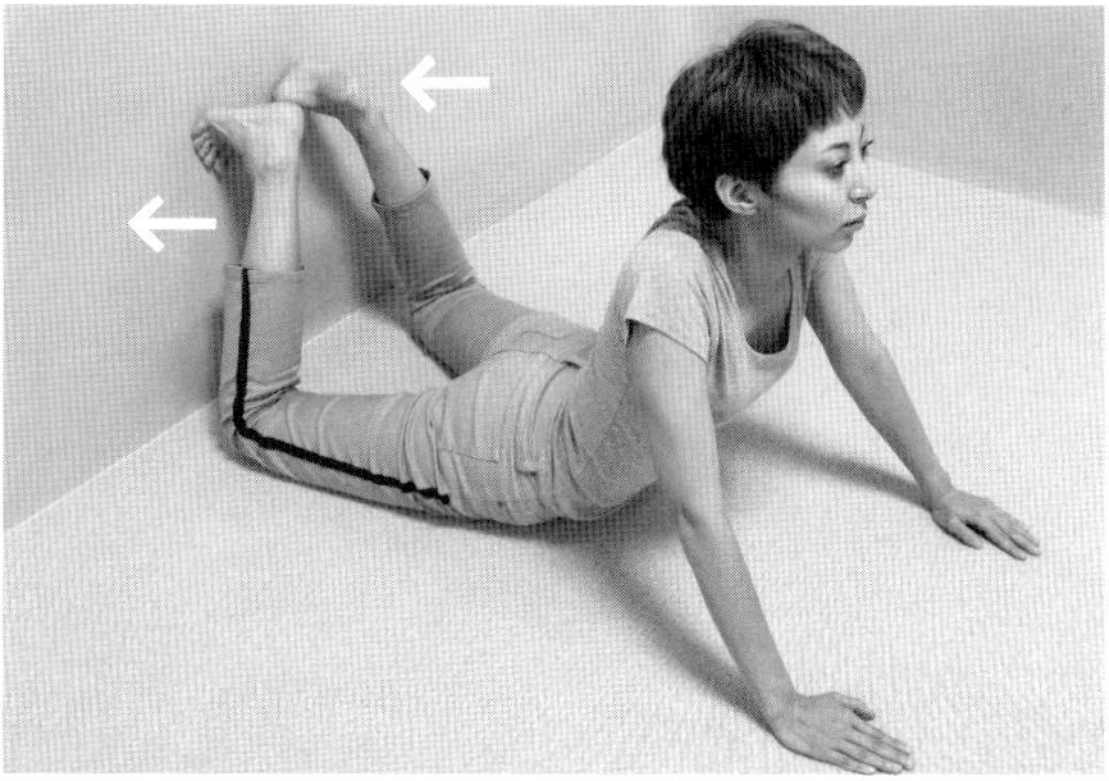

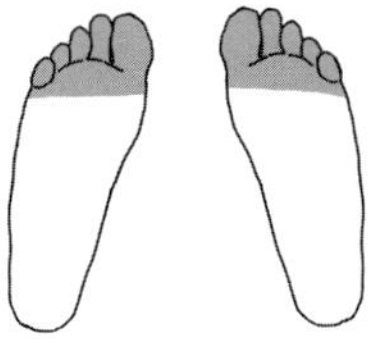

⑧両足の足先を合わせて、
顔を持ち上げる

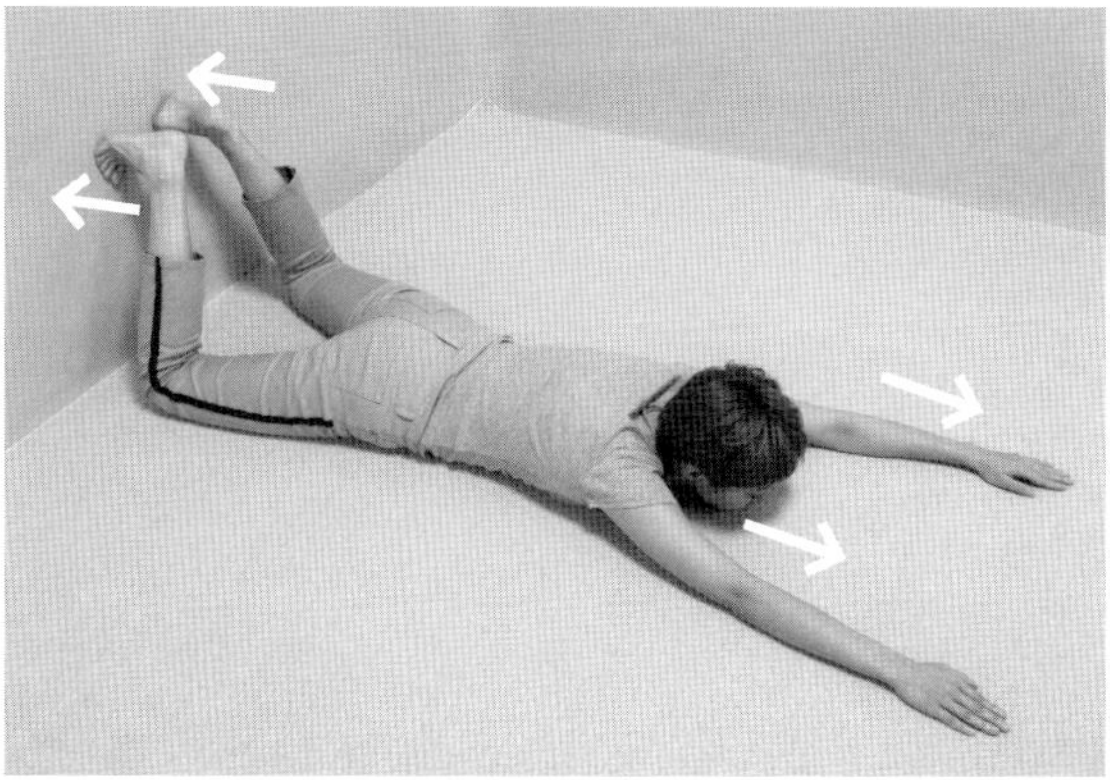

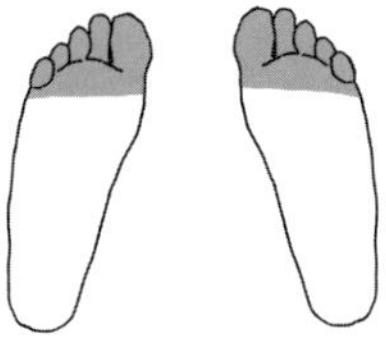

⑨手は頭の上側に伸ばして、両膝を折って足先を壁に軽く押し込む

力がついてきたら123頁の①の図のように、膝を徐々に上げていき、足と手を伸ばしながら、からだ全体を伸ばす。

うつ伏せ　膝を折り曲げ、持ち上げた足首を動かす

この操法は壁に足裏を押し込む動作をせずに、膝の痛みを解消する操法です。うつ伏せになって、膝を折り曲げ、足首を持ち上げた状態で行います。

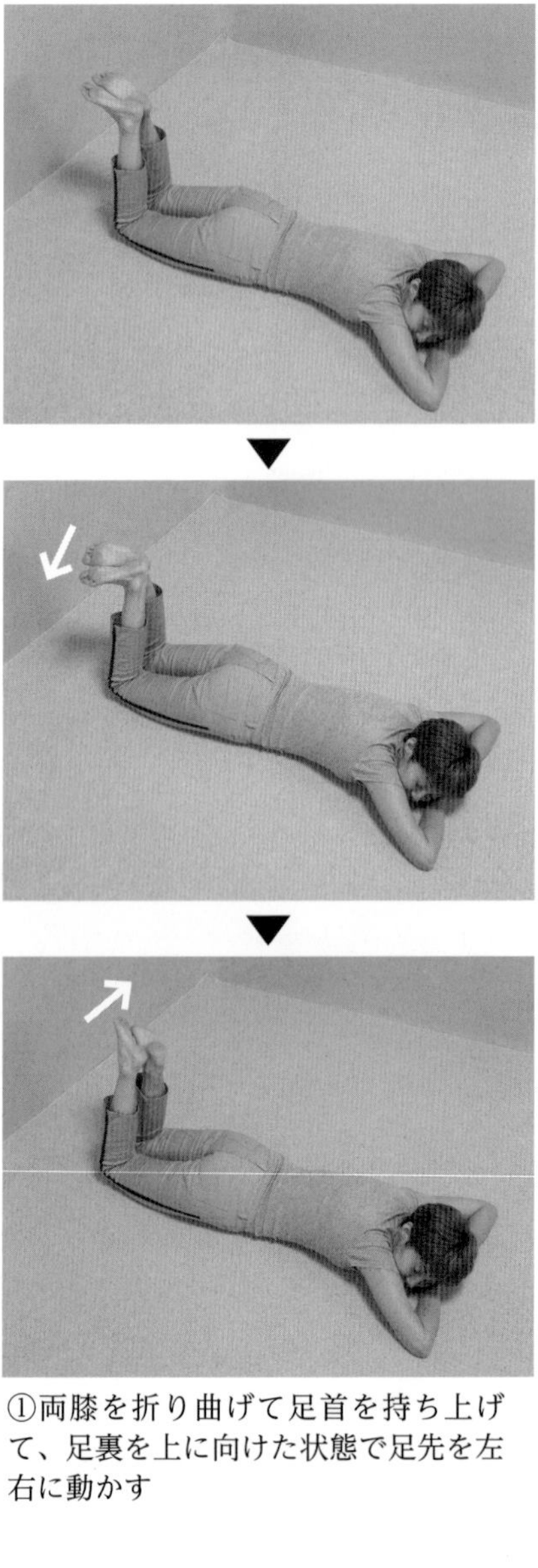

①両膝を折り曲げて足首を持ち上げて、足裏を上に向けた状態で足先を左右に動かす

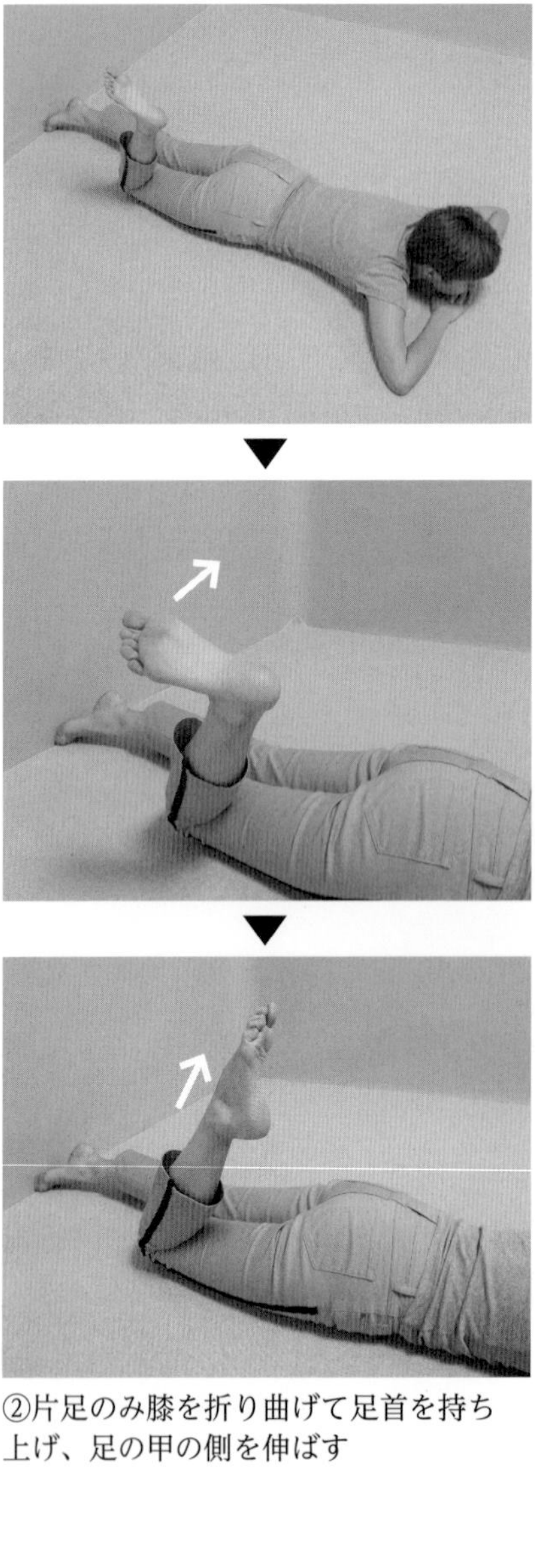

②片足のみ膝を折り曲げて足首を持ち上げ、足の甲の側を伸ばす

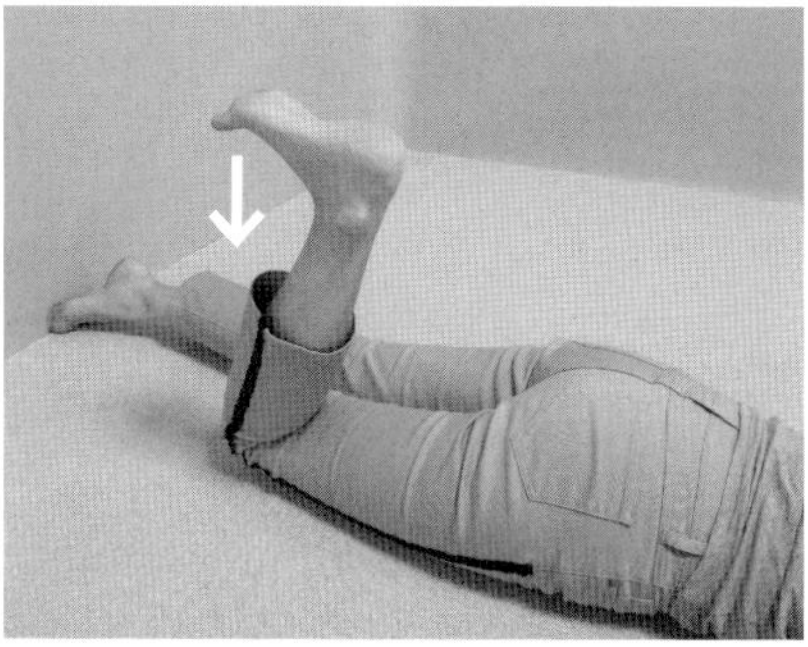

③足首を曲げてアキレス
腱側を伸ばす

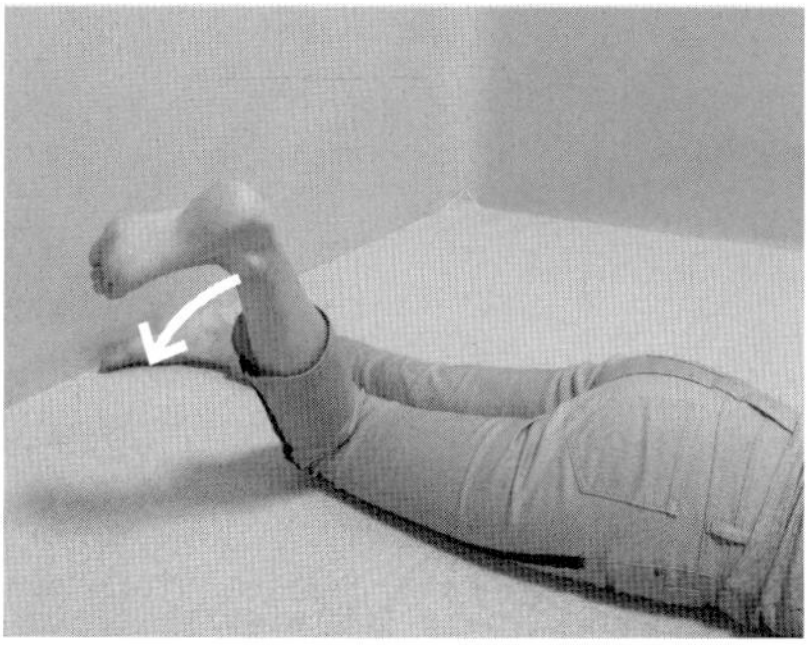

④足首を外側に向けてね
じりながら、膝下を外側
に向かって倒す

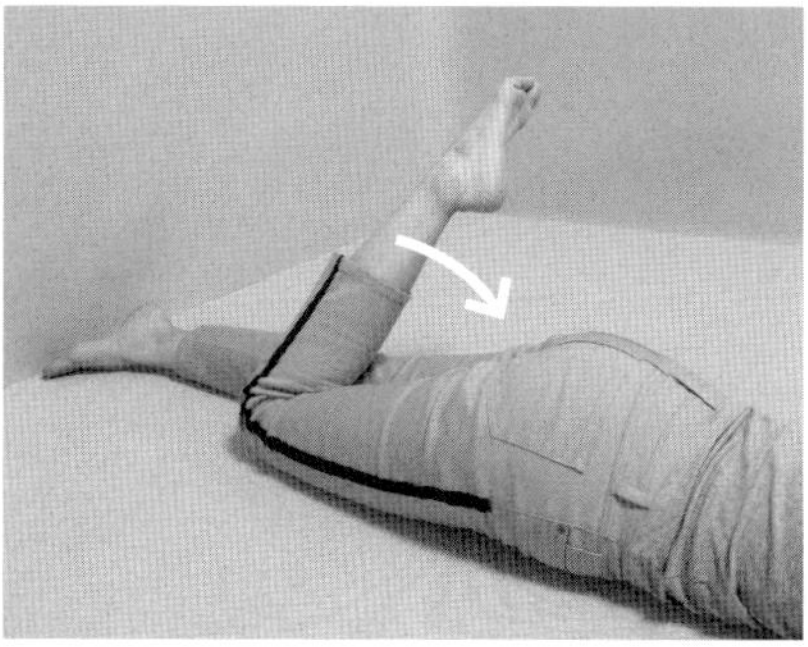

⑤足首を内側に向けてね
じりながら、膝下を内側
に向かって倒す

ギックリ腰を治す操法

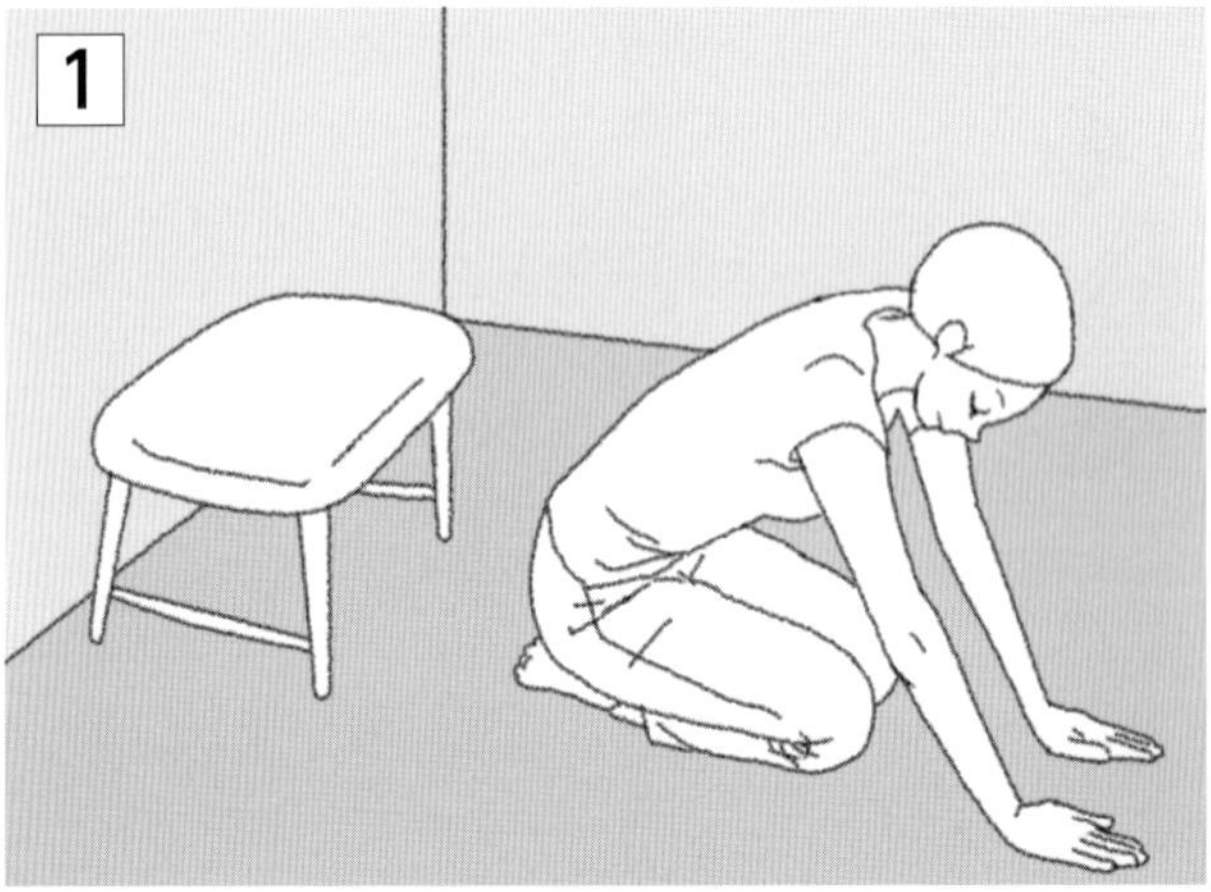

両手を床につき、正座の姿勢で座る

この症状には、背中を反らす動作が効果があります。

ギックリ腰になると、あお向けで寝ても痛いのですが、右か左を向いて横向きになると、どちらか痛くないほうがあります。まずは痛くないほうを向いて、横向きの操法（詳しくは117～118頁参照）を行います。

この横向きの操法を二、三回行って痛みを取り、筋肉をゆるめてから、左図のようにイスを使った動作をからだの感覚に聞きながらゆっくり行います。ほんの少し痛みはありますが、楽に治すことができます。動作が終わった後は、うつ伏せの状態で、からだの力を全部抜いて休みます。

なお、この時に使うイスは、座面に足を楽にのせられる高さで、両膝を広げて足をのせられるようなゆったりした幅広さと安定性が必要となります。

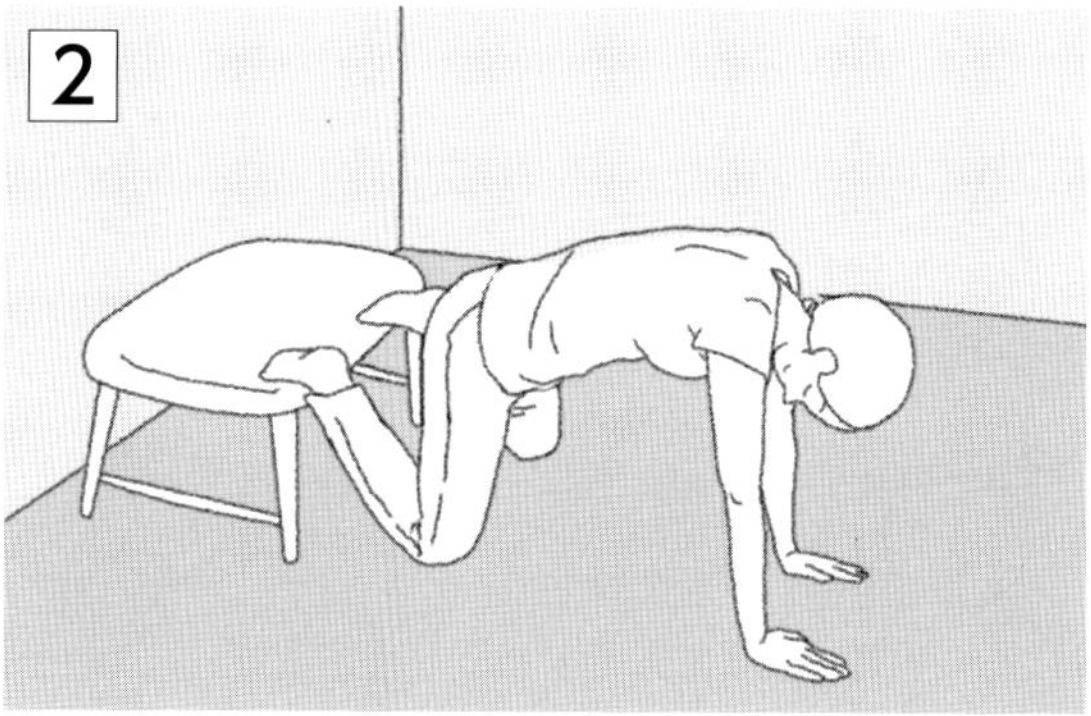

両膝を開き、イスの座面に足全体をのせて肩幅に開く。膝を無理のないところまで開いて四つん這いになる（ここまでは腰に痛みは出てこない）

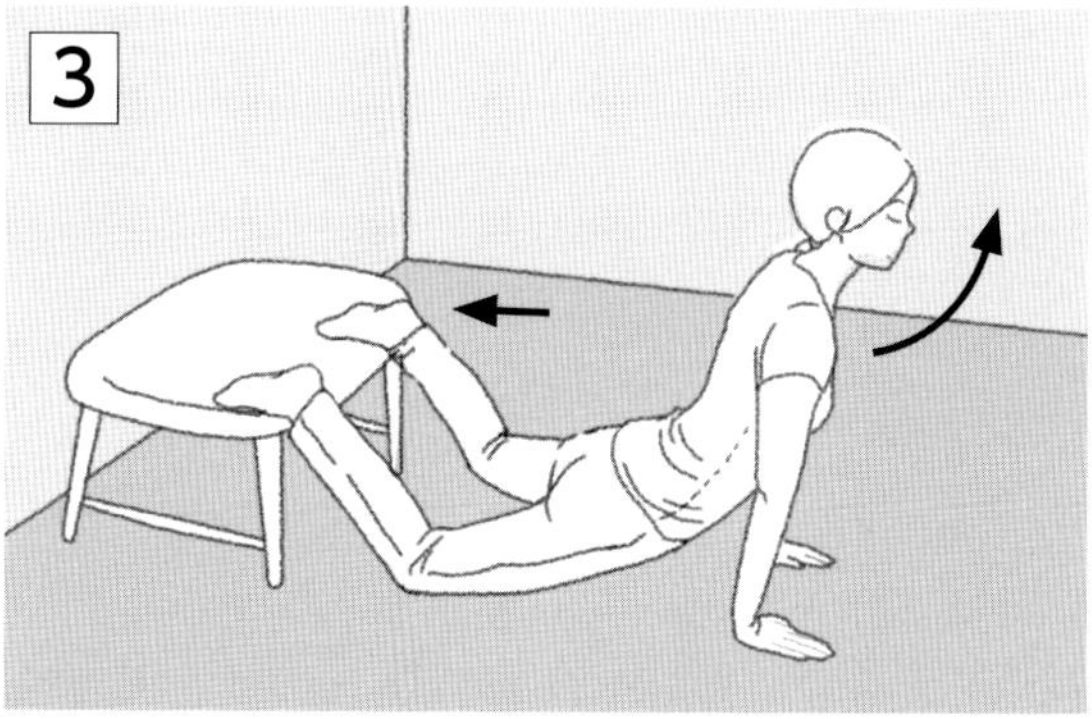

頭を起こし、あごを上げて背中を反らす（あごを上げると頸椎から腰椎まで刺激が入る）。この時、痛みが出てくるので、イスの座面に向かって足首を押し込む。すると、腰の骨が動いて痛みが取れる

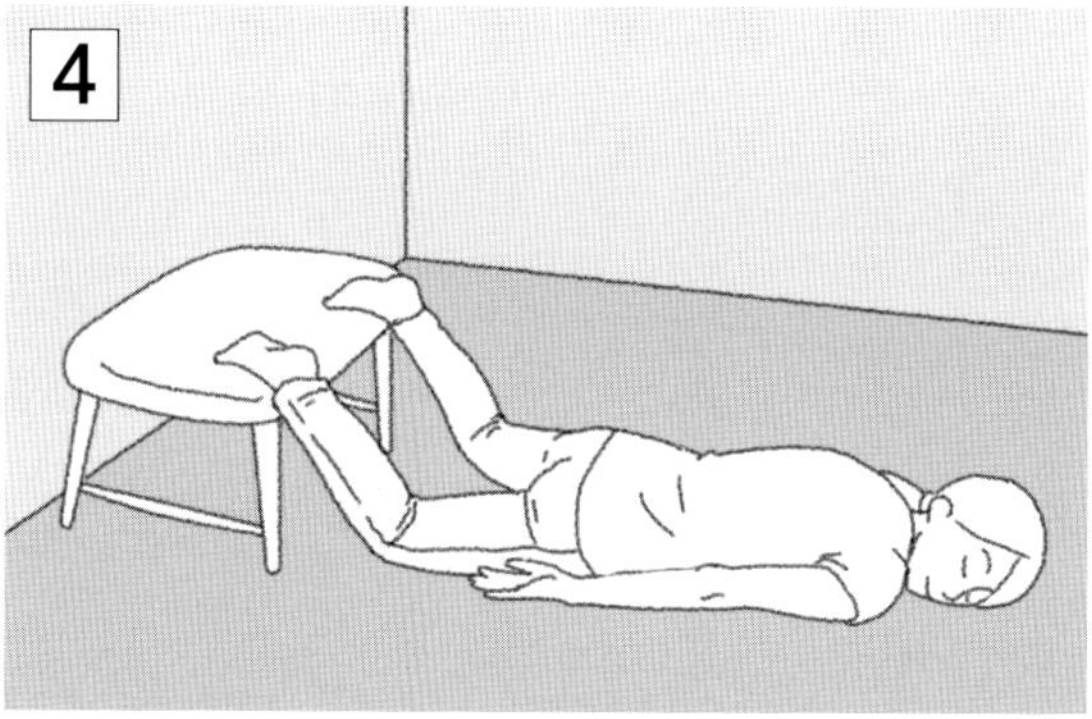

4、5秒ほど痛みのない気持ち良さを味わったあと、一気に全身の力を抜いて上体を倒し、少し休む

首のこりを取る操法

長時間うつむいたままデスクワークやパソコン作業を行ったり、首を反らした状態でテレビを見る機会が多かったりすると、首筋がこって痛むことがあります。持続的な首のこりは、めまいや頭痛、体調不良などにつながることが多いので注意が必要です。この頑固な首のこりも、壁に頭を軽く押し込む動作によって解消できます。行う際には全身の力を抜いて座り、前頭骨や側頭骨などを軽く、ふわーっとやさしく壁に押し込みます。

その際に痛いところが出る場合は、押し込んだままの状態であごを前後左右に動かすか、押し込むところを変えて痛くないところを探します。

首の場合は瞬間脱力ができない動作もあるので、その場合はゆっくり首や全身の力を抜くようにします。瞬間脱力ができる動作については、腰の力を抜くようにして脱力するとよいでしょう。

上の図のようにテーブルに肘をついて頭を支えて行う方法もあります。首の後ろの痛いところを親指で押しながら、頭とあごを前後、左右など八方向に動かし、痛みが消える方向をみつけて二、三回行います。その都度動きの最後はゆっくり力を抜きます。

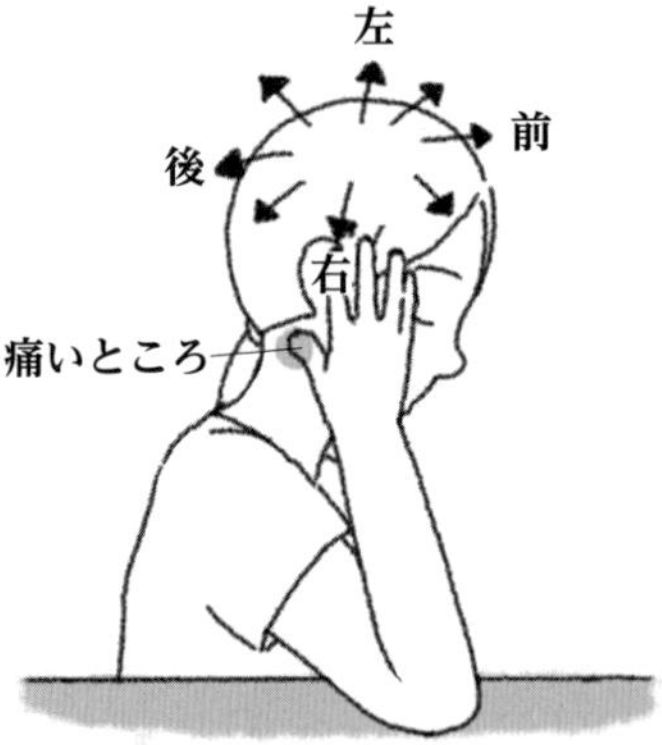

肘を机の上について、手でかかえる形で安定させた上で、痛いところを押さえながら頭とあごを動かし、痛みが消えるところをさがす

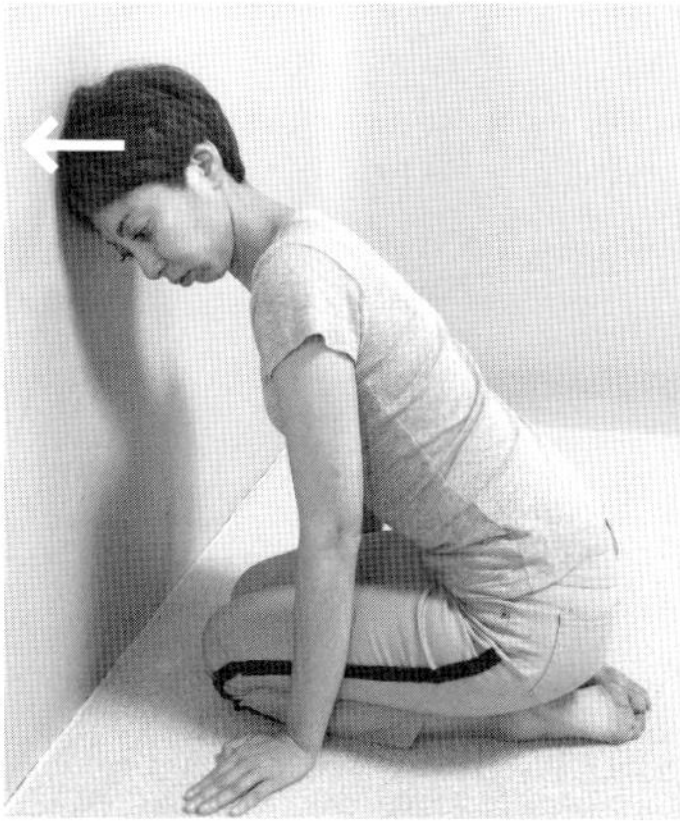

①からだ全体の力を抜き、壁に向かって軽くふわっと前頭骨を押し込む

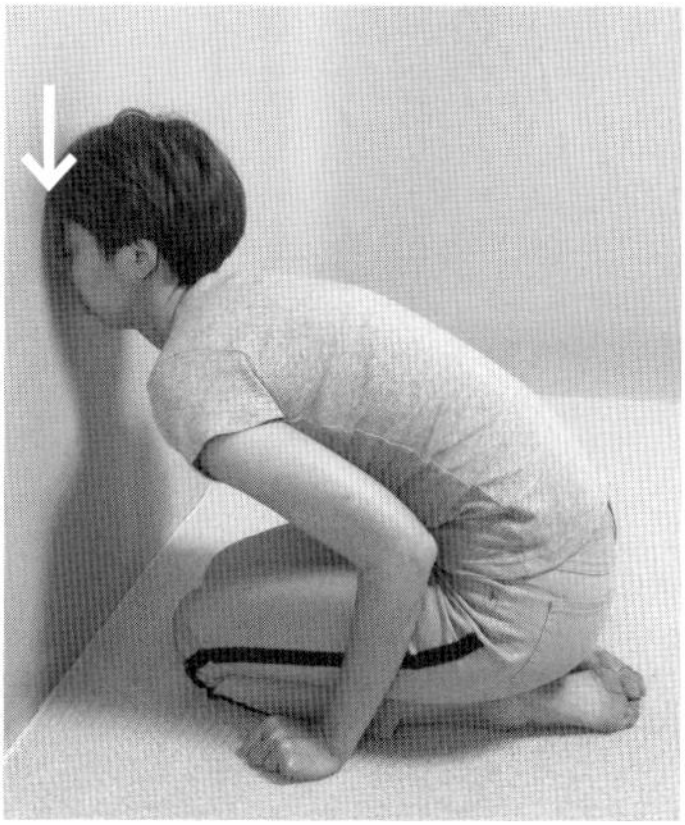

②前頭骨を壁につけて首の力を抜き、筋肉が伸びる分だけ頭を下に下げる

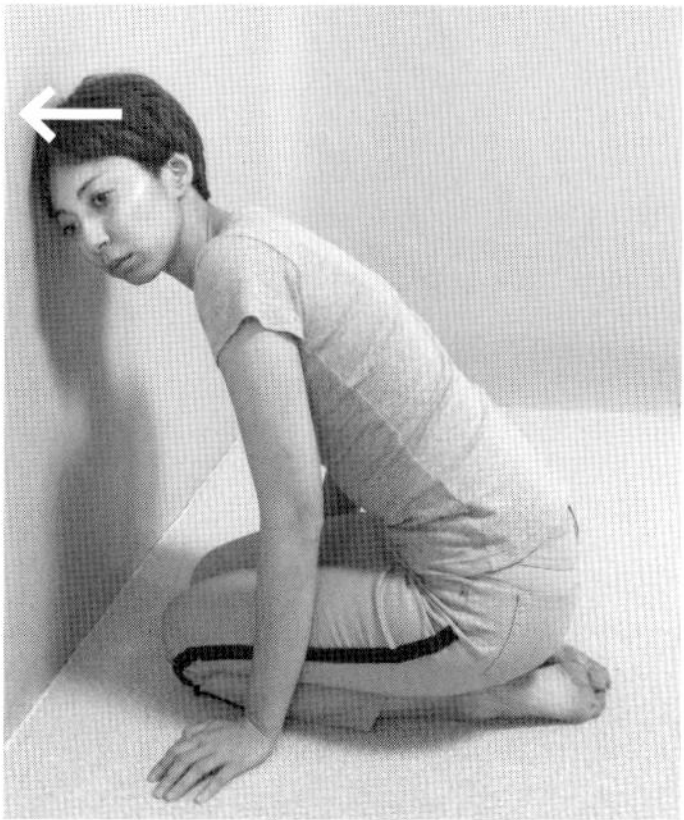

③右側の側頭骨を壁につけて、軽く押し込む

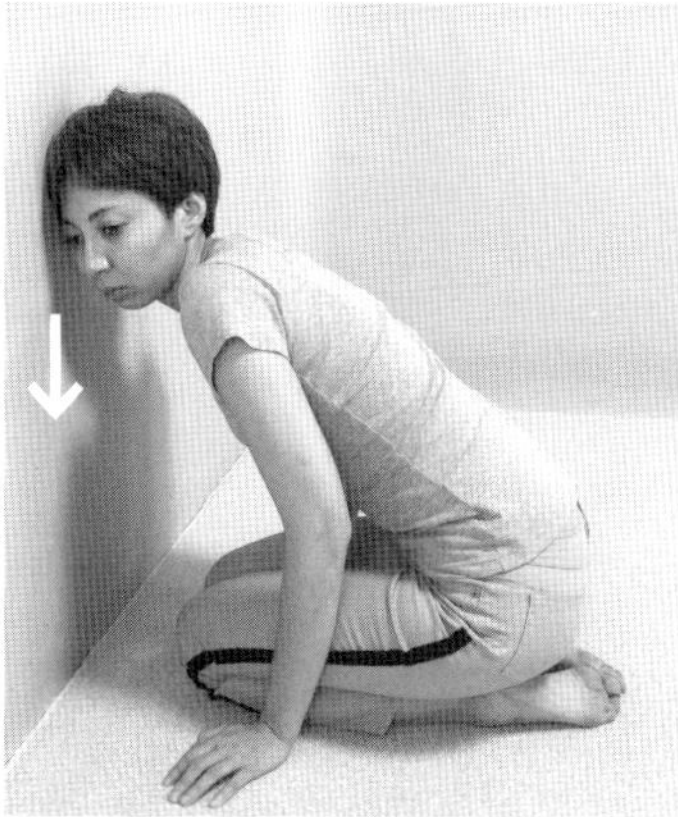

④側頭骨を壁につけて、つけた部分の筋肉が伸びる分だけ頭を下に下げる

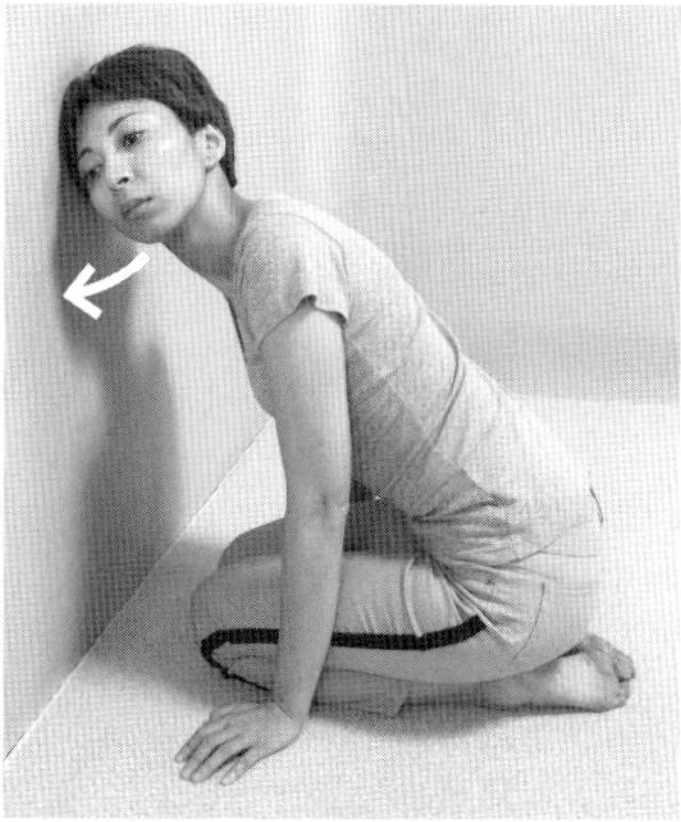

⑤側頭骨をつけたまま、ゆっくりあごを左側にねじるようにして上げる

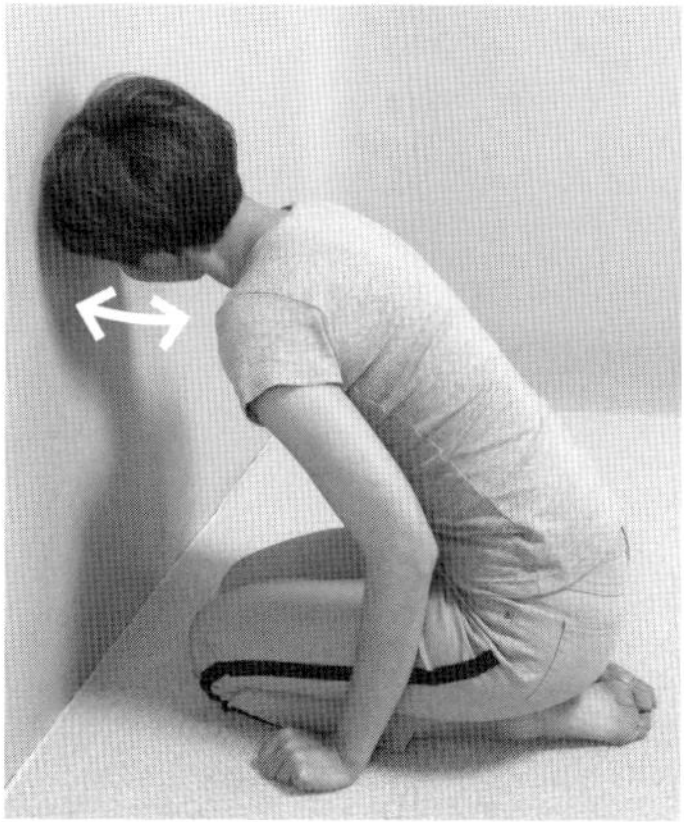

⑥左側の側頭骨をつけたまま、左側のあごを前後に動かす

目やあごの症状に効く操法

この操法は目のまわりの筋肉をゆるめるだけでなく、あご関節にも効く操法です。目も口も大きく開けながら八方向に動かすことで、図のように下あごも八方向に動きます。その結果、あごの関節がガクガクいうのを治すことができます。また、顔の筋肉全体が動くことで、目の筋肉も同時に動くため、疲れ目がとても楽になります。それにより、こめかみ、または三叉神経の痛みも取ることができます。

【目の症状】

正面を向いて目と口を大きく開き、四、五秒そのままの状態に保ったところで、ストンと目と口の力を抜いて、目も口も閉じた状態で休みます。これを、左の図のように上下、左右、左斜め上・左斜め下、右斜め上・右斜め下の八方向に向かって目玉とあごを動かしながら行うと効果があります。

もうひとつの方法ですが、目が疲れると、こめかみや三叉神経といわれるところに痛みが出てきます。痛いところを指で軽く押さえて、先ほど述べた目と口の動きをしてみると、中に必ず痛くない動きがあるはずです。その痛くない動きを二、三回行うと痛みを取るこ

◉顔面体操

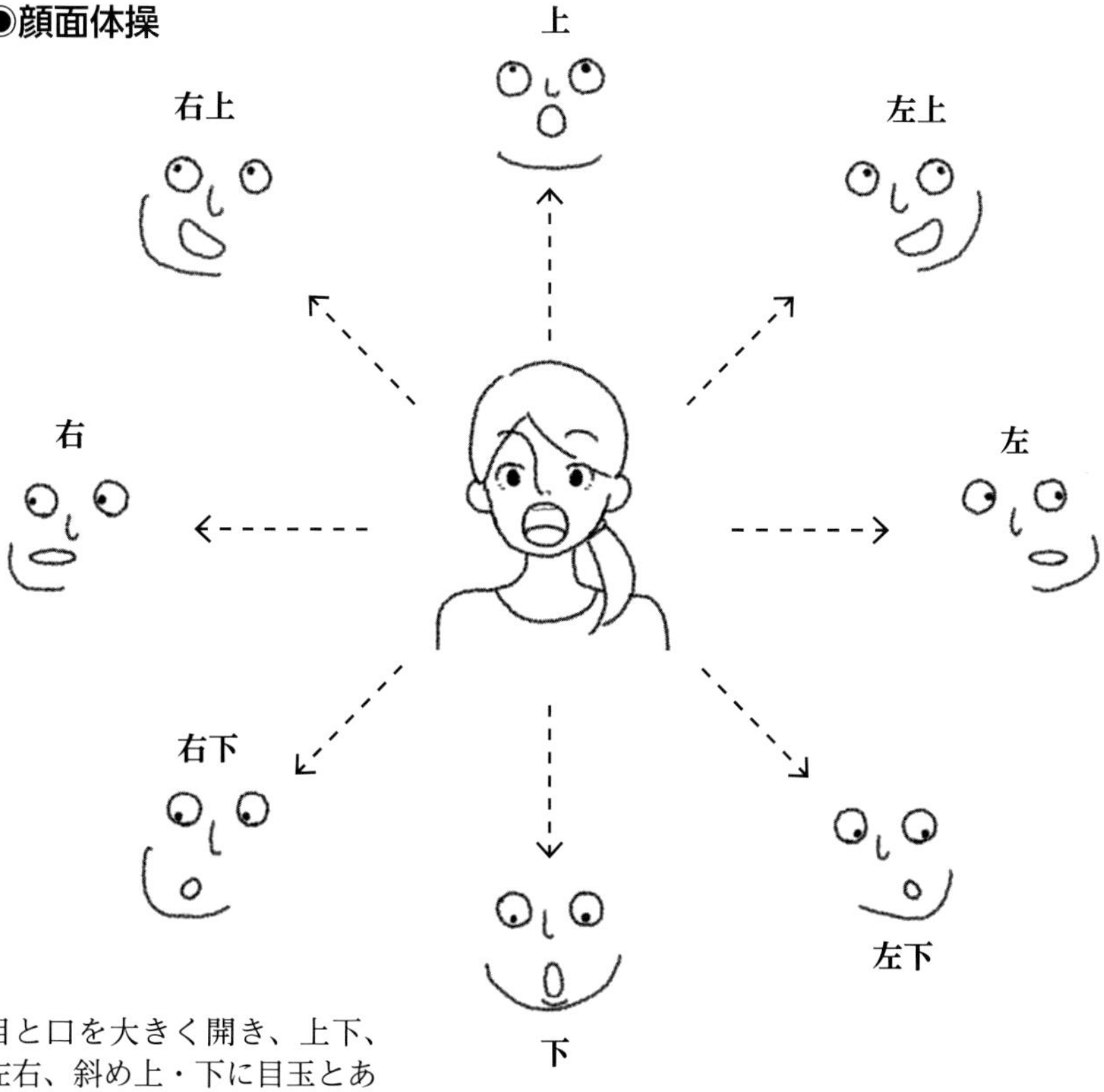

目と口を大きく開き、上下、左右、斜め上・下に目玉とあごを動かしながら行う。

とができます。

【あごの症状】

口が開けられないような症状の場合には下あごを動かしてみるとよいでしょう。上下、前後、左右に動かしてみて、痛くない動きをみつけ、あごに手を当てて少々抵抗を与えながら、痛いほうから痛くないほうに、息を吐きながらゆっくり動かし、動かしきったところで四、五秒ほど気持ち良さを味わい、一気に脱力します。これを何回かくり返すことで、次第にあごがガクガクとしなくなります。しかも、同時に顔全体の筋肉も動くので、美容にも効果が現れてくるでしょう。

おわりに

仕事が一段落つくと、部屋の床の上に大の字になって、窓から見える雲の流れに目をやりながら操体をするようになって、早二五年が過ぎました。「自分で自分のからだの疲れを取ったり、痛みを取ったりして生活できる」という操体法に向きあって、ようやくひとつの結果を出すことができた気がします。

はじめは何とか操体法の奥義を極めたい一心で、基本の型を重視しながら操体法に明け暮れる毎日でした。しかし、ある時歩く時の膝の痛みに耐えられなくなったことがあり、橋本先生がおっしゃっていた「徹底的に痛みから逃げること」を実践してみたのです。それは、痛いほうの足の裏を、試しに踵からそっと大地に着けてみることでした。すると痛みを感じることなく歩くことができたのです。それからは足や膝の「内なる声」（感覚）に耳を傾けながら、足裏の着地させる場所を変えることで、膝の痛みにも腰痛にも大きな効果を得ることができました。同じように肩こりや五十肩の痛みには手の平を押し込むことが有効なこと、またそうした動作の際に、寝ながら行うほうが足から頭まで筋肉や関節も連動させて動かすことができることもわかり、日常の都合の悪いところが徐々に解消していったのです。

このように、日常生活において手・足・からだの冷え、疲れ、腰・膝の痛み、それぞれの関節や筋肉の痛み等々、からだや心の調子を悪くさせるものから上手に逃げることができれば、重い病気につながっていくようなことは少なくなるように思います。

今は生活習慣病とか、治療の難しい病気もいろいろと出てきて、それに対して医学もどんどんと進歩しています。しかし、どんな病気でも予防の根本は、自分自身の「息」「食」「動」「想」「環」を正すことにあると思っています。これらは、けして人に代わってもらうことができず、自分自身でしなければならないことです。そのことに一人ひとりが気づき、心して日常生活を送らねばなりません。

私たちは太陽や大気圏からいただくエネルギーである「光」や「酸素」、大地からいただくエネルギーである「食」などによって生かされ、最後は大地の深い懐に抱かれて眠りにつきます。こうした大きな自然の循環的な営みの中で、最近はその一員であるはずの人間による効率・経済優先の無謀な営みによって自然環境がひどいことになっています。この先、外なる自然も、内なる自然も、これ以上悪くならないことを願わずにはいられません。

その意味でも、まずは自らのからだと心を自然法則に従って正し、健やかに人生を送りたいものです。その一つのヒントを、この帯広の大地から、ささやかながら皆さんにお届けできることに大きな喜びを感じながら、この本を締めくくりたいと思います。ありがとうございました。

二〇一三年五月

阿部　康子

著者略歴

阿部　康子(あべこうこ)

北海道帯広市在住。姿勢保健均整師。1991年より市民・農家を対象に「春駒操体教室」を開催する傍ら、予約制で施術を行う。

〈ルーラルブックス〉

寝ながら、らくらく、気持ちいい

一人でできる　健康操体

2013年5月15日　第1刷発行

著　者　　阿部　康子

発行所　一般社団法人農山漁村文化協会
郵便番号　107-8668　東京都港区赤坂7丁目6－1
電話　03(3585)1141(代表)　03(3585)1144（編集）
FAX　03(3585)3668　　振替　00120-3-144478
URL　http://www.ruralnet.or.jp/

ISBN978-4-540-10307-0　　DTP製作／㈱農文協プロダクション
〈検印廃止〉　　印刷／協和オフセット㈱

定価はカバーに表示

乱丁・落丁本はお取り替えいたします。

農文協　〈食と健康の本〉

音声指導CD付
自力整体法の実際
矢上裕著
肩こり、五十肩、腰痛など、病院や整骨院に頼らずに「自力」で治すための整体法を解説する。
1571円＋税

背中にふれて病気を治す
丸茂眞著
リュウマチほか様々な手足・腰の痛み、胃潰瘍ほか内蔵病から不妊症まで背中の歪みを正して治す。
1171円＋税

決定版　真向法
3分間4つの体操で生涯健康
社団法人　真向法協会編
朝夕たったの3分間ずつ行う4つの体操で、身体の芯から健康を創る健康長寿の決定版健康法。
1143円＋税

自分でできる経絡気功
刑部忠和著
「痛いところ」めがけて気を補って、痛みをなくし自然治癒力を高める画期的な実用気功を図説で詳解する。
1600円＋税

医者に頼らず生きる術
二人ヨーガ　楽健法
山内宥厳著
足で踏みあうだけで体のゆがみがとれる。自宅で気軽に取り入れたい、ヨガ体操の基本を解説する。
1905円＋税

食　操体　漢方　現代医学　家庭医療事典　第2版
橋本行生著
様々な病気や症状を食養、操体法、漢方、現代医学の4つを組み合わせて診断、治療の目安を知る。
1714円＋税

新版　万病を治す冷えとり健康法
進藤義晴著
〝冷え〟は万病のもと。その仕組みを解明し、冷えとり法を衣食住にわたって詳しく解説する。
1238円＋税

ソフト断食と玄米植物食
これなら続く食養生
藤城博・藤城寿美子著
自宅で安全にできる一食抜きから二日間までのソフト断食。ストレスだらけの心身をリセットする食養術。
1333円＋税

自分でできる中国家庭医学
〝抗老防衰〟5つの知恵
猪越恭也著
舌の苔を見て、おなかの音に耳を傾け…五感を使って不調を測り、病気以前の「未病」から治す。
1429円＋税

インドの生命科学
アーユルヴェーダ
上馬場和夫・西川眞知子著
インド伝統医学の決定版。体質の自己診断法から食事やハーブの利用、マッサージやヨーガまで。
3790円＋税